U0312081

爱健康 | 爱生活　凤凰含章
Phoenix-HanZhang

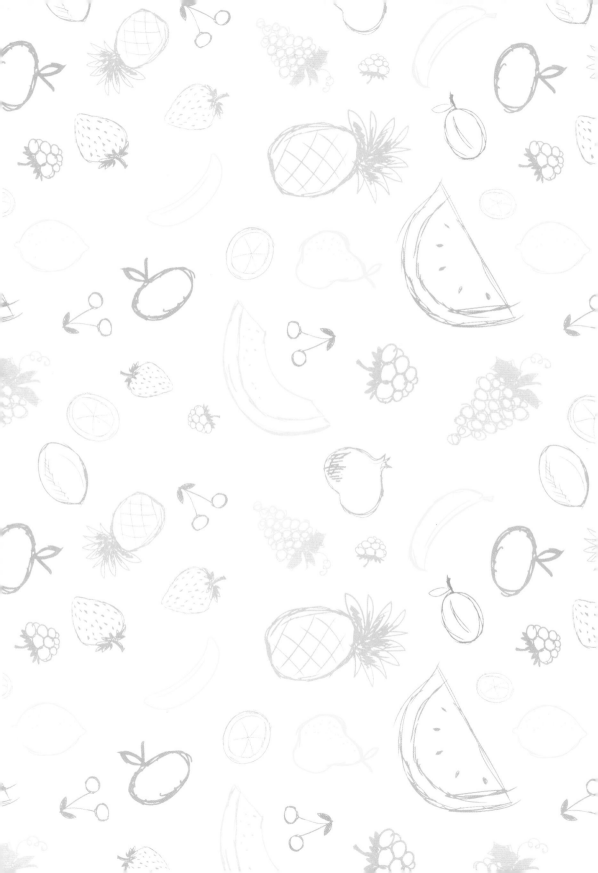

林禹宏 著

排毒养瘦，这样吃就对了

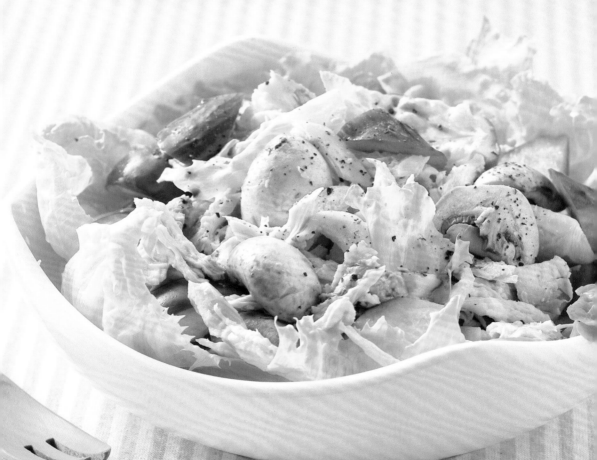

江苏凤凰科学技术出版社　　凤凰含章

落实生活排毒 美丽健康相随

中国台湾新光医院妇产科主任 林禹宏医师

林禹宏

"毒素"在哪里，你知道吗？

蔬菜水果有农药、饮料有塑化剂、加工食品有防腐剂和人工色素、食用肉类有激素和瘦肉精、鱼有汞、动物饲料被添加重金属，连纸杯和容器等都可能有双酚A等环境等等污染。这些毒素不仅伤害人体健康，还可能影响下一代。不禁让人感慨："到底有什么安全的食物可以吃？"好像只有喝水最安全。哦！等一下，你确定喝下去的水是干净的吗？

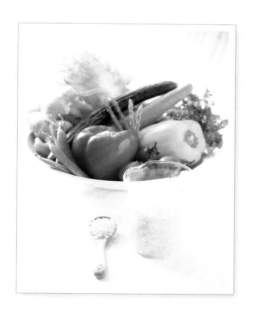

日常生活中四处潜藏毒素

在工业社会，人类生活在充满污染的环境中。空气、水、土壤中的毒素，借各种渠道直接或间接进入人体体内。工厂和交通工具排放的废气，除了直接造成空气污染，还污染河水和地下水；加之不良工厂和企业排放废水，严重污染农渔作物，海洋生物也因此遭殃。

更可怕的是，许多污染无法被代谢，随着生物链逐渐积累。人类位居生物链的最末端，因此这些毒素殊途同归，最后都到了人的肚子里。

除了外在的毒素，人体每天自身新陈代谢的过程中，也会产生许多毒素，大部分经由肾脏和肝脏排出。这些外在或内在的毒素，有些是人体根本无法排出的，即使能够排出，但排出的速度不及产生的速度，一旦超过人体的负荷，堆积在体内的毒素就可能对人体造成伤害。

另外，一些不良的生活习惯，如吸烟、熬夜、偏食、生活压力过大等，除了会增加毒素的产生，也会降低体内的代谢能力。

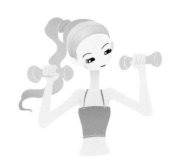

囤积在体内的毒素在短时间内可能看不出对人体的影响，但是日积月累，就会对人体造成伤害，轻者造成器官病变、老化，重者甚至引发癌症。

均衡饮食＋运动＝排毒享瘦

健康的饮食习惯，就是均衡饮食、多吃新鲜的蔬菜水果、摄取天然且无添加物食物、少吃腌渍和过度加工的食品。但是无可避免的，许多毒素还是会经由各种渠道进入人体，借由饮食，在一定程度上可以帮助人体排出毒素。

除了毒素，肥胖在一些国家也是一个严重的健康问题。据估计，死亡原因有15%～20%和肥胖有关。肥胖不仅会导致心脏血管疾病、高血压、糖尿病，也会导致癌症。

对妇女来说，肥胖除了直接影响外观和自信，也会影响生育能力，怀孕后也会增加许多并发症。肥胖的原因主要和饮食有关，控制体重最重要的是科学饮食，再配合适当的运动，可以达到更好的效果。

自己掌握健康幸福的人生

本书介绍有效排毒的各种食材及饮食指南，附有美味排毒食谱，同时有营养分析可作为参考，让读者可以吃得健康，同时达到瘦身的目的。

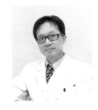

林禹宏

现职
中国台湾新光医院妇产科主任
中国台湾辅仁大学医学系副教授
中国台湾妇产科医学会理事

学历与经历
中国台湾大学医学系
美国康乃尔大学生殖医学中心研究员
加拿大多伦多大学生殖科学中心访问学者

代表著作&审订：
《坐月子就要这样吃》《减肥5公斤就要这样吃》《怀孕养身特效食谱》
《美人养身特效食谱》《生理期调养特效食谱》《丰胸塑身特效食谱》

如何使用本书

因为环境的变迁以及生活习惯的改变，外界的毒素和人体自身产生的代谢废物在人体内迅速积累，加上营养素的摄取不均衡，人们也忽略了排毒的重要性，导致各种疾病如雨后春笋般出现，危害人体健康。本书整理13类排毒养瘦好食材，并由医师和营养师进行专业审订，提供具有排毒和瘦身效果的健康食谱，让你健康吃，轻松瘦，排毒快！

❶ 排毒养瘦特效食材介绍

包括食材图片、英文名称、别名、性味、排毒有效成分、营养成分及食疗功效。

❷ 为什么能排毒养瘦？

详述该食材排毒养瘦有效成分及原理。

❸ 主要营养成分

简述该食材的主要营养成分及功效。

❹ 食疗效果

对该食材的性味，以及在饮食上的各种保健疗效加以说明。

❺ 食用方法

介绍该食材的挑选技巧、常见料理方法，以及料理方式具有的保健功效。

❻ 饮食宜忌

提醒读者该食材的特性，必须如何处理才不会食物中毒或产生不良反应。

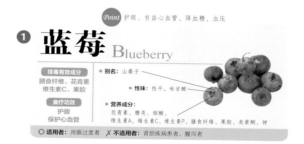

❼ 营养分析小档案

每一道食谱均提供热量、糖类、蛋白质、脂肪、膳食纤维的营养分析，了解食谱的营养成分，以利于排毒。

❽ 主要食疗功效

提出该食谱具有的排毒和养瘦功效。

❾ 排毒养瘦功效

解析该料理的营养价值和排毒效果。

Chapter ❷

体内净化 排毒消脂 新鲜水果类

蓝莓

莓果雪泥

1 人份

❽ 清除自由基 + 延缓衰老

■ 材料：❼

蓝莓50克，覆盆子汁1/2杯，
蓝莓汁1杯

- 热量 327.3千卡
- 糖类 80.1克
- 蛋白质 1.5克
- 脂肪 0.1克
- 膳食纤维 0.9克

■ 做法：

❶ 蓝莓洗净，和蓝莓汁倒入果汁机中打匀。

❷ 做法❶材料倒入冰块盒内，放进冰箱冷冻。

❸ 取出做法❷材料，放进果汁机中，加覆盆子汁搅打至冰沙状。

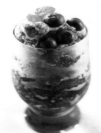

排毒养瘦功效

❾　　蓝莓与覆盆子含有丰富的花青素、类黄酮等多种抗氧化物质，除了能排除自由基毒素的伤害外，还可抗老化，增强记忆力。

蓝莓果酱

30 人份

降低胆固醇 + 抗氧化

■ 材料：

新鲜蓝莓2400克，柠檬汁120毫升

- 热量 2900千卡
- 糖类 706.2克
- 蛋白质 19.3克
- 脂肪 2.5克
- 膳食纤维 21.6克

■ 调味料：

白砂糖1000克

■ 做法：

❶ 蓝莓洗净后，去掉蒂头备用。

❷ 将蓝莓和白砂糖放入锅中，以小火边搅拌边煮，注意不要焦掉。

❸ 煮到果酱变黏稠状后即可熄火，再加入柠檬汁拌匀，放凉备用。

❹ 可将果酱涂在吐司上食用。

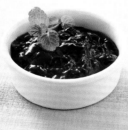

排毒养瘦功效

　　蓝莓含有膳食纤维、果胶、维生素A、维生素C等，都是有助排毒、抗氧化的营养素，膳食纤维与果胶也能增加饱足感。

目 录

Chapter 1 排毒一身轻

Chapter 2 体内净化 排毒消脂

新鲜水果类

CONTENTS 目 录

Chapter 3　体内环保 常保健康

排毒瘦身特效食谱 分类索引

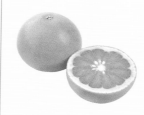

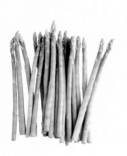

一定要知道的排毒瘦身常识Q&A

Q₁ 我过胖了吗?

BMI值、体脂率、腰围,是判断肥胖与否的指标

判断过胖与否的三个客观指标

多数现代人恨不得除脂肪而后快,但脂肪也是人体必需的营养物质。

体内有多少体脂肪算是健康呢?可由三个客观的指标来分辨:身体质量指数(BMI)、体脂率与腰围,这三个指标能概估脂肪的多寡跟分布情况。

BMI值＝体重(千克)÷身高(米)²

BMI值的计算式是:体重(千克)除以身高(米)的平方。根据世界卫生组织定下的标准,BMI值在18.5(含)～23.9属于正常;24(含)～26.9属于过重;27(含)以上属于肥胖;若未满18.5则属于过轻。

体脂率

体脂率是指体内脂肪占身体重量的比例,可用体脂计测量。一般说来,女性体脂肪30%以上、男性25%以上算是肥胖。

腰围

腰围是肥胖与否的指标。量腰围能看出内脏脂肪的多寡,根据代谢症候群(高血压、高血脂、高血糖的统称)的标准,男性腰围90厘米、女性腰围80厘米以上,是代谢症候群的高危险群。

看这三种数值,就能大致了解体脂肪的多寡,知道自己是不是该减肥了。

判断肥胖与否的3种方法

❶ 计算BMI值

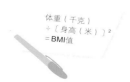

体重(千克)
÷〔身高(米)〕²
＝BMI值

❷ 测体脂率

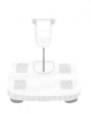

❸ 量腰围

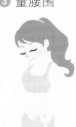

Q2 ## 过胖会生病吗？

脂肪过多，易引发致命疾病

脂肪过量就是毒

脂肪，是提供人体热量与形成某些激素所不可或缺的物质。适量的脂肪能美化人体曲线、提供热量，帮助人体功能顺畅运作；但过量的脂肪，却是健康的无声杀手。

血液中的脂肪对人体的杀伤力最强，血脂过高，容易引起动脉硬化。动脉硬化起因于血液中的脂肪过多，使血液变得黏稠、流动性不佳，当氧化后的脂肪沉积在血管壁上，会使原本柔软、有弹性的血管，变得越来越僵硬、脆弱，最终导致动脉硬化。

动脉硬化容易使高血压、糖尿病进一步恶化，最后引起心血管疾病。所以血脂指数的高低，对健康的影响力比皮下、内脏脂肪要大。在血管内，可能埋藏着致命的危机，不容轻视。

囤积在身体其他部位的脂肪，也容易与自由基发生氧化作用，形成过氧化脂质等毒素。过量的脂肪本身也会分泌毒素，引发过敏等问题，对人体有害。

脂肪过量引发的疾病

所谓肥胖，只需以BMI值测定，超过特定数值者，就算是肥胖症，需要接受专业的医疗咨询与治疗。与肥胖相关的疾病相当多，包括糖尿病、高血压、高尿酸血症、痛风、狭心症、心肌梗死、睡眠呼吸中止症候群、脂肪肝、胆结石、不孕症等。脂肪也和许多癌症有关，如乳癌、大肠癌、胰脏癌、胆囊癌。其中尤以血脂过高所引起的疾病最常见，也最容易被忽略，可喜的是，大家在日常生活中，就能借饮食、运动排毒，来预防高血脂的问题。

血管硬化示意图

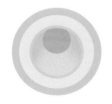

正常动脉剖面图

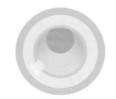

血液中的脂肪过多，沉积于血管壁

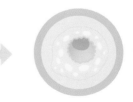

脂肪持续附着，血管壁内径缩小，血流量降低，血管日益硬化

Q₃ 为什么总是复胖?

减肥太急,易复胖,又伤身

节食是错误的减肥方法

人会肥胖,大部分是吃太多、摄取过多热量,所以想减肥的人,会认为只要少吃点,就能达到减轻体重的目的。所以若不知道正确饮食控制方法的人,通常就会采取限制食量、短期内只吃蔬果或只吃单一食物或拒吃淀粉类的节食法。

但结果往往事与愿违,严格控制食量后,即使体重减轻,但是健康水平下降、体质变得更差,而且若是稍不留意多吃一些,居然胖得更快。这种经验真令人沮丧,也让辛苦节食的人认为自己是"连喝水也会胖"的体质,但真的是因为易胖体质吗?

基础代谢率下降,更难减重

节食减肥法是严格控制食物摄取,虽然最快收效,但也最快复胖,因为很难持久,而且可能造成营养失调。

不当节食可能在短期内收到成效,是因为它摄取的热量相当低,逼迫身体使用体内囤积的蛋白质、脂肪,所以很快能使体重下降。

但为什么每次都复胖?因为利用节食减去的是肌肉,而肌肉会消耗人体很多热量,肌肉量越多,消耗的能量通常也越高,当你减去了肌肉,表示今后燃烧热量的能力,已经减少,因此要进一步减轻体重就更困难。

所以,当恢复正常饮食后,只要有多余的热量,就容易囤积在体内,不像之前被使用掉。因此,经过多次节食,就容易误以为自己的体质是"吃什么都会胖"。

改善饮食习惯,减肥很简单

❶ 多吃高纤蔬果,少吃高油脂食物或甜食;
❷ 进食时,细嚼慢咽;
❸ 摄取充足水分;
❹ 每天都吃早餐;
❺ 每餐吃七分饱;
❻ 禁吃宵夜。

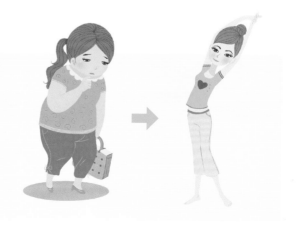

Q4 减肥不摄取脂肪，最好？

不是不吃，是要吃得少、吃得好

减肥时不摄取脂肪，能瘦得更快吗？完全不摄取脂肪是不健康的。杜绝脂肪，会影响体内某些功能的运作，所以不能完全不摄取脂肪。

减重者的脂肪好选择：植物油

植物油多含不饱和脂肪酸，能增加高密度胆固醇，又不会增加甘油三酯，减肥期间可适量摄取；而动物油含较多饱和脂肪酸，会增加甘油三酯，易造成肥胖，应限制摄取量。

所以，减肥时也该摄取脂肪，原则是别吃太多，且要吃好脂肪。较好的方式是，少吃动物性脂肪，改吃植物性油脂。建议摄取的植物性油脂包括：橄榄油、大豆油、芝麻油、花生油等；而动物性脂肪则有牛油、猪油等。

此外，人造奶油、酥油和酥炸食品中，皆含植物性氢化油（反式脂肪），是将植物油经氢化作用，使其更能耐高温、不易变质，吃太多会增加罹患心血管疾病的风险。

Q5 只吃蔬果或素食，就能瘦？

只吃蔬果营养不均，素食不一定低卡

只吃蔬果容易瘦，是因为蔬果的热量比肉类、油脂低很多；但若长期只吃蔬果，会发生营养不均衡的问题，蔬果中矿物质、维生素含量高，但脂肪、糖类、蛋白质很低，吃蔬果虽然能促进代谢，但长期偏食可能使人体某些功能失调。

另外，水果的果糖含量高，果糖转换成脂肪的速度很快，吃多了会摄取过多的热量，也可能造成脂肪堆积。

吃素未必能瘦

许多素食者担心营养不够，所以会多吃一点，反而造成体重过重。

烹调素食时，为了增加口感，通常比较油腻且添加较多的调味料，热量较高，素食时须特别留意，以免摄取过多热量。

素食时，应尽量选择天然食材，并注意摄取的总热量和营养成分，才有助于控制体重，保持活力充沛。

Q6

怎样吃，不复胖？

培养良好饮食习惯，不用挨饿就能瘦

常听到"某个人很瘦，食量却很大"的话，真是令人羡慕又生气。想要瘦，未必要饿坏身体，你也可以"边吃边瘦"。

要减肥，最重要的是建立良好的饮食习惯，培养代谢良好的体质，不过度忍耐饥饿。然而，怎样的饮食习惯，才能长长久久、不复胖呢？这真的不能太急躁，需要多些时间与耐心。

多吃低卡、易饱的食物

热量低又吃得饱的食物，包括很多蔬菜、水果、杂粮类等，吃多也不必担心热量过高，其中尤以蔬菜在日常生活中最易取得，效果非常好。

上述食物的共同点是：含有丰富

的膳食纤维。膳食纤维对减肥者来说，是相当优质的营养素，容易令人有饱足感，又能清洁肠胃、降低胆固醇、避免脂肪囤积。

膳食纤维是减肥好帮手

膳食纤维分成水溶性与非水溶性两种，都能帮助排便。水溶性纤维在胃中能延迟食物排空的速度，延迟饥饿感出现；进入肠道后，能吸附毒素并排出体外；其中，胆汁酸的排出，能间接降低血液中胆固醇含量。

非水溶性纤维不会被人体吸收，在肠道中大量吸收水分后，可促进肠道蠕动，帮助排便，减少毒素在肠道停留的时间，吸附毒素，清洁肠壁。

膳食纤维的整肠功能

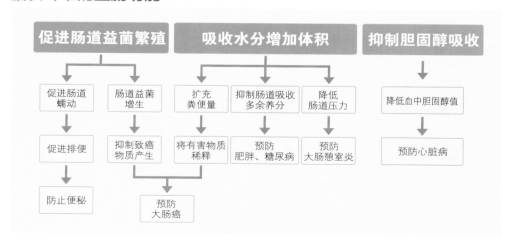

18

营养均衡 维持代谢稳定

减肥的目的，就是排除多余的脂肪，促使代谢良好。新陈代谢是种复杂的体内工程，必须有各类营养素协力合作。若一味节食，会缺乏足够的营养来完成代谢。均衡地摄取各类食物，保持新陈代谢稳定，间接排除多余的脂肪，才能健康减重。

少量多餐 选择低卡点心

吃过多高糖点心，是致胖的原因之一。减肥要养成少量多餐的好习惯，能满足饥饿感，不会使减肥者精神压力太大，不会感觉饥饿，热量也不会摄取过多，但记得要选择低卡点心。

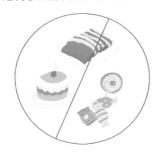

以同样的进食内容来看，一次摄入过多，会促使胰岛素分泌，把热量转为脂肪；若只在感觉饥饿时才少量进食，则能既使肠胃满足，又不易发胖。

高热量食物只能偶尔吃

医师建议，为了提高减肥成功率，控制饮食时不需太过严苛。若完全杜绝"慰藉性食物"，反而容易失去毅力与乐趣，容易导致失败；所以诱人的高热量食物，还是能"偶尔吃"，但切记真的只能"偶尔吃"！

少量多餐，不会饿又会瘦！

减肥是一场长期战争，为维持良好身材，又要满足口腹之欲，"少量多餐"的进食法是非常好的控制饮食方式。既能满足身体所需热量，也能提高身体的代谢率，在节制饮食时，只要掌握一天摄取的食物热量不低于基础代谢率，在瘦身的同时，也能保持身体健康。

少量多餐建议食谱

时间	热量	建议进食内容
早上7~8时	350卡	全麦吐司2片（可加少许花生酱或果酱），煎三明治火腿1片，无糖豆浆1杯
早上10时	70~100卡	番石榴或苹果1个
中午12时	400卡	五谷饭3/4碗，水烫蔬菜1碟，肉类＋蔬菜（烹调方式采用凉拌、蒸煮）
下午15时	200卡	果汁1杯（240毫升）＋苏打饼干3片
晚上18~19时	300卡	全麦吐司2片，水烫蔬菜1碟，水煮蛋1个

＊每日建议摄取3份蔬菜，中午的肉类可烹调成半荤菜（如青椒炒肉丝）

吸烟能变瘦？

吸烟变瘦，只是假象

吸烟会减少食欲，增加新陈代谢。吸烟者每天会多消耗200千卡的热量，的确有助于减轻体重。但是如果想靠吸烟来减重，失去的却是健康，得不偿失。

吸烟不仅无法减肥，还有害健康

当吸烟者刚戒烟后胃口会增加，而且常常会以吃零食来替代，因此体重会略为增加，但是可以很容易从控制饮食和运动来改善。

长期吸烟会使血脂增加，戒烟后，易使皮下脂肪变厚。所以吸烟能变瘦，真的只是一种假象。

吸烟百害无一益

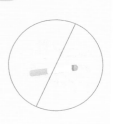

香烟中含有数百种有毒物质，至少有七十种会致癌，对人体健康的危害甚大。

"油切绿茶"真的能"切油"吗？

添加的膳食纤维、儿茶素，有益减肥

近年流行的油切绿茶，标榜阻断油脂，让很多想减肥者跃跃欲试。

油切的原理是在绿茶中添加膳食纤维，与蔬菜中的膳食纤维有类似功效。膳食纤维容易使人觉得饱足、降低饥饿感，并有助于排出肠道中的毒素和多余脂肪。

所以，把含膳食纤维的绿茶当作饮料，的确比含糖饮料好，况且绿茶有儿茶素，也能帮助减肥，因此油切绿茶确实适合减肥者；但消费者可别误解了广告的用语，而以为这种绿茶能积极排除脂肪，或多喝几瓶就能明显减重。如果不控制饮食，体重还是会增加。

油切绿茶成分及减肥功效

名称	功效
膳食纤维	可增加饱足感，帮助肠道蠕动
儿茶素	具有清除体内过多的自由基及抗氧化功效

Q9 排毒饮食，为什么能变瘦？

可促进代谢，代谢好就能瘦

人体与热量的关系，像机器与油料，摄取的热量过剩，如多余的油料会囤积在油箱里。当机器运作次数越多、越快，需要消耗的油料就越多，所以新陈代谢快的人，用掉较多热量，剩下的热量就越少。因此，提升新陈代谢是燃烧脂肪的有效方法。

善用饮食来促进代谢、减去脂肪

排毒食物能减肥有两个原因，一是热量低，二是有强化代谢的效果。

低卡高纤、易饱足的食物，如蔬菜水果，因脂肪和热量低，即使多吃也不易胖。另外，有些营养素有抗氧化、提升代谢的效果，或能抑制脂肪的吸收、合成及加速脂肪分解，减肥功效更佳。

如豆类含丰富的B族维生素，能促进糖类、蛋白质、脂肪的代谢，避免营养过剩而形成脂肪囤积体内；黄瓜、冬瓜有丙醇二酸，能阻止脂肪合成，并促进脂肪消耗，减少体内脂肪。

此外，芹菜是负热量食物，消化芹菜所需的热量，比芹菜提供给人体的还高，对瘦身有益。

钾、钠平衡，避免水肿型肥胖

水分滞留，也是变胖的原因之一。食物、运动同样能帮助代谢、避免水分滞留。钾、钠是负责水分交换的营养素，维持这两种矿物质的平衡，能帮助细胞充满水分，排除多余水分，避免发生水肿型肥胖。

吃对营养素，瘦身没有那么难！

营养素	排毒瘦身功效	代表食材
膳食纤维	增加饱足感，预防便秘	薏苡仁、紫菜、苹果、红薯、黑木耳、燕麦
维生素A	帮助燃烧、代谢脂肪和蛋白质	胡萝卜、南瓜、木瓜、红薯叶、动物肝脏
B族维生素	维生素B_1、维生素B_2可促进肠胃蠕动	荞麦、糙米、玉米、绿豆、绿色蔬菜、瘦肉
维生素C	促进体内新陈代谢，帮助排毒	番石榴、柠檬、猕猴桃、草莓、小白菜、西红柿
维生素E	抗氧化功效强，清除体内自由基	杏仁、榛果、葵花籽油
果胶	吸附肠道有毒物质，有利于排便	豌豆、苹果、柑橘、秋葵

如何提升基础代谢率？

饮食、运动双管齐下，增加肌肉量

基础代谢率，是一个人一天躺着不动，只计算呼吸、心跳、维持体温等基本生理功能所需的热量；基础代谢率高，表示要消耗比较多的热量，人就很难发胖。人体消耗热量的途径有三个：基础代谢能燃烧热量的7成；身体活动可燃烧2成；消化食物只用掉1成。由此可见，基础代谢率对一个人体型胖瘦的影响有多大。

饮食、运动双管齐下

如何提升基础代谢率？运动是提高基础代谢率最有效的方法，尤其是结合有氧运动和无氧运动。以运动增加肌肉量，肌肉量增加，消耗的热量越多，越容易瘦身。运动的原则是"3-3-3"，每周至少3次、每次至少30分钟、运动后使心跳达到每分钟130次以上。

正常进食三餐有助于维持基础代谢。以过度节食来减肥，体重却无明显下降，是因身体察觉热量不够，自动降低代谢的速度，以维持生命的基本需要。

当人体的代谢率下降，消耗的热量也会变少，此时只要有多余热量，就易囤积成脂肪。因此以节食减肥，会减去肌肉，复胖的却是脂肪。唯一能打破此恶性循环的方法，就是增加肌肉量。

吃早餐能提升代谢率

少了早餐，容易使代谢率下降。因为晚餐到隔天早餐间，空腹时间长达12小时，身体代谢已趋缓，缺乏运转的动力，吃早餐能帮助身体启动代谢。

若省略早餐，使身体长时间处在代谢低的状态，不但早上精神萎靡，且燃烧热量的能力也非常低。

简单瘦身有氧运动

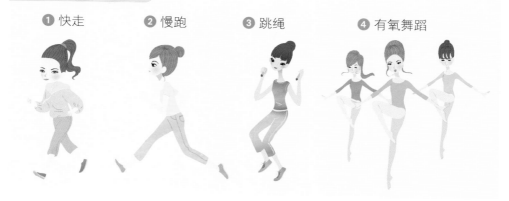

❶ 快走　❷ 慢跑　❸ 跳绳　❹ 有氧舞蹈

Q11

我连喝水都胖，排毒能改变吗？

可能是水肿型肥胖，吃对食物也能改善

代谢不好，喝水都会胖

通常认为自己"连喝水都胖"的人，有两种可能性，一种是代谢率太低，变成易胖体质，所以才认为自己是少数喝水都胖的体质，常引起人的自卑心态。而另一种，就真的是"喝水都胖"的水肿型肥胖。

据医师指出，一般认为自己连喝水都胖的人，在仪器测定下，却发现细胞内的水分不足，也就是水分无法充分被细胞利用，滞留在其他地方，但不易排出体外。这是体内水分代谢不良，外观看起来像肥肉，其实多余的是水，并非脂肪。

错误的饮食习惯，容易水肿

水肿的成因，除了平时缺乏运动、体内代谢差外，主要是因为经常吃过咸或太精致的食物，造成肾脏负担，使新陈代谢变慢。因此，远离这类食物，并适量摄取能排水利尿的食物，就能避免水肿。

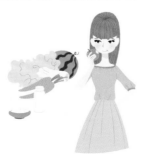

对抗水肿型肥胖

对水肿型肥胖者而言，解决的方法是提升代谢，目标是水分，对付水肿最有效的方式就是运动。运动时，肌肉能产生类似泵的效果，增强体液流动，能改善水分滞留。

食物也能帮助水分代谢。钾、钠跟水分代谢有关，若钾、钠含量平衡，能避免水分滞留、促进水分被细胞利用并排出多余水分。故水肿型肥胖者更不宜采节食减肥，应以运动、饮食来强化水分循环，预防水肿。

人体内有6～7成是水分，水分的代谢顺畅，能滋润细胞，并使养分、废物的输送正常，久而久之能延缓老化，水肿与排毒能力息息相关，不该小觑。

帮助消水肿好食材

食材名称	消水肿原理
薏苡仁	促进体内水分的代谢，帮助消除下半身浮肿
红豆	中医理论中认为红豆具有利尿、消肿之效
冬瓜	冬瓜性寒，能除去体内多余水分
芹菜	含有丰富的钾，可维持体内酸碱平衡，具利尿之效
西瓜	西瓜中的氨基酸，可利尿排毒

怎么吃，能瘦大腿、臀部肥肉？

减少热量摄取，并加强下半身运动

东方女性由于胖的位置在臀部、大腿或腰腹的下半部，使身形看来像西洋梨，又称"梨型肥胖"。

梨型肥胖的脂肪多是甘油三酯，想减少此类肥胖，必须控制总热量，减少热量摄取，增加消耗量。饮食方面须特别控制糖类、脂肪、酒的摄取。

减少摄取糖类、脂肪、酒

当摄取的热量过多时，多余的热量会转变成甘油三酯，储存在脂肪细胞内。这三种食物吃得太多，易形成甘油三酯，甘油三酯囤积的位置，包括皮下及内脏周围，梨型肥胖是由甘油三酯所造成，所以必须减少整体的热量，来减少脂肪囤积。

适宜的糖类摄取食量为一日总热量的55%～60%；脂肪约为一日热量的25%以下；酒一天宜控制在20毫升以下。须摄取脂肪时，尽量吃含不饱和脂肪酸的油脂，可有效消耗甘油三酯，包括鱼类脂肪、芝麻油、红花籽油等。

运动与梨型肥胖

因为人无法控制甘油三酯囤积的部位，所以梨型肥胖者，只能从控制热量摄取来减少脂肪，使整体身形更纤瘦，若想针对局部位置减脂很困难。

另外，可多做运动来消耗热量，并多做下半身延展动作，能使内部肌肉变得细长，即使脂肪附着于外，视觉上看来也更纤细。

居家瘦腿操

❶ 瘦腿减肥操

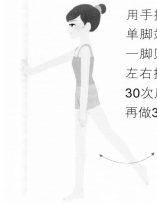

用手撑着墙，单脚站立，另一脚则放松，左右摇摆。做30次后，换脚再做30次。

❷ 推压小腿肚

双手交替从脚踝处，向膝盖后方推压小腿肚，每脚30次。

❸ 捏小腿内外侧

用手指捏小腿内侧30次，再捏外侧10次。

Q13　什么是高血脂？

血液中脂肪偏高，形成高脂血症

高血脂是健康的潜在危机

血液中的脂肪称为血脂，血脂的种类很多，最常见的是胆固醇与甘油三酯。当血脂超过一定标准，可判定为"高脂血症"，高血脂本身没有立刻致命的危机，能借由饮食、运动，来恢复正常水准。

正因为它没有症状，容易被人们所忽略，等到出问题时，通常已合并其他疾病，而有致命的危险。高血糖、高血脂、高血压三个危险因子，会互相影响，彼此形成恶性循环。

高血压合并高血脂，易发生动脉硬化，因为高血压容易在血管壁上造成破损，胆固醇会附着在破损处，形成黏着的硬物，造成动脉硬化，血液流动更不通畅，会使高血压恶化。高血压的人若又有高血脂，罹患心血管疾病的危机将升高。

可怕的代谢症候群

高血脂、糖尿病、高血压都属于代谢症候群的表现，其所占居十大死因比率，已超过癌症。近年影响年龄层逐渐下降，这与饮食型态的改变有关。

高盐、高油脂的烹调方式，深受许多现代人喜爱，膳食纤维的摄取又十分不足，因此容易导致代谢症候群出现。

糖尿病则会使血液中的糖分、甘油三酯增加，若又合并高血压、高血脂，则心血管疾病发生机率会增加，对身体的威胁度也节节上升，血液的流通更困难，发生动脉硬化的几率也更大。

因为高血脂、动脉硬化所引起的相关疾病，包括有急性胰脏炎、胆结石、脂肪肝、高尿酸血症、狭心症、心肌梗死、中风等。

导致高血脂的危险饮食

❶ 高脂肪食物

猪油和肥肉等含饱和脂肪酸的食物，会使血脂肪偏高。

❷ 高胆固醇食物

动物内脏、蛋黄、鱼虾卵、蟹黄等，应严格限制进食量。

❸ 高糖分食物

精致甜食、含糖饮料会导致体内甘油三酯含量升高。

❹ 过量饮酒

酒的热量偏高，长期饮酒过量，内脏和皮下组织容易囤积脂肪，徒增血中胆固醇总量。

如何吃，能有效降胆固醇？

多吃膳食纤维、不饱和脂肪酸，少吃动物油

胆固醇是体内必需的物质，但过高的胆固醇，尤其是过量的低密度脂蛋白，即俗称的"坏胆固醇"，容易引发致命的心血管疾病。胆固醇过高时，多吃能降低低密度胆固醇的食物，可大幅减少高血脂的危害。

少吃蛋、肝脏、动物油

蛋、肝脏是高胆固醇食物，胆固醇过高者不宜多吃，食用前应向医师咨询适宜食用量。即便是胆固醇过高者，也不能完全不吃油，平时宜少吃动物性油脂，像牛油、猪油或脂肪含量较高的肉类。吃肉时可挑选瘦肉或吃脂肪少的鸡肉、鱼肉。

摄取不饱和脂肪酸、抗氧化养分

宜多摄取含不饱和脂肪酸的植物油，如橄榄油、菜籽油等；而鲭鱼、金枪鱼、沙丁鱼等鱼类，也含不饱和脂肪酸，能降低低密度胆固醇。另外，多摄取抗氧化营养素，如维生素A、维生素C、维生素E、类黄酮素，能避免低密度胆固醇氧化。

摄取充足膳食纤维

膳食纤维有助代谢肠道内的胆固醇，能清洁肠壁、带走毒素，并吸附胆汁酸，帮助排出体外。胆固醇是制造胆汁酸的原料，若肠道中胆汁酸减少，肝脏为了合成新的胆汁酸，就要用血液中的胆固醇，便能减少血液中的胆固醇。

降胆固醇的饮食习惯建议

食物种类	食用原则
乳制品	选择低脂或脱脂乳制品
牛油、奶油、冰淇淋、动物内脏	尽量少吃
蛋	一周不要超过3个
肉类	每天不超过150克，尽量选择瘦肉，食用时去皮
海鲜类	尽量不要使用油炸的烹调方式
面包、饼干	少吃牛油和猪油制成的糕饼和面包
罐头或腌渍蔬菜	盐分较高，应避免食用
水果、蔬菜、谷类、豆类	低脂肪、零胆固醇，每日均衡摄取
坚果类	含不饱和脂肪酸但热量高，可适量食用

Q15 外食族如何排毒瘦身？

多留意膳食纤维的摄取，尽量均衡饮食

忙碌是现代人无可避免的生活节奏，因此很容易成为外食族，外食的营养不容易掌控，久而久之，人的肠道与健康便容易被牺牲。

低卡少油是选择的重点

为了在分秒必争的生活中维持身体健康，外食族对食物的选择要更加留心。依据购买地点的不同，选择不易导致肥胖的食物。

❶ **便利商店：** 需留意便当的营养，便当的蔬菜多是腌渍品，钠含量偏高，肉类又以油炸为主，要留意热量；生菜色拉能补充膳食纤维，但要注意沙拉酱的热量；食量小的女性，饭团与凉面是不错的选择。

❷ **自助餐：** 少油、少肉、多蔬菜，是选菜时的重点；餐前喝汤，容易有饱足感，又能减少进食量。餐后的饮料最好少加糖，水果可以多吃。

❸ **小吃店：** 可选择少油或加少许肉燥的干面，若点汤面则不要喝汤或只喝少许，配菜的最佳选择为烫青菜或凉拌小菜。

适量进食，饱足又健康

外食族的购餐重点是，不要不小心一次买太多食物，购买前一定要先考虑热量；也别因为与朋友应酬多，就把饮食当成社交的主题，这样很容易陷入恶性循环、越吃越多，造成身体不必要的负担。

健康饮食金字塔

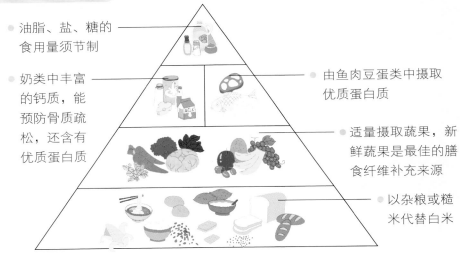

- 油脂、盐、糖的食用量须节制
- 奶类中丰富的钙质，能预防骨质疏松，还含有优质蛋白质
- 由鱼肉豆蛋类中摄取优质蛋白质
- 适量摄取蔬果，新鲜蔬果是最佳的膳食纤维补充来源
- 以杂粮或糙米代替白米

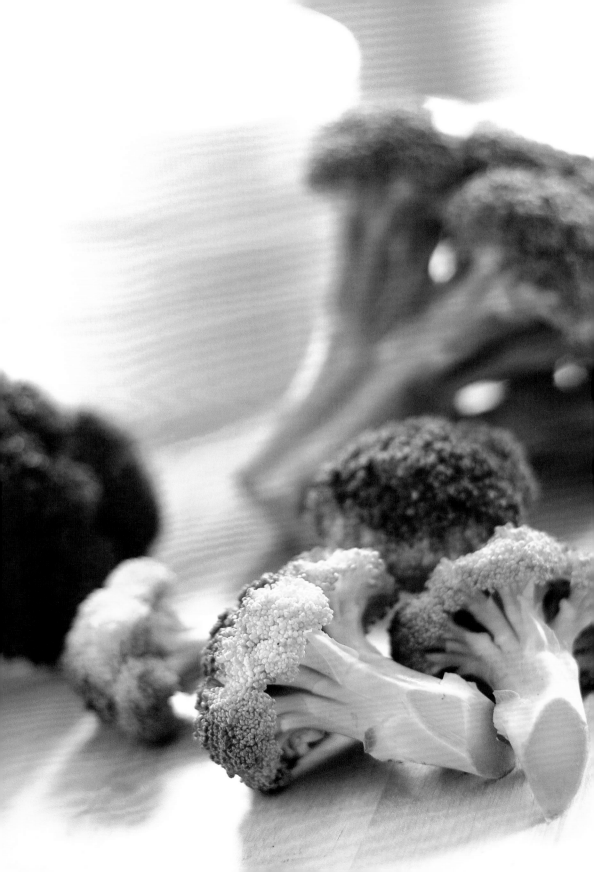

Chapter 1
排毒一身轻

毒素的入侵是无形的，

人体在不知不觉中囤积毒素，

加上不良的生活习惯，使体内代谢变差，

毒素不易排出，造成身体各种不适。

跟着本章内文进行食物和生活排毒

轻松排毒，让您重获健康与美丽！

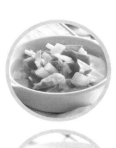
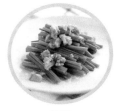
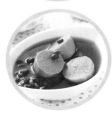
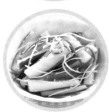
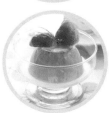

你该排毒了吗？

体内毒素积累过量，会造成人体衰老、危害健康

💜 检测体内的毒素

请依照你的日常生活情况，选出符合以下项目者。

中毒指数测验

类型	选项
自觉症状	☐ 容易长痘痘
	☐ 皮肤干燥
	☐ 容易疲倦
	☐ 容易水肿
	☐ 没有食欲
	☐ 容易便秘
生活习惯	☐ 习惯熬夜
	☐ 压力过大
	☐ 长时间坐着
	☐ 不常运动
	☐ 吸烟
饮食习惯	☐ 三餐不定时
	☐ 偏食
	☐ 习惯吃消夜
	☐ 喜欢美食
	☐ 常喝含有糖的果汁和饮料
	☐ 常吃油炸、烧烤食品（＞3次／周）
	☐ 经常喝咖啡（＞2杯／天）
	☐ 水分摄取不足（＜2000毫升／天）

💜 符合6项以下

饮食和生活习惯大致正常，只要修正缺失，并继续保持良好的生活和饮食习惯即可。

💜 符合7～15项以下

体内已有毒素在慢慢积累，现在开始要特别注意，并养成良好的生活和饮食习惯。

💜 符合16项以上

你的身体内已有各式各样的毒素存在，当务之急是立即进行体内排毒，将毒素清出体外。

什么叫作"毒"？

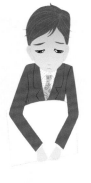

人体不会产生危害自己的毒素，所谓的"毒"，正确来说是指人体新陈代谢后产生的废物，这些废物若未在正确的时间或未及时排出体外，就会形成对人体生理功能有害的物质，导致人体衰老，危害健康。

简单排毒5要诀

将体内多余毒素排净，身体自然就健康

Point **1** 早餐和睡前1杯水

人体有60%～70%是水，体内若缺水，许多以水为载体的毒素将无法排出，就会堆积在体内。

早晨时肠胃代谢功能最好，夜晚是清除毒素效率最佳的时间，因此起床后及睡前各喝1杯水，有利体内代谢。

Point **2** 多吃蔬果

想要有好的排毒成果，则要摄取充足的蔬菜及水果。在蔬菜和水果中，有许多对人体有益的抗氧化物质及纤维质，能帮助对抗自由基、促进肠胃蠕动，甚至预防疾病及癌症。

选用蔬果时，最好以无农药栽培的有机蔬果为主，或仔细以流动的水洗净，并首选当季蔬果。

Point **3** 发汗可刺激汗腺及淋巴腺排毒

发汗是指皮肤深层的汗腺所分泌的汗液，汗液成分主要是水，另外还有矿物质、乳酸、尿素。要刺激这种深层的发汗，就要多喝水、多吃有助发汗的辛香料、适度地运动和泡热水澡，帮助排出毒素。

淋巴腺是身体另一个排水道，能回收废弃物并排出体外，适当的按摩可以促进淋巴排毒，淋巴腺一旦顺畅，也会带动发汗的功能。

Point **4** 深呼吸

深呼吸时可促进肺部气体的流通，刺激身体的细胞活动、促进血液及体液的循环、提高新陈代谢及免疫力。

排除毒素的呼吸方法首先要集中精神，以鼻子吸满气后再缓缓以嘴吐气，重复数次后，可以促进副交感神经的放松及代谢，提升身体排毒效用。

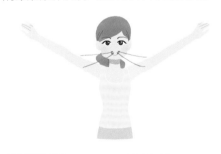

Point **5** 选用营养补给品

现代人三餐不正常、饮食不均衡，无法摄取最完整及均衡的营养素来清除体内毒素，因此需要针对自己的营养需求来补充健康食品。如抗氧化营养素（清除体内的自由基），维生素C、维生素E、硒、类黄酮素等。

排毒明星食物TOP10

聪明选择排毒好食物，效果自然佳

❤ 红薯叶

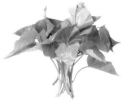

红薯叶富含维生素A、维生素C、钾、钙及膳食纤维，另含特殊的多酚类。

多酚类具有极佳的抗氧化能力，可以与维生素C及维生素E一起作用，使体内抗氧化酶的活性增加，清除体内不好的自由基和脂质过氧化物，同时避免低密度脂蛋白（LDL，又称"坏胆固醇"）氧化，能有效预防动脉粥状硬化。

红薯叶含大量纤维，能刺激肠胃蠕动，帮助排便，排出肠道中的毒素。

❤ 燕麦

燕麦的膳食纤维含量丰富，包括纤维素及植物胶，摄取充足的膳食纤维，可促进肠道蠕动，缩短粪便通过肠道及减少肠道与有害毒物接触的时间，帮助排便，预防便秘。

燕麦中的β-葡聚糖，可以吸附肠道物质，帮助胆酸及胆固醇排除，降低胆固醇，也可调节免疫反应。

❤ 山药

山药所含的山药多糖体，能改善肠胃道功能，增强人体免疫力，保护人体不受外来病原的侵害。山药亦富含膳食纤维，有助预防便秘，并能降低体内坏胆固醇含量。

❤ 菠菜

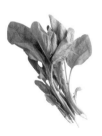

菠菜含叶黄素及β-胡萝卜素，都属于类胡萝卜素。β-胡萝卜素会在体内转变成维生素A，抗氧化能力强，能维持皮肤、消化道、呼吸道等上皮组织的正常机能，阻挡外来有毒物质。

❤ 西蓝花

十字花科类蔬菜最具防癌及抗氧化能力，主要含有特殊的异硫氰酸盐（或称萝卜硫素）及微量矿物质硒。萝卜硫素能促进肝脏解毒酶的活性，将外来毒素中和成为无毒物质，再由肾排出体外。

硒是动物体内的谷胱甘肽氧化酶的重要成分，能清除血液中的自由基，保护细胞免于自由基造成的伤害。

💚 大蒜

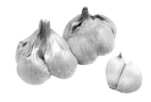

大蒜中的蒜素是一种含硫化合物，在大蒜粉碎时产生，能杀菌解毒，清除肠道的有害菌、驱除寄生虫与细菌。

大蒜含微量矿物质硒，能强化抗氧化酶活性，加上蒜素本身具有的抗氧化作用，食用生或熟的大蒜都能减少体内自由基，达到预防消化道肿瘤，如大肠、胃或肝肿瘤等的目的。

💚 豆腐

黄豆有8种人体必需氨基酸，属于高生理价蛋白质，豆腐是黄豆制品。研究发现，食用黄豆蛋白能降低血浆总胆固醇、低密度脂蛋白胆固醇及甘油三酯，能帮助血脂代谢，净化血液。

豆腐中丰富的大豆异黄酮（一种植物性雌激素），含有极佳的抗氧化能力，能减少细胞的氧化伤害。

💚 金枪鱼

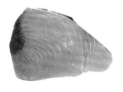

金枪鱼富含能促进脑部功能及防止血栓形成的鱼油，主要成分为DHA及EPA，以心血管系统的保健功效最为显著。

DHA有助降低血液中甘油三酯，增加胆固醇的排泄，进而降低血中胆固醇，帮助血脂代谢。

💚 牡蛎

牡蛎富含牛磺酸，牛磺酸是种氨基酸，能维持脑部运作及发展，并且能保护心脏，预防高脂血症。

由于牛磺酸抗氧化能力强，针对细菌毒素有解毒之效，对于改善肝脏功能、预防肝病，帮助肝脏分解体内有害废物等，也有一定效果。

💚 苹果

苹果富含果胶，属于水溶性膳食纤维，能柔软粪便，增加粪便体积，保护肠壁，预防便秘及腹泻。果胶与胆酸结合后会一同排出体外，减少肠道内脂肪与胆固醇的吸收，帮助代谢。

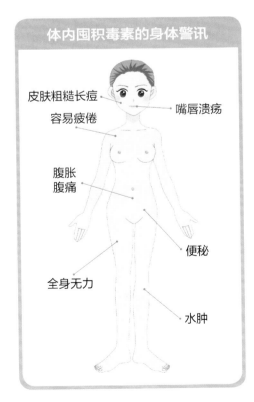

体内囤积毒素的身体警讯

皮肤粗糙长痘
嘴唇溃疡
容易疲倦
腹胀腹痛
便秘
全身无力
水肿

最好的排毒饮料——水（H_2O）

想要体内净化，多喝水，简单又有效！

💙 想要排毒，不能不喝水

水是营养素进入细胞的媒介，也是人体内代谢物质的载体，可促进身体有害的物质排出体外。

身体若缺水，血液会变得浓稠，有毒物质也无法借由水排出体外，转而堆积在大肠、小肠及排泄器官内，营养素的输送将变得迟缓，严重时新陈代谢及人体各系统的运作都会发生问题，因此排毒的首要工作，即维持身体内各系统的正常运作。

💙 人是水做的

人体中有60%~70%是水，人可以7天不吃东西，却不能3天不喝水，说明水对人体的重要性。当人体的水分少了1/10时，将失去行为能力，倘若体内水分缺少1/8，更可能会导致死亡。

据研究，人体每天经由汗或表皮蒸发的水分有0.1~8升，每日排出的尿液有1~2升，因此每天适当补充水分是很重要的。一般人每天至少应该喝2升，约8大杯水（每杯约240毫升），可维持人体内的水分平衡及保护各器官和功能的正常运作。如果工作性质很容易流汗，就要喝更多水。

💙 喝水最佳时机

早上身体的肠胃代谢最好，起床空腹时喝1杯水，可洗去隔夜胃中的残渣，做一次全身的清洁。

三餐饭前喝两杯水，可以帮助消化。且水分会使胃膨胀，使胃的饱足感增加，也有助于减少食量。

晚上是身体排毒最有效的时间，就寝前喝1杯水，可以预防血栓和心脏病，且有利身体排毒作用的进行。如果怕影响晚间睡眠品质，饮用半杯即可。

洗澡后喝1杯水，可以降低血压，并且补充流失的水分。

用餐时可以饮用少量的水，使食物的消化变得更顺畅，且水分会冲淡胃液，食物在胃中膨胀，使饱足感增加。

不要等渴了才喝水

喝水时，量不用多，但是次数要多，每15~20分钟补充一次水分，水进入胃后，会很快地循环输送到身体每一个角落，供给每个部位的水分需求，所以要养成自发性地喝水习惯，若觉得口渴才喝水，表示身体已缺水好一阵子了。

💜 什么样的水对身体最好？

虽然也可以由饮料和汤类中摄取水分，但是含糖饮料喝太多会造成身体负担，汤也无法完全取代水，因此价格低廉、对人体最有帮助的，非水莫属。

软水

矿物质含量较少，水质呈中性，如经消毒、过滤后的自来水，是较安全、没有细菌的水，再经过煮沸的程序后，会是比较干净安心的饮用水。

硬水

矿物质含量较多，水质呈碱性，如山泉水、地下水等矿泉水，带有少许的涩味，饮用时要小心水质中可能含有对人体有害的物质或细菌，选购时应考虑有品牌的矿泉水，这样才比较有保障。

蒸馏水

蒸馏水是消毒后的水或经煮沸蒸发后所得来的水，是较安全的饮用水之一。

矿泉水虽然含有较多的矿物质，但其实从食物中摄取的矿物质，比从饮水中摄取的更多。饮用水最重要的就是卫生、干净，无论是煮沸后的自来水、矿泉水、电解水，只要补充足量的水分，就能帮助身体排毒。

食物中也含有水分，所以由饮食摄取的水分，也要算进每天的水分摄取量，水分过少有害身体，过多也会对肾脏造成负担，易使身体水肿。

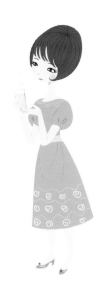

💜 多喝水让你更漂亮

有效率且经常性地补足身体内流失的水分，除了能帮助身体排毒，对于爱美的女性，究竟还有什么好处？

多喝水，使身体的新陈代谢变好，皮肤的新陈代谢也会变好，毒素自然消失，加上充足的水分，能让皮肤表层的微小脂肪颗粒变得光滑，看起来自然水嫩。

当身体水分失去平衡时，可能发生水肿，身体缺水的状况一旦改善，水肿也会改善，加上新陈代谢变好，排出宿便，身体线条自然更迷人。

帮助减轻体重

新陈代谢变好，脂肪燃烧率自然会变高，体重就容易减轻。水没有热量，饥饿时补充些水分，当胃里充满水时，能够造成饱足感而减少进食量，有助于控制体重。

健康自然生机饮食疗法

改善饮食习惯，毒素自然不囤积

💜 什么是"生机饮食"？

生机饮食的精神在于摄取"有机食品"，不吃或少吃动物性食品，在烹调时不油炸、不加味精，也不放人工添加物。坚持清淡原则：少油、少盐、少糖。生食、熟食皆可，重视食材的生食食疗功效，再去选择。

有机食品

农作物的栽培过程中，不使用化学肥料与农药，采用自然栽培法中的各种无毒除虫法。采收、包装过程中，也不添加人工物质，如漂白剂、防腐剂等。

生食

只选用植物性食材，烹调方法为百分之百生食，并且不添加化学物质，使用的油、盐等调味料也是从天然食物中萃取而来。

生机饮食食材选择原则

❶ 多吃新鲜蔬菜水果、全谷类、海藻类。

❷ 不吃肉或少吃肉，可选择不加抗生素、激素的有机蛋、有机瘦肉及乳制品、鱼类。少吃红肉或加工肉品。

❸ 食材多元化，以获得多种营养素。

💜 生机饮食的优点

生机饮食是追求健康与乐活的生活方式，要帮助人体恢复自然治愈力、增强免疫系统、恢复身体的正常运作机能，找回失去的健康。

生机饮食对人体有三大好处：

❶ 保持身体洁净，抗拒毒素进入

多选用膳食纤维、无污染、少人工添加剂的食品，可帮助人体正常排便、排尿，并减少有毒物质侵入，保持身体自然的洁净。

❷ 转换酸性体质，均衡摄取营养

健康的身体是弱碱性，体内各种生理作用得以进行，让废物顺利排出。而生机饮食少用酸性食物，如猪肉、鸡肉；以碱性食物为目标，如坚果、菇类等，有利转换体质，保持营养的完整。

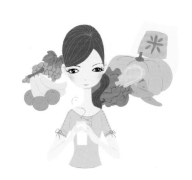

❸ 提升血液携氧量，增加抵抗力

生机饮食中的生食，能助食物中的酶不因烹调被破坏，有效分解血液中的脂肪与蛋白质，使红细胞携氧量恢复正常，打造人体健康的有氧环境，使身体不易疲累，预防疾病，抵抗癌症。

💜 了解体质，掌握食材属性

许多人往往等到疾病上身时，才发现饮食的重要性，但须注意生机饮食是辅助，绝非全盘接受生机饮食中的所有食品。

没有尝试过生机饮食的人，对其独特的口感接受度较低，且容易缺乏动物性的营养。应依照个人体质及接受度，选择并设计适合个人的生机食谱。

在身体健康时，不妨选择增强免疫力、保健人体系统的生机饮食，效果更佳。

生机饮食的吃法，应根据自己的体质及食材的属性，选择适合自己的饮食疗法。

💜 生机饮食小叮咛

生机饮食中强调饮用精力汤及其他蔬果汁，对于慢性肾衰竭、洗肾患者来说，应避免摄取过多的水分及含高钾的蔬果汁，否则将影响水分在体内的滞留及治疗的效果，甚至危及生命。

此外，过量的纤维会干扰食物中钙、铁及其他矿物质的吸收，因此服用钙片或其他补充剂时，不建议和高纤维的食物同时食用，以免影响吸收效果。

判断自己的体质，吃对食物

类型	体质特征		建议食物
热性	❶ 全身常发热 ❸ 脸色潮红	❷ 口干舌燥 ❹ 喜喝冷饮或吃冰	**凉性食物：** 绿豆、海带、丝瓜
寒性	❶ 怕冷 ❸ 脸色易苍白	❷ 经常手脚冰冷 ❹ 喜欢喝热饮	**温性食物：** 大蒜、花生、木瓜
实性	❶ 活动量较大 ❸ 说话声音洪亮	❷ 气粗力足 ❹ 排便困难	**泻性食物：** 西瓜、香蕉、芦笋
虚性	❶ 夜晚常冒冷汗 ❸ 行动无力	❷ 脸色易苍白 ❹ 脉搏较弱	**补性食物：** 山药、糙米、红枣
燥性	❶ 经常便秘 ❸ 易干咳无痰	❷ 常感口渴体燥 ❹ 妇女月经量少	**润性食物：** 苹果、柚子、牛奶
湿性	❶ 容易水肿 ❸ 多痰	❷ 经常腹泻 ❹ 血压易高	**利尿食物：** 红豆、冬瓜、薏苡仁

让排毒成为生活方式

不把排毒看成苦差事，而是融入生活中，成为生活习惯

做好排毒风险管理

留意饮食和居家生活的细节，贯彻排毒生活，会过得健康又快乐。

饮食如何吃最无毒？

蔬果： 尽量选择有合格标志的蔬果，避免农药残留的问题，也可使用天然的蔬果清洁剂来清洗。当季水果农药使用量较低，或选择需去皮的水果，因为削皮后，就不会吃到农药。

海鲜： 许多贝类及鱼类都被测出含有重金属，选择时要特别注意，可选择有产销资历的海鲜。

肉类： 高温烧烤会产生多环芳香碳氢化合物，可多摄取含维生素C的蔬果来预防这些物质转变成有毒致癌物。

蛋： 蛋壳上常有细菌污染，吃蛋时要将蛋煮至全熟，避免吃到沙门氏菌，尤其老年人和幼儿特别需要注意。

水： 自来水为了杀菌，会添加氯。要使水中氯挥散，饮用水煮沸后，掀开盖子再煮3～5分钟，使残存的氯气挥发。

零食： 油炸淀粉类的零食，会产生大量有毒的丙烯酰胺，很容易摄取超过安全上限，要注意摄取量。

居家生活如何做最无毒？

热水澡： 水中有氯，经加热挥发后，容易在洗澡时，吸入过量的氯。45℃所释放的氯为35℃的2倍，所以洗澡时，窗户不要完全紧闭，水温不要太高，时间也不宜太久。

电磁波： 家中电器会发出电磁波，为避免长时间暴露于电磁波中，电器不用时，建议把插头拔掉。另外，手机也会发出电磁波，要尽量减少使用的频率和时间。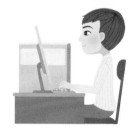

染发： 勿经常使用含致突变与致癌物质的产品，尤其是染发剂中的芳香族胺，会经由皮肤吸收至体内，因而导致癌症，所以尽量不要染发，或是使用纯天然的染发剂。

保鲜膜： 保鲜膜大多由PVC（聚氯乙烯）、PVDC（聚偏二氯乙烯）及聚乙烯（PE）组成。前两种可耐热达130℃，但PE在摄氏130℃时就会融解，为了避免保鲜膜经微波炉加热释出有毒物质，最好在微波加热前将保鲜膜取下。

生活排毒，常保健康

常检查： 每天自我检查是否有出现胀气、便秘、口臭、排气等问题，项目可参考本书P30的"中毒指数测验"表，如果有以上这些问题，表示身体排毒解毒的功能不佳，需要重新调整饮食和生活习惯。

常变化： 三餐中必须尽量选吃不同的食物，同样的蔬果不要连续吃超过3天，尽量保持食物的均衡和多元化。

常调整： 生活中的压力、睡眠不足、饮食不正常，都容易使身体累积许多毒素，因此当身体已经发出信号，应立即调整，以免身体器官运作受到影响。

5种精神排毒好方法

1 静坐

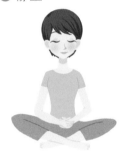

静坐时可快速使身心平静，使身体立刻获得休息，减缓因生活压力带来的焦虑。

2 SPA

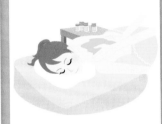

通过涂抹精油和按摩，可完全放松心情、舒解压力，帮助皮肤代谢和缓解肌肉紧张。

3 乐在工作

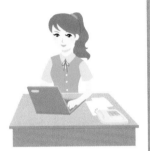

身处乐在工作的愉悦心情中，从容应对工作，身体的内分泌系统就不会受干扰。

4 大笑

大笑可增加体内内啡肽及使人开心和放松的激素，减少压力激素。因此想想愉快的事和大笑，能加强免疫力、减轻压力。

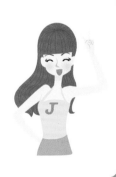

5 泡澡

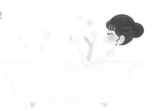

通过浸泡热水，可加速血液循环，进而大量出汗，出清毛细孔内的脏污，使身体保持良好的新陈代谢。

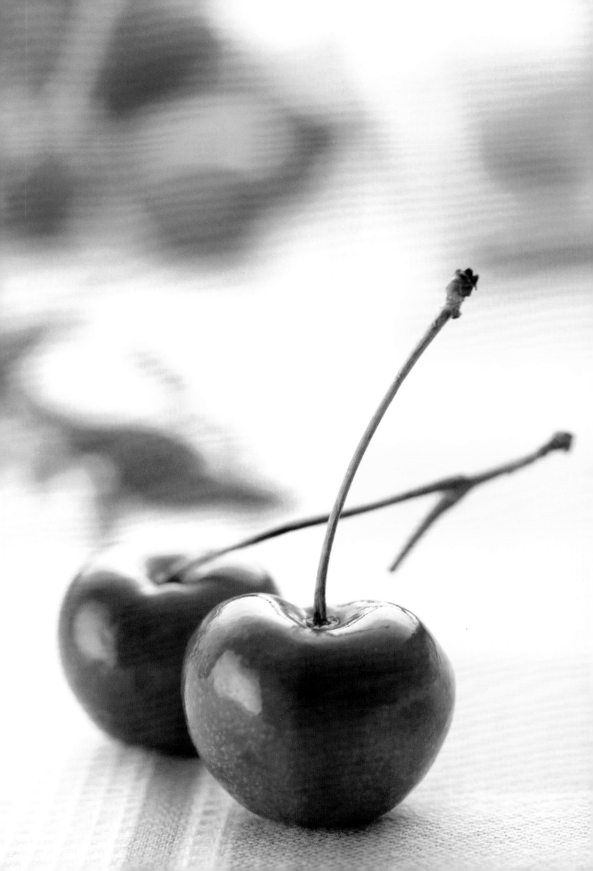

Chapter 2
体内净化 排毒消脂

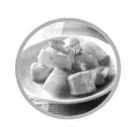

不良环境、食物都是人体内毒素的来源，

会对人体造成威胁、导致体型肥胖、皮肤粗糙。

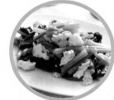

本书精选13类排毒好食材，设计低热量高纤维食谱，

帮助您利用食物进行排毒，远离肥胖困扰，

让您不再是"想瘦"，而是"享瘦"！

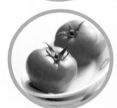

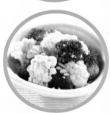

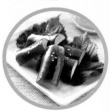

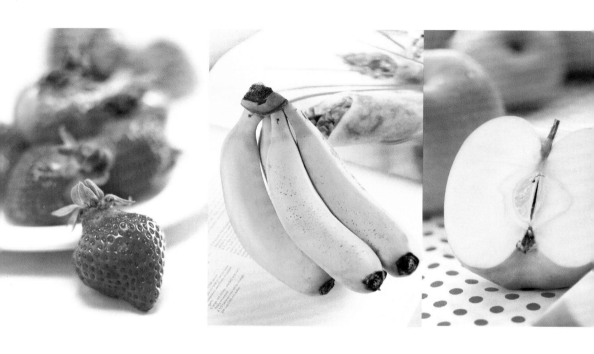

新鲜水果类

　　水果中含量最多的成分，是水分与糖。很多减肥者以为只吃水果，就不会胖，但可别忘了水果甜甜的滋味，就是糖分。据研究显示，果糖转变成脂肪的速度很快，所以水果不是减肥的万灵丹，减肥者可以常吃，却不能吃过量。

　　可喜的是，水果通常热量偏低、脂肪含量也不高，又有果胶能温和清肠、降低胆固醇，并有维生素可促进代谢；只需略为留意糖分的含量，就能在水果的芳香中，"享瘦"身体的大扫除。

Point 天然抗生素，抑菌，有益心血管

蔓越莓 Cranberry

排毒有效成分
花青素
原花青素

食疗功效
避免动脉硬化
保护泌尿道

● **别名：** 小红莓

● **性味：** 性凉，味酸

● **营养成分：**
蛋白质、钙、膳食纤维、维生素A、维生素C、
原花青素、花青素、儿茶素、有机酸

○ **适用者：** 动脉硬化者、怀孕及停经妇女、一般人　✗ **不适用者：** 腹泻、有过敏反应者

🍎 蔓越莓为什么能排毒养瘦？

1 蔓越莓中的原花青素，又称浓缩单宁酸，有特殊化学结构，能避免细菌吸附于人体组织上，有助于细菌排出体外，具有排毒保健之效，因此被誉为天然抗生素。

2 蔓越莓能清除血液中的低密度脂蛋白、甘油三酯，降低血液内毒素，帮助血流畅通，进一步避免动脉硬化。

🔵 蔓越莓主要营养成分

1 蔓越莓中的植化素种类很多，像原花青素、花青素、槲皮素、山奈酚等，抗氧化能力很强。

2 蔓越莓种子中的有机酸、不饱和脂肪酸，对心血管有益。

3 金鸡钠酸是蔓越莓特有的营养素，也是能抑菌的主要成分。

🦷 蔓越莓食疗效果

1 蔓越莓可以有效减少幽门螺杆菌的吸附数量，预防细菌引起的胃溃疡。另外，也有文献证实，蔓越莓对抑制口腔内细菌有一定的成效。

2 蔓越莓有"天然抗生素"之称，能预防尿道炎、膀胱炎，被称为"尿道炎杀手"。蔓越莓中的原花青素，抑菌效果强，能有效减少大肠杆菌吸附于泌尿道的数量，进而避免泌尿道感染。

3 蔓越莓能预防心血管疾病，含有原花青素、生育三烯醇，能防止低密度脂蛋白氧化，进而预防、改善动脉硬化。

4 蔓越莓会使泌尿系统呈酸性，因此也能帮助溶解草酸钙，预防肾结石产生。

☀ 蔓越莓食用方法

1 市面上较难买到新鲜蔓越莓，多已制成干果、健康食品及蔓越莓汁。

2 新鲜蔓越莓口感较酸，不适合单独食用，建议洗净后打成果汁或加在色拉中食用。

🧑‍⚕️ 蔓越莓饮食宜忌

1 蔓越莓本身味道较酸，为了更适宜食用，市售的蔓越莓汁大多另外添加糖分，欲减肥者宜留意糖分摄取量。

2 少数人会有腹泻或过敏症状，除此之外，一般人并无特别食用上的禁忌。

Point 活的维生素，有助通肠排便

草莓 Strawberry

排毒有效成分
果胶、鞣花酸
维生素C、花青素

食疗功效
改善便秘
降血压、抗癌

● **别名：**红莓、地莓、洋莓、洋莓果

● **性味：**性凉，味甘

● **营养成分：**
鞣花酸、果胶、花青素、膳食纤维、
维生素B₁、维生素C、钾、磷、有机酸

○ **适用者：**便秘者、痛风患者、抽烟者　✗ **不适用者：**泌尿道感染者、肾虚弱者

草莓为什么能排毒养瘦？

1 草莓含鞣花酸，能分解食物中多余脂肪，并可减少对有毒物质的吸收。

2 草莓含的膳食纤维、果胶都有清洁肠道、整肠通便的功效，防止食物残渣于肠道内停留过久，腐化产生毒素。其中膳食纤维遇水易膨胀，不但能促进肠胃蠕动，也可减少饥饿感。

3 草莓中的维生素C、钾，可保护肝脏健康，而钾对肾脏也有助益。肝、肾皆为重要排毒器官，有助毒素排出体外。

草莓主要营养成分

约150克的草莓，就能满足一人一日所需的维生素C，草莓中维生素C的含量是柠檬、柳橙的2～3倍。

草莓食疗效果

1 草莓富含维生素C，能帮助胶原蛋白生成，是爱美人士的福音。

2 草莓的鞣花酸是一种抗癌成分，能阻止致癌细胞把健康细胞转化为癌细胞，降低癌症发生率。

3 草莓有助养颜美容、改善肤质、润肺止咳，特别可帮助烟瘾者排除烟毒，以及痛风患者改善症状。

4 草莓中的花青素能避免细胞膜释出组织胺，能抑制过敏反应。

5 草莓中的果胶具有黏性，可吸附有害物质，帮助排出体外。

草莓食用方法

1 草莓宜以流水或浸泡盐水再洗净。但建议不应浸泡太久，以免农药残留，渗入草莓果肉内。

2 肠胃功能较弱者，可去除草莓上的绒毛，做法是先以热水快速冲过，再用冷水冲，可避免引起过敏症状。

草莓饮食宜忌

1 泌尿道感染者不宜多食，以免草莓中的草酸成分，引起泌尿道结石。

2 草莓中钾含量较高，肾脏功能不佳者应少食。

3 肠胃功能不佳者，食用过多草莓易引起腹泻，女性生理期时也应斟酌食用。

草莓芦笋手卷

保护肝肾 + 维持肠道健康

■ 材料：
草莓2个，芦笋35克，
苜蓿芽30克，寿司海苔2片

■ 调味料：
草莓果酱1小匙

- 热量 48.8千卡
- 糖类 10.1克
- 蛋白质 1.5克
- 脂肪 0.3克
- 膳食纤维 1.7克

■ 做法：

① 芦笋去老皮，切长段，汆烫后，和草莓、苜蓿芽分别浸泡于冰水中至凉，沥干备用。

② 将寿司海苔铺平，放入苜蓿芽和芦笋，卷成杯状，再加草莓。

③ 淋上草莓果酱，即可食用。

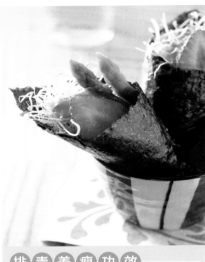

排 毒 养 瘦 功 效

　　草莓中所含的鞣花酸能解毒抗癌，增加身体免疫力；维生素C能帮助对抗肠道病毒感染，使肠道保持健康。

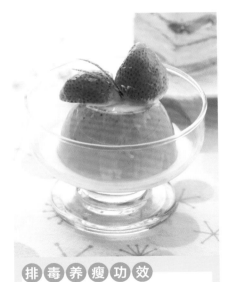

酸甜莓果冻

清除宿便 + 美白瘦身

■ 材料：
草莓15个，明胶粉1大匙，
冷开水1/4杯，热开水1杯，
牛奶1/2杯

- 热量 314.7千卡
- 糖类 46.9克
- 蛋白质 8.9克
- 脂肪 10.2克
- 膳食纤维 12.8克

■ 调味料：

冰糖1大匙

■ 做法：

① 草莓洗净，切丁；明胶粉以冷开水冲开，再加热开水，使其完全溶解。

② 草莓丁、明胶液和冰糖放进果汁机中，搅打成汁后倒入模型，再放进冰箱，冷藏3小时以上至结冻。

③ 从模型倒入碗中，再淋上牛奶，即可食用。

排 毒 养 瘦 功 效

　　草莓含有丰富的抗氧化物，可预防心血管疾病与癌症，并可降低老化性疾病发生率，因此有抗衰老、抗癌排毒的效果。

蓝莓 Blueberry

排毒有效成分
膳食纤维、花青素
维生素C、果胶

食疗功效
护眼
保护心血管

● **别名：** 山桑子

● **性味：** 性平，味甘酸

● **营养成分：**
花青素、糖类、烟酸、
维生素A、维生素C、维生素P、膳食纤维、果胶、类黄酮、钾

○ **适用者：** 用眼过度者　✗ **不适用者：** 肾胆疾病患者、腹泻者

🍎 蓝莓为什么能排毒养瘦？

1 蓝莓能降低胆固醇，并防止胆固醇聚积血管壁内，还能软化血管，进而避免心血管疾病。

2 蓝莓中的膳食纤维、果胶，能刺激肠胃蠕动，有助于排便顺畅。

3 蓝莓含维生素C、钾，能保护肝脏，另外钾也有益于肾脏功能，这两种营养素，能促进肝、肾的排毒机能。

🔆 蓝莓主要营养成分

1 蓝莓中的花青素除了可抗氧化之外，更重要的是有少见的护眼能力。

2 蓝莓所含膳食纤维、果胶、维生素A、维生素C，都是有助排毒、抗氧化的营养素。

🦷 蓝莓食疗效果

1 蓝莓中的果胶、维生素，有助降血压，避免心血管疾病。

2 蓝莓含有花青素、类黄酮等多种抗氧化物质，能帮助人体抗老化、增强记忆力、避免老年痴呆症。

3 蓝莓的花青素能护眼，消除眼睛疲劳、促进眼睛血液循环，有研究认为，甚至可进一步增加夜视能力。

4 近年有美国科学家研究，蓝莓内有一种叫紫檀芪（Pterostilbene）的物质，能降低结肠癌的发生概率。

☀ 蓝莓食用方法

1 市面上能买到新鲜蓝莓，洗净即可食用，保存时要注意保持干燥。

2 除了直接吃新鲜的蓝莓外，因蓝莓的口感香甜，还能制成果冻、果酱等，都十分可口。

👁 蓝莓饮食宜忌

1 新鲜蓝莓含糖量高，减肥者宜注意。市售锭状健康食品，有些已先去糖，适合减肥者食用。

2 由于蓝莓能降血压、血脂，若本身正在服用降血压药、抗凝血药物或糖尿病患者，应尽量避免大量食用蓝莓，尤其是蓝莓健康食品，多采高剂量蓝莓浓缩制成，以上人群食用前宜先向医生咨询，以免发生不良作用。

莓果雪泥

清除自由基 + 延缓衰老

■ **材料：**
蓝莓50克，覆盆子汁1/2杯，
蓝莓汁1杯

- 热量 327.3千卡
- 糖类 80.1克
- 蛋白质 1.5克
- 脂肪 0.1克
- 膳食纤维 0.9克

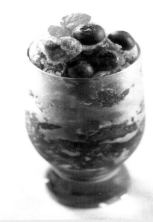

■ **做法：**

❶ 蓝莓洗净，和蓝莓汁倒入果汁机中打匀。

❷ 做法❶材料倒入冰块盒内，放进冰箱冷冻。

❸ 取出做法❷材料，放进果汁机中，加覆盆子汁搅打至冰沙状。

排毒养瘦功效

　　蓝莓与覆盆子含有丰富的花青素、类黄酮等多种抗氧化物质，除了能排除自由基毒素的伤害外，还可抗老化，增强记忆力。

蓝莓果酱

降低胆固醇 + 抗氧化

■ **材料：**
新鲜蓝莓2400克，柠檬汁120毫升

- 热量 2900千卡
- 糖类 706.2克
- 蛋白质 19.3克
- 脂肪 2.5克
- 膳食纤维 21.6克

■ **调味料：**
白砂糖1000克

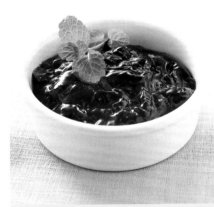

■ **做法：**

❶ 蓝莓洗净后，去掉蒂头备用。

❷ 将蓝莓和白砂糖放入锅中，以小火边搅拌边煮，注意不要焦掉。

❸ 煮到果酱变黏稠状后即可熄火，再加入柠檬汁拌匀，放凉备用。

❹ 可将果酱涂在吐司上食用。

排毒养瘦功效

　　蓝莓含有膳食纤维、果胶、维生素A、维生素C等，都是有助排毒、抗氧化的营养素，膳食纤维与果胶也能增加饱足感。

Point 含铁量居果中之冠，美白消炎又补血

樱桃 Cherry

排毒有效成分
维生素A、维生素C、铁、鞣花酸

食疗功效
补血美白 消炎抗癌

- **别名：** 朱樱、含桃、莺桃
- **性味：** 性温，味酸甜
- **营养成分：**
  膳食纤维、维生素A、维生素C、磷、铁、钾、钠、镁、烟酸、柠檬酸、酒石酸

○ **适用者：** 贫血者、一般人　✗ **不适用者：** 过敏者

🍎 樱桃为什么能排毒养瘦？

1. 樱桃性温，食用上不需要太顾忌体质不合适的问题，即便肠胃虚寒或病后体虚者，基本上都能放心食用。因其属性温和，加上营养素种类多，成为减重食谱中的常客。

2. 樱桃中的膳食纤维能刺激肠胃蠕动，有助排便。

3. 樱桃所含多种营养素有益新陈代谢，帮助排毒瘦身，包括维生素A、维生素C、花青素、鞣花酸等。

樱桃主要营养成分

1. 樱桃主要营养成分有钾、膳食纤维、维生素A、维生素C、铁、磷。其中的铁含量是所有水果中最高，是苹果、橘子的20倍。

2. 鞣花酸、花青素是樱桃较特殊的营养素，具有超强抗氧化能力。

樱桃食疗效果

1. 樱桃中的维生素A、维生素C、褪黑素，能美白淡斑、防止黑色素沉淀。褪黑素有助睡眠，能提升睡眠品质。晚间食用樱桃，有益睡眠并且美白。

2. 樱桃中的维生素A、维生素C、花青素、鞣花酸、类黄酮素等，都是经证实有效的抗氧化成分。其中鞣花酸仅在草莓、樱桃、覆盆子等几种水果中含量较高。

3. 樱桃的花青素，能消炎止痛，尤其针对关节炎、痛风等关节部位的炎症，止痛效果最显著。

4. 樱桃铁质含量丰富，有益造血、改善贫血，是女性生理期时最好的朋友。有美国研究指出，女性痛经时，食用20颗樱桃等同于阿司匹林的止痛效果。

☀ 樱桃食用方法

1. 新鲜樱桃保存时，要留意勿重压，建议冷藏。洗净后尽早食用，以免出水腐坏，缩短保质期。

2. 罐装樱桃、罐装樱桃汁须注意添加物问题，摄取过多糖分易肥胖。

樱桃饮食宜忌

1. 过敏者须避免食用樱桃，以免出现过敏症状。

2. 樱桃性温，吃过量会引起上火症状，如流鼻血、便秘等。

樱桃虾仁色拉

2人份

降胆固醇 + 增强免疫力

■ **材料：**
樱桃100克，虾仁60克，莴苣4片，大蒜4瓣，辣椒1/2个

- 热量 162.4千卡
- 糖类 32.9克
- 蛋白质 8.4克
- 脂肪 0.7克
- 膳食纤维 1.8克

■ **调味料：**
水果醋2大匙

■ **做法：**

① 材料洗净；樱桃去籽，切丁；虾仁去肠泥，切丁，汆烫后以冷水冲凉；大蒜、辣椒切末，与水果醋调匀成酱汁。

② 虾仁和樱桃放入碗中拌匀，铺在莴苣上，均匀淋上酱汁即可。

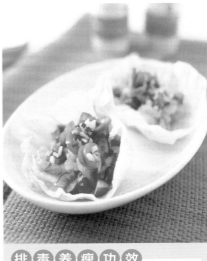

排毒养瘦功效

　　虾仁含牛磺酸，有助降低血液中的胆固醇，并强化肝脏的排毒作用；樱桃含丰富的维生素A和维生素C，可增强免疫力。

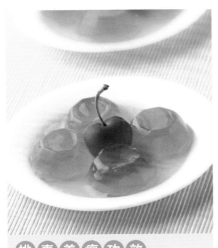

排毒养瘦功效

　　樱桃具抗癌效果，抗癌成分多，包括维生素A、维生素C、花青素、鞣花酸、类黄酮素等，都是有效的抗氧化成分，能排除体内毒素。

冰镇水晶樱桃冻

2人份

排除毒素 + 润泽肌肤

■ **材料：**
樱桃4颗，冷开水1/4杯，樱桃汁、热开水各1杯，明胶粉1大匙

- 热量 202.2千卡
- 糖类 49.4克
- 蛋白质 0.4克
- 脂肪 0.3克
- 膳食纤维 0.3克

■ **调味料：**
白砂糖1大匙

■ **做法：**

① 明胶粉先用冷开水冲开，再倒入热水，使其完全溶解。

② 白砂糖和樱桃汁倒入做法①的材料，拌匀后倒入模型。待凉，移入冰箱冷藏至定型。

③ 食用前取出模型，倒扣，再摆上洗净的樱桃即可。

樱桃香橙汁

帮助排便 + 有益代谢

■ **材料：**
樱桃100克，柳橙1个，柠檬汁2小匙

- 热量 161.7千卡
- 醣类 36.8克
- 蛋白质 2.1克
- 脂肪 1.8克
- 膳食纤维 6.1克

■ **做法：**

1. 樱桃洗净，去掉果核与果柄，备用。
2. 将柳橙去皮，去掉果皮里层的白色部分，去核切块。
3. 将樱桃和柳橙放入果汁机中，加入柠檬汁混合，打成果汁即可。

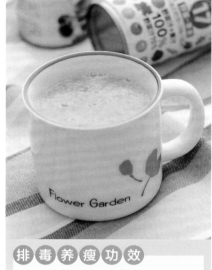

排毒养瘦功效

樱桃及柳橙皆富含膳食纤维，能刺激肠胃蠕动，有助排便，减少有毒物堆积体内。维生素A、维生素C有益新陈代谢。

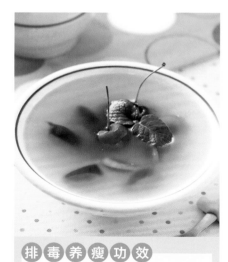

排毒养瘦功效

樱桃中的维生素A、维生素C有美白、淡斑、养颜之效，还能中和自由基毒素，协助排出。所含的褪黑素有助睡眠，能提升睡眠品质。

粉红樱桃露

改善手脚冰冷 + 补血润色

■ **材料：**
樱桃40克

- 热量 66.9千卡
- 糖类 17.1克
- 蛋白质 0.4克
- 脂肪 0.2克
- 膳食纤维 0.6克

■ **调味料：**
冰糖2小匙

■ **做法：**

1. 将樱桃洗净，去果核与果柄后放入锅中，加入适量清水煮。
2. 大火煮沸后，转小火，煮至樱桃柔软后，以冰糖调味，再煮5分钟即可。

Point 保护心血管、降胆固醇、抗癌护肤

葡萄 Grape

排毒有效成分
膳食纤维、花青素
维生素C、类黄酮

食疗功效
防癌
抗氧化

● **别名:** 山葫芦、蒲桃

● **性味:** 性平,味甘酸

● **营养成分:**
类黄酮、果胶、膳食纤维、花青素、
维生素A、维生素B₁、维生素B₂、维生素C、钾、铁、磷

○ **适用者:** 贫血者、一般人　✗ **不适用者:** 脾胃虚者

🍎 葡萄为什么能排毒养瘦?

1 葡萄能保护心血管,避免血管破裂、出血,降低血液中低密度胆固醇比重。专家指出,法国人比美国人爱吃高脂肪食物、好抽烟,但血液中胆固醇含量却反而比美国人低,就是因为法国人爱喝红葡萄酒,得以大量排除低密度胆固醇。

2 葡萄中的膳食纤维、果胶能刺激肠胃蠕动,有利排便顺畅。

3 葡萄利尿,对肾功能有帮助,能增强代谢排毒的能力。

4 葡萄具抗氧化能力,能清除自由基,特别是保护皮肤对抗自由基,进而抗癌。

葡萄主要营养成分

1 葡萄含多种矿物质钙、磷、钾等,能平衡饮食失调的后遗症,清理饮食不良所产生的毒素。

2 维生素A、维生素C、类黄酮、花青素能抗氧化;果胶、膳食纤维则能润肠通便。

葡萄食疗效果

1 葡萄的铁质含量比一般水果高,并含维生素B₁₂,都有改善和预防贫血功效。

2 葡萄所含类黄酮等营养素,据研究在红色葡萄中最多,饮用红葡萄酒即可摄取;类黄酮是抗氧化物质,能清除体内自由基,防止健康细胞癌变。

3 特殊的是葡萄糖易被人体吸收,适合用来缓解低血糖症状。

4 葡萄能利尿、消肿,改善怀孕期身体水肿、孕吐等症状。

葡萄食用方法

1 葡萄从外皮、果肉到葡萄籽,都能食用,营养价值高。葡萄籽的抗氧化力比果肉还强,外皮、籽皆能增强皮肤抵抗力。若无农药顾虑,可整颗食用;或打成果汁喝,营养更有效被吸收。

2 葡萄干是优良的营养补充品,也是运动员常用的热量补充品。

葡萄饮食宜忌

1 葡萄热量较高,欲减肥者和糖尿病患者宜留意摄取量。

2 胃寒者宜留意,一次勿吃太多葡萄。

3 葡萄干和糯米同煮粥,使葡萄中的叶酸和糯米的铁作用,补血效果佳。

柳橙 Orange

排毒有效成分
膳食纤维
维生素C、果胶

食疗功效
降胆固醇
预防便秘

- **别名：**香吉士、香橙
- **性味：**性微凉，味酸
- **营养成分：**
  苹果酸、柠檬酸、B族维生素、
  维生素C、钾、钙、镁、烟酸、膳食纤维

○ **适用者：**一般人、便秘者、精神疲惫者　✗ **不适用者：**脾胃虚者

柳橙为什么能排毒养瘦？

1 柳橙中的膳食纤维含量丰富，能帮助通肠排便，果胶也有助肠胃排毒。

2 柳橙中的维生素C、胡萝卜素等成分可抗氧化，据研究，高胆固醇者每天饮用3杯柳橙汁，能有效排除血管内低密度胆固醇，持续1个月即可见效。

3 柳橙中的钾含量高，能排除体内过多的钠，可降低血压、促进新陈代谢。

柳橙主要营养成分

1 柳橙的维生素C含量每100克约38毫克，膳食纤维2～3克。

2 柳橙中含量较高的营养素，如B族维生素，与苹果酸、柠檬酸等有机酸，钾及烟酸，有助消除疲劳、促进糖类、蛋白质的代谢。

柳橙食疗效果

1 富含大量维生素C的柳橙能美白肌肤，B群能消除疲劳、维护神经系统健康、舒缓压力，有助养颜美容。而它的独特香味也有放松心情之效。

2 柳橙的纤维较粗，大量膳食纤维可通肠、促进排便，而果肉多汁能生津解渴、润喉解酒。

3 柳橙能保护心血管健康，其中的维生素C、钾能促进血液循环；有专家研究，柳橙能降低胆固醇、预防动脉硬化，避免心血管疾病。

4 柳橙能止咳化痰，原本的属性偏凉，而与橘子一样，蒸热后属性改变，能护嗓止咳、减轻喉咙不适，对支气管炎有舒缓作用。

柳橙食用方法

1 新鲜柳橙可放室温保存，有效期约一周；食用时，可多吃果肉旁白色纤维，可帮助消化。

2 柳橙打成果汁是最常见的食用方法，蒸食则能止咳。

柳橙饮食宜忌

1 胃部不适者最好少吃柳橙，以免有机酸类伤害胃壁。

2 市售柳橙汁常添加大量糖分，减肥者宜留意热量。

橙汁烩鸡块

降低血脂＋帮助排便

2 人份

■ **材料：**
鸡胸肉150克，
柳橙原汁3大匙，
淀粉10克，蒜末少许

- 热量 234千卡
- 糖类 18克
- 蛋白质 34.1克
- 脂肪 1.4克
- 膳食纤维 0克

■ **调味料：**
酱油1大匙，酒、盐各少许，
柠檬汁、糖各1小匙

■ **做法：**

1. 鸡胸肉切块，用所有调味料和蒜末腌渍约半小时。
2. 用油热锅后，放入做法①中材料快炒，再加入1/3杯水、柳丁原汁拌炒。
3. 最后用淀粉和水搅匀后勾芡即可。

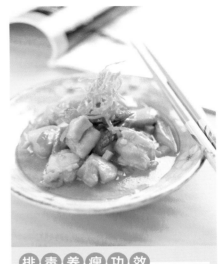

排 毒 养 瘦 功 效

柳橙中的维生素C和膳食纤维，可增强免疫力、淡化黑斑、抗氧化、帮助排便，并加速淀粉与脂肪的代谢。

鲜橙布丁

促肠蠕动＋美白肌肤

2 人份

■ **材料：**
柳橙汁1.5杯，
柳橙果肉40克，鲜奶50克，
明胶片2片

- 热量 364.7千卡
- 糖类 83.5克
- 蛋白质 2.5克
- 脂肪 2.3克
- 膳食纤维 0.9克

■ **调味料：**
白砂糖2大匙

■ **做法：**

1. 明胶片以水泡软后，挤干水分。
2. 柳橙汁、柳橙果肉、鲜奶、糖放入锅中煮沸，加明胶片搅拌溶解。
3. 做法②中材料降温后，倒入模型中，放置冰箱冷藏，待其凝固，即可食用。

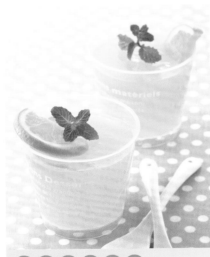

排 毒 养 瘦 功 效

柳橙中的膳食纤维含量丰富，可以促进肠道蠕动，且B族维生素、维生素C的含量亦丰，能消除疲劳，美白肌肤。

梨子 Pear

排毒有效成分

膳食纤维、果胶
维生素B_1、维生素
B_2、维生素C

食疗功效

润喉护嗓
帮助代谢

- **别名：** 快果、沙梨、果宗、
  玉乳、蜜父

- **性味：** 性寒，味甘酸

- **营养成分：**
  蛋白质、糖类、维生素B_1、维生素B_2、维生素C、
  钾、镁、钙、磷、铁、膳食纤维、胡萝卜素

○ **适用者：** 高血压患者、喉咙干哑者、便秘者　✗ **不适用者：** 常腹泻者、脾胃弱者

🍎 梨子为什么能排毒养瘦？

1 梨子含膳食纤维、果胶，对肠胃蠕动帮助大，其中非水溶性的膳食纤维，其纤维质较粗，更能促进排便通肠。

2 梨子中的维生素、叶酸、类黄酮可帮助降血压、降胆固醇，降低血液中脂肪含量，减少心血管疾病发生的机率，也降低体内脂肪堆积的机率。

梨子主要营养成分

梨子的88%是水分，剩余的有10%是碳水化合物，碳水化合物中有多种糖类，包括果糖、蔗糖、葡萄糖。而其他营养含量虽低，种类却多，像果胶、苹果酸、柠檬酸及硒、锰等微量元素。

梨子食疗效果

1 《本草纲目》中记载："梨，润肺清心，消痰降火，解疮毒、酒毒。"认为梨子有降火润肺功能，常被中医拿来解酒毒。生食可解除燥热之气，熟食则能护嗓、润肺、滋阴。

2 吃梨能除燥热、降血压，营养成分中的维生素、叶酸、类黄酮，可降血压和胆固醇，能缓和失眠多梦及高血压患者的晕眩不适，并镇静情绪。

3 韩国首尔大学2006年的研究报告表示，"梨和加热过的梨汁，都有加速排出体内致癌物质的功能"，说明梨子也具一定抗癌能力。

☀ 梨子食用方法

1 梨子因品种不同，可见各种形状、颜色，但效果大多部分降火清热有关，若要连外皮一起食用，须留意是否有农药残留问题。

2 新鲜水梨宜冷藏保存，保存时间不宜超过1周。食用方法可以是榨汁、生食、入药、熟食等。

⚕ 梨子饮食宜忌

1 梨子性偏寒，风寒咳嗽、腹部易冷痛的人应谨慎食用，孕妇也该留意。

2 梨子果酸量多，胃酸多的人不应多吃。

3 梨子不能与螃蟹一起吃，容易腹泻，更不能与碱性药物混食，如小苏打。

百合炖蜜梨

清热降火 + 帮助代谢

人份

■ **材料：**
干百合10克，
水梨1/2个

■ **调味料：**
冰糖1/2大匙

■ **做法：**
干百合洗净，水梨去皮，切小块，一起放入锅中，再加冰糖，蒸2小时即可食用。

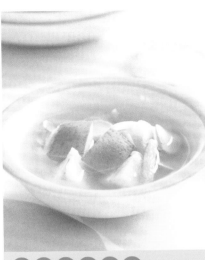

● 热量 103.2千卡
● 糖类 24.5克
● 蛋白质 0.5克
● 脂肪 0.4克
● 膳食纤维 1.9克

排 毒 养 瘦 功 效

水梨的含水量很高，是减肥餐点的极佳水果选择，因含有膳食纤维和果胶，能促进肠道蠕动，帮助代谢。

黄瓜香梨汁

生津润燥 + 降胆固醇

人份

■ **材料：**
梨子250克，
小黄瓜30克，
冷开水1/4杯

● 热量 177.5千卡
● 糖类 41.1克
● 蛋白质 1.4克
● 脂肪 0.9克
● 膳食纤维 4.3克

■ **调味料：**
蜂蜜1大匙，柠檬汁2小匙

■ **做法：**
❶ 梨子去皮和核，切块；小黄瓜切段。
❷ 做法①中材料、蜂蜜和柠檬汁一起放入果汁机中，加水，均匀搅打成汁。

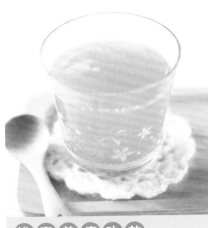

排 毒 养 瘦 功 效

梨子能去火润肺，尤其它含有可溶性纤维果胶，能有效降低胆固醇，并可润肠通便，清除肠胃中有害毒素。

芒果 Mango

排毒有效成分
维生素A、维生素C
膳食纤维、钾

食疗功效
促进代谢
保护心血管

- **别名**：檬果、蜜望、香盖
- **性味**：性平，味甘
- **营养成分**：
  蛋白质、β-胡萝卜素、维生素A、维生素C、
  烟酸、钾、镁、铁、磷、膳食纤维

○ **适用者**：易便秘者、用眼过度者　✗ **不适用者**：内脏溃疡发炎者、风湿病患者、过敏者

芒果为什么能排毒养瘦？

1 芒果中的维生素C、钾能降低胆固醇、防止动脉硬化、保护心血管。

2 芒果含大量膳食粗纤维，可刺激肠胃蠕动、促进消化、避免便秘。

3 芒果中的维生素A、维生素C含量丰富，都是强力抗氧化营养素，可帮助去除体内的自由基、防癌抗老。

芒果主要营养成分

1 芒果的营养相当丰富，主要成分有维生素A、维生素C。维生素A的含量，在常见水果中高居第一。维生素A的功效有护眼明目、护肤、抗氧化。

2 芒果中的第二重要成分是维生素C，另含大量膳食纤维、烟酸、钾、镁、铁、磷等微量元素。

芒果食疗效果

1 芒果的膳食纤维较粗，能促进肠胃蠕动，预防便秘、结肠癌。

2 芒果的维生素A含量高，具明目护眼功效，适合现代用眼过度的电脑族。

3 《本草纲目拾遗》指出，芒果"凡渡海者，食之不呕浪"，"能益胃气，故能止呕晕"。除了可改善晕船的呕吐之外，对孕妇的害喜孕吐也有效。

芒果食用方法

1 芒果以生食居多，一般室温下的保存期限可达10天；未熟的芒果可放置室温催熟，宜特别避免食用未熟果肉。

2 将熟透的果肉外敷于轻微的烧烫伤处，能消炎止痛；芒果核加水煮熟后，其水能清热。

芒果饮食宜忌

1 对芒果过敏者、风湿病症者、内脏溃疡发炎的人，不宜多吃芒果；胃酸过多造成胃病的人，也应少吃。

2 未熟的芒果，以中医观点来看，比成熟的果实更具毒性。凡易对芒果过敏或不适合多吃芒果者，更应慎选完全成熟的果实食用。

3 适量的芒果和猕猴桃一起榨成果汁，饮用后对食欲不振、易感疲劳的人，有提振效果。

果香海鲜

纤体瘦身 + 保护黏膜

■ 材料：

草虾120克，芒果果肉80克，
小黄瓜、红甜椒各60克

■ 调味料：

盐、柠檬汁各1小匙，
牛奶、米酒、淀粉各2小匙

■ 做法：

① 草虾去肠泥，用盐、米酒和淀粉腌15分钟；
　小黄瓜切丁，红甜椒去蒂和籽，切丁。

② 草虾氽烫后泡冰水，放凉后捞起沥干；小黄
　瓜以盐抓腌至出水，洗净沥干。

③ 将40克芒果和牛奶、柠檬汁放入果汁机中，
　打成酱汁。

④ 所有材料盛盘，淋上做法③中材料即可。

- 热量 135.1千卡
- 糖类 14.7克
- 蛋白质 16.2克
- 脂肪 1.3克
- 膳食纤维 2.5克

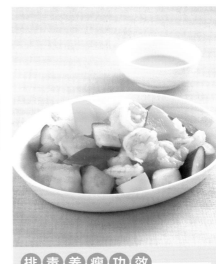

排 毒 养 瘦 功 效

　芒果中的 β –胡萝卜素和芒
果苷，能促进细胞活性、肠胃蠕
动，帮助排出代谢废物，改善肠
道环境，增加免疫功能。

杏仁芒果炒鸡柳

消炎排毒 + 整肠健胃

■ 材料：

芒果150克，杏仁片10克，
鸡胸肉50克，玉米粉1/2小匙

■ 调味料：

橄榄油2小匙，酱油1小匙，
白糖、米酒各1/2小匙

■ 做法：

① 芒果去皮和籽，切成条状。

② 鸡胸肉洗净、切条状，加入酱油、白糖、米
　酒一起拌腌约20分钟。

③ 热锅加橄榄油，放入鸡胸肉炒熟，续放芒果
　肉拌炒，盛盘后撒上杏仁片即可。

- 热量 298.9千卡
- 蛋白质 14.7克
- 脂肪 16.7克
- 糖类 22.4克
- 膳食纤维 4.8克

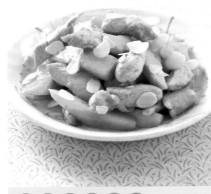

排 毒 养 瘦 功 效

　芒果水分含量丰富，酸甜
可口，加上富有粗纤维，食用芒
果可帮助肠道蠕动，促进排泄消
化，有益于瘦身。

木瓜 Papaya

排毒有效成分
维生素A、维生素C
钾、镁、番木瓜碱

食疗功效
护肠胃
帮助消化

● **别名：** 番木瓜、番瓜

● **性味：** 性平，味甘

● **营养成分：**
番木瓜碱、果胶、膳食纤维、β－胡萝卜素、
维生素A、B族维生素、维生素C、钾、镁、木瓜蛋白酶

○ **适用者：** 易便秘者、消化不良者、胃弱者、产后哺乳者　　✗ **不适用者：** 孕妇

木瓜为什么能排毒养瘦？

1 木瓜含有大量水溶性膳食纤维，能吸附肠道内毒素，使毒素随粪便排出体外，预防便秘。

2 木瓜酵素能分解脂肪，使木瓜成为优良的减肥水果。另含番木瓜碱，能降低血脂肪，有益心血管排毒。

3 木瓜能降胆固醇，有效成分包括维生素C、膳食纤维。

木瓜主要营养成分

1 木瓜营养素含量最丰富的是维生素C，100克果肉可提供一天所需维生素C。

2 木瓜除酶含量丰富外，还有多种维生素、微量元素、蛋白质、糖类。

木瓜食疗效果

1 木瓜中的维生素A、胡萝卜素能抗氧化，预防老化。并含多种成分对养肝有益，如维生素C、木瓜蛋白、齐墩果酸、必需氨基酸等。

2 木瓜果肉含有番木瓜碱，可抗菌消炎、降低血脂。

3 木瓜能助消化、吸收，木瓜蛋白酶能帮助分解蛋白质、糖类、脂肪，使肠胃的消化、吸收效果更好，成为大人小孩皆宜的肠胃保健水果。

4 木瓜能降低血脂、胆固醇，避免这些物质在血管壁中堆积，可防治心血管疾病。食疗有效成分包括膳食纤维、维生素C、番木瓜碱等。

木瓜食用方法

　　未削皮的木瓜宜放置室温下，以报纸包覆，有效期2～3天。不宜放入冰箱冷藏，冷藏将导致外皮出现褐斑，也影响木瓜风味。

木瓜饮食宜忌

1 木瓜能调节激素分泌，产后哺乳者可多食，有助乳汁分泌。

2 木瓜吃多，类胡萝卜素将使肤色偏黄，爱美男女食用时须留意勿过量。

3 木瓜含有机酸较多，凡脾胃虚寒、胃酸过多或体质较弱者，应尽量避免食用冰过的木瓜或是冰木瓜牛奶，以免造成胃部不适。

Point 富含维生素C、柠檬酸，清除体内废物

柠檬 Lemon

排毒有效成分
维生素C、柠檬酸
柠檬苦素

食疗功效
促进代谢
增强抵抗力

● **别名：** 檬子、檬果、宜母子

● **性味：** 性平，味酸

● **营养成分：**
糖类、膳食纤维、烟酸、维生素B1、
维生素B2、维生素C、维生素P、钙、钾、镁

○ **适用者：** 孕吐者、酒醉者、肾结石患者　✗ **不适用者：** 肠胃不适者、肠胃溃疡患者

🍎 柠檬为什么能排毒养瘦？

1 柠檬富含维生素C与柠檬酸，可促进循环和排出并消除毒素。长期摄取柠檬，能间接防止体内多余糖类合成脂肪，并促进肝糖生成、脂肪分解，促进新陈代谢，预防多余脂肪囤积体内。

2 柠檬有柠檬苦素，能抑制肝脏制造某种蛋白质，减少胆固醇的合成，故能避免胆固醇升高。

❋ 柠檬主要营养成分

1 柠檬的维生素C含量与柑橘、柳橙相当，每100克中约有27毫克。

2 柠檬的酸味来源除了维生素C之外，还有柠檬酸，柠檬酸可促进物质代谢，能将疲累产生的废物转化、代谢，使人恢复精神。

🦷 柠檬食疗效果

1 柠檬能美白、消除疲劳。柠檬中的维生素C可阻止黑色素沉淀、美白皮肤，维生素C与柠檬酸，能消除疲劳物质，使人神采奕奕。

2 柠檬的酸味可以止呕，对于孕吐或其他呕吐都有效，对孕妇具有安胎功能，故有"宜母子"的美名。

3 柠檬能预防肾结石，据研究，柠檬酸盐能阻止肾结石形成，并溶解已成形的结石，使结石减小。

4 柠檬具有解酒、防止坏血病、杀菌、治疗风湿病等功效。

☀ 柠檬食用方法

1 维生素C在高温下会被破坏，因此生食比熟食佳。而想减肥者，可长期适量饮用柠檬汁、柠檬水。

2 感冒者若想借柠檬加速复原，可饮热柠檬水；有痰黏稠者，喝加盐的热柠檬水，能咳出浓痰。

🍵 柠檬饮食宜忌

1 柠檬好处虽多，但肠胃不适者、肠胃有溃疡者，要小心柠檬酸刺激肠胃的问题，应慎食或避免食用。

2 柠檬含有维生素C，和富含铁的牛肉搭配食用，可提高铁质的吸收力，有助预防贫血、增强体力、促进生长发育。

橘子
Tangerine

排毒有效成分
维生素A、维生素C
膳食纤维、果胶

食疗功效
抗癌防老
预防便秘

● **别名**：福橘、朱橘

● **性味**：性寒，味酸

● **营养成分**：
有机酸、果胶、膳食纤维、
维生素A、维生素B$_1$、维生素B$_2$、维生素C、钾、钙、镁、磷、锌

○ **适用者**：消化不良者、高血压患者、一般人　✗ **不适用者**：风寒咳嗽者、胃溃疡者

橘子为什么能排毒养瘦？

1 橘子中有丰富果胶、膳食纤维，能润肠通便、吸附肠道中毒素，帮助肠道排毒，减少便秘发生的概率。

2 果胶能促进体内坏胆固醇排出，对心血管排毒有益，进一步预防心血管疾病的形成。

橘子主要营养成分

1 每100克橘子中维生素C含量约31毫克，就是说，一个中等大小的橘子，已能满足每人每日所需维生素C。

2 橘子的维生素A含量也高于大多数水果，维生素A兼具抗氧化、抗癌、护眼等功效。

3 丰富膳食纤维与果胶也是橘子的一大特色，有助肠胃排毒。

橘子食疗效果

1 橘子性寒，具清热止渴效果，除了因风寒引起的感冒，生食橘子将助长咳嗽之外，一般人或热咳（口干、痰浓）者，都能食用橘子来清热止咳。对燥热性疾病，如发炎等，也有帮助。

2 橘子含大量维生素A、维生素C，能抗氧化防老、增强免疫力。维生素C能美白皮肤，避免黑色素沉淀，预防斑点。

3 橘子中的橘皮苷，能加强毛细血管韧性，避免血管硬化、破裂，预防中风。

4 橘子富含柠檬酸，具有抗氧化效果，可抑制癌细胞生长及转移，医学研究曾针对乳癌、结肠直肠癌以及肺癌患者调查发现，癌症患者多食用柑橘类水果，可减少30%～40%的复发率。

橘子食用方法

1 生吃橘子可清热解渴，打成果汁或直接吃果肉皆宜，果肉旁的白色纤维可多食用，含维生素P，能保护心血管。

2 橘子皮烤干后称"陈皮"，陈皮有止咳去痰的功效。

橘子饮食宜忌

1 橘子性偏寒，受风寒引起咳嗽者，不宜食用，以免越吃越咳。

2 肠胃不适、胃溃疡者，宜少食橘子，更不宜空腹食用。

橘醋豆腐

润肺健脾＋消除疲劳

2 人份

■ **材料：**
凉拌豆腐100克

■ **调味料：**
橘子汁100毫升，
糯米醋1大匙，代糖2小匙，
橄榄油1小匙，黑胡椒粗粒少许

■ **做法：**

❶ 凉拌豆腐切块，备用。

❷ 先将橘子汁、醋、代糖和橄榄油拌匀，再加黑胡椒粗粒拌匀。

❸ 最后将做法②中材料淋到做法①中材料上即可。

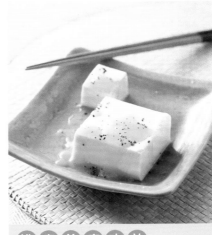

- 热量 186.7千卡
- 糖类 18.9克
- 蛋白质 8.6克
- 脂肪 8.5克
- 膳食纤维 0.6克

排 毒 养 瘦 功 效

橘子富含维生素C、有机酸，能养颜美容、消除疲劳；豆腐中含有蛋白质且热量低，能增加饱足感，适合爱美的年轻女性。

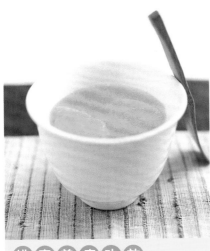

冰糖橘茶

产生饱足感＋控制体重

1 人份

■ **材料：**
橘子1个，水适量

■ **调味料：**
冰糖2大匙

- 热量 172.5千卡
- 糖类 41.4克
- 蛋白质 1.1克
- 脂肪 0.3克
- 膳食纤维 3.3克

■ **做法：**

❶ 取橘子果肉，切片后加入冰糖拌匀。

❷ 放入电锅，外锅加2杯水，煮熟后再放2杯水续煮。

❸ 重复步骤② 3～4次，直到冰糖完全溶化，再取出，依个人喜好加开水饮用。

排 毒 养 瘦 功 效

橘子所含的果胶（水溶性膳食纤维），进入肠胃道后，会让人产生饱足感，得以控制食量，达到控制体重的效果。

Point 健胃整肠良品，去脂降压好处多

苹果 Apple

排毒有效成分
膳食纤维、果胶
维生素C、有机酸

食疗功效
治便秘、腹泻
消脂减肥

● **别名**：沙果、海棠、花红

● **性味**：性平，味甘

● **营养成分**：
膳食纤维、果胶、β-胡萝卜素、
维生素A、B族维生素、维生素C、鞣酸、铁、磷、钾

○ **适用者**：便秘者、高血压患者、一般人　　✗ **不适用者**：肠胃虚寒者

苹果为什么能排毒养瘦？

1 苹果的果胶含量高，能减少肝脏制造低密度胆固醇、降低血脂，并有助排出肠道内脂肪；苹果的非水溶性纤维，则能清除肠道中的脂肪等物质，使其随粪便排出体外。据研究显示，苹果能降低体内低密度胆固醇的含量，并使高密度胆固醇增加。

2 苹果含苹果酸，能分解体内脂肪，避免过多脂肪存留体内。

3 苹果的果胶，能吸附肠内物质与水分，帮助形成粪便。而非水溶性纤维，则能促进肠道蠕动，预防便秘。

4 "一天一苹果，医生远离我。"这句话在现代生活中不止只是一句俗语而已，苹果丰富的营养、温和不伤肠胃的特质，已使之成为最普及的减肥水果。在餐前食用苹果，能降低食欲，间接减肥又不失营养。

苹果主要营养成分

1 苹果所含的果胶、膳食纤维、有机酸，是能整肠健胃、排毒瘦身的主要营养素，因为苹果中的这些物质含量高，所以对肠胃排毒及消除疲劳的效果较为突出。

2 苹果富含矿物质——钾，可使体内过剩的钠排出，具有降低血压的功能，有益高血压患者。

苹果食疗效果

1 苹果中的果胶与非水溶性膳食纤维，能有效降低体内的低密度胆固醇含量、清净血液，预防高血压等心血管问题。

2 苹果的膳食纤维能清肠、帮助排便，有机酸能促进消化，鞣酸则可同时改善轻微的腹泻、便秘，并吸附、带走肠胃中的毒素、细菌。

3 苹果所含黄酮类抗氧化物及多酚类物质，能预防肺癌、改善铅中毒。

4 近年有德国的研究显示，苹果也具防癌效果。研究指出，苹果能使肠道内细菌释放酪酸，能抑制肠道内癌细胞的生长，预防肠癌的发生。

5 中医认为，苹果还有润肺养神、化痰、生津止渴、醒酒等功能。

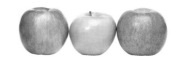

苹果食用方法

1 若要预防便秘，可空腹吃苹果，空腹吃还能促进肠道好菌滋长；而脾胃虚寒者，则宜熟食，以免腹泻。

2 苹果削皮后，果肉与空气接触会氧化变成褐色，需久置者，可先浸泡盐水。

3 苹果富含果胶，可吸附过多的胆固醇，增加胆固醇的代谢，搭配富含维生素E、钾和钠的坚果类，可以维护心血管健康，预防动脉硬化。

4 苹果中能降低胆固醇的营养成分，大多存在果皮中，欲降低胆固醇者，宜洗净后连皮食用。

苹果饮食宜忌

1 苹果中含大量草酸，泌尿道结石患者宜节制，以免草酸增加结石的几率。

2 再好的食物，都不宜食用过量，就算是温和的苹果也不例外。食用过多会导致胸闷、腹胀，应节制用量。

苹果豌豆苗色拉

减脂瘦身 + 代谢毒素

■ **材料：**
苹果200克，
豌豆苗50克，
鲍鱼（真空调味包）50克

- 热量 160.5千卡
- 糖类 21.3克
- 蛋白质 20克
- 脂肪 0.5克
- 膳食纤维 5克

■ **调味料：**
色拉酱3小匙

■ **做法：**

❶ 苹果洗净削皮，切块；鲍鱼切块备用。

❷ 将苹果及鲍鱼放入碗中，加入色拉酱拌匀，摆上豌豆苗即可食用。

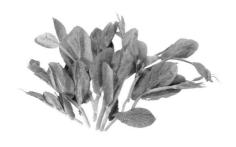

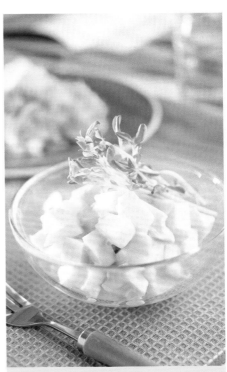

排 毒 养 瘦 功 效

苹果含丰富的膳食纤维，有助清除肠道中废物，搭配低胆固醇的鲍鱼，使此道色拉有消脂瘦身、排毒的效果。

酸甜苹果鸡块

消灭细菌 + 健脾益胃

■ **材料：**
鸡胸肉70克，苹果100克

■ **调味料：**
盐适量，番茄酱1大匙，白糖、淀粉各1小匙

- 热量 177千卡
- 糖类 26.6克
- 蛋白质 16克
- 脂肪 0.7克
- 膳食纤维 1.8克

■ **做法：**
① 苹果洗净切块，浸泡盐水后，沥干备用。
② 鸡胸肉用少许盐腌渍后，加入淀粉裹匀，用滚水烫熟。
③ 用油热锅后，放入做法①、做法②中材料，再加入番茄酱与白糖拌炒均匀，即可起锅。

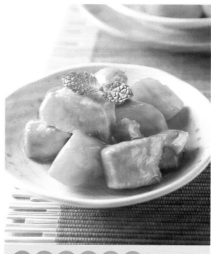

排 毒 养 瘦 功 效

　　苹果含丰富的果胶，可吸附过多的胆固醇，增加胆固醇的代谢，并可清除宿便、净化肠道，预防便秘和大肠癌。

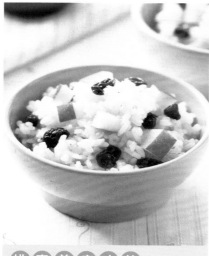

排 毒 养 瘦 功 效

　　苹果具优秀的排毒功效，所含的膳食纤维、果胶、硒和有机酸，有助身体排出酸性毒素，有机酸还能分解体内脂肪。

高纤苹果饭

排毒整肠 + 分解脂肪

■ **材料：**
苹果1个，白米60克，葡萄干25克，水1杯

- 热量 395.5千卡
- 糖类 89.8克
- 蛋白质 6.3克
- 脂肪 1.2克
- 膳食纤维 4.2克

■ **调味料：**
盐1/4小匙

■ **做法：**
① 苹果洗净，切小丁。
② 将白米、苹果丁、葡萄干和盐拌匀，加水，用电锅蒸熟即可食用。

Point 低卡、低糖又高纤，促进循环抗氧化

葡萄柚 Grapefruit

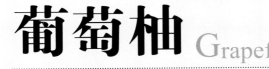

排毒有效成分
膳食纤维、果胶
维生素A、维生素B$_1$
维生素B$_2$、维生素C

食疗功效
助肠蠕动
降胆固醇

● **别名：** 西柚、圆柚

● **性味：** 性寒，味酸

● **营养成分：**
膳食纤维、维生素A、
维生素C、叶酸、钾、钙、β-胡萝卜素、烟酸

○ **适用者：** 便秘者　✗ **不适用者：** 服用心血管药、抗过敏药、支气管用药者、肠胃溃疡者

葡萄柚为什么能排毒养瘦？

1 葡萄柚是种高纤、低热量，含糖量低的水果，不易致胖、适合减肥。膳食纤维又能刺激肠胃蠕动，帮助排便。

2 葡萄柚能降低胆固醇、动脉内脂肪。葡萄柚中维生素C、膳食纤维能降低胆固醇、强化代谢，半乳糖醛酸则能降低动脉内脂肪，促进循环并排出脂肪。

葡萄柚主要营养成分

1 葡萄柚与柳橙、橘子相同，都属于柑橘类，维生素C含量自然丰富，每100克中约含38毫克，比柑橘略多。

2 葡萄柚中含有大量维生素A、膳食纤维、钾等成分。

葡萄柚食疗效果

1 葡萄柚是强力抗氧化水果，有维生素A、维生素C两种抗氧化营养素，在红色、粉红色果肉品种中，还含β-胡萝卜素，能形成维生素A被人体利用，具强力抗氧化效果。

2 众多研究指出，葡萄柚还能加强排除致癌物质，葡萄柚中有特殊成分，能使致癌物质转换成易被排除的形态，促进致癌物排出。尤以胃癌、胰脏癌的预防最有效。

3 葡萄柚能保健心血管，它的维生素、生物类黄酮素、膳食纤维、半乳糖醛酸能降胆固醇、脂肪，保健心血管。

葡萄柚食用方法

葡萄柚生食比榨汁有营养，因为其强力抗氧化的成分，多存在果肉中，特别以粉红肉、红肉品种最佳。

葡萄柚饮食宜忌

1 葡萄柚本身对预防心血管疾病有益，但已罹患相关疾病，正在服用药物者，则须注意与药物的互相作用问题。另外使用抗过敏药、支气管药、癌症治疗药物的人，也应向医师咨询。

2 葡萄柚有酸苦味，多食对肠胃具刺激性，肠胃较弱者、溃疡者应慎食。

西瓜 Watermelon

排毒有效成分
配糖体、水分
维生素A

食疗功效
清热解毒
控制血压

● **别名：**水瓜、夏瓜、凉瓜

● **性味：**性寒，味甘

● **营养成分：**
水分、维生素A、维生素C、钾、铁、镁、茄红素

○ **适用者：**黄疸患者、高血压患者 ✗ **不适用者：**脾胃虚寒、产后病后体虚者、肾功能不全者

🍎 西瓜为什么能排毒养瘦？

1 西瓜中93%以上是水分，其他多为糖分。另外从其整体看来，热量和脂肪含量低，是减肥排毒者的良好选择。

2 虽然西瓜含糖量较高，但因为是单糖，加上水分含量也高，糖分不会全被吸收，不必太过担忧会发胖。

3 西瓜是减肥者在夏日食用的减肥食物，它大量的水分不但能清除夏日酷热，又有饱足感能减少食欲，适量食用可以清热排毒。

☀ 西瓜主要营养成分

1 西瓜果肉中维生素A含量，每100克中有127RE微克，高于多数水果，具有护肤、明目、抗氧化之效。

2 西瓜果肉含丰富水分，且含维生素C、钠、钾、镁、磷等营养素。

3 西瓜的瓜皮和瓜籽可食，亦含有营养成分，瓜皮含维生素C，西瓜籽则富含蛋白质和脂肪。

😊 西瓜食疗效果

1 西瓜有大量水分与钾，能利尿排毒，钾能排除体内多余盐分，加上水分的补充，能促进体内水分的循环。

2 西瓜对心血管有益，配糖体能降低血压，而瓜氨酸、精氨酸等成分，则有助血管舒张，进而控制血压。

3 西瓜有解酒、养肝的功能，适合黄疸患者、肝炎患者当作养生水果。

☀ 西瓜食用方法

1 减肥者若担心西瓜糖分较高，可食用红白交接处的翠衣，该处含糖量低，并可入菜，同样具消暑清热效果。

2 将西瓜果肉打成汁饮用，可以帮助身体代谢，又能美白肌肤。

👩‍⚕️ 西瓜饮食宜忌

不适宜食用或应少食西瓜者，包括体质偏寒者、孕妇、肾功能不全者、胃寒者、易腹泻者。

西瓜翠衣排骨汤

2 人份

消暑解渴 + 清火除烦

■ **材料：**
西瓜皮少许，排骨100克

■ **调味料：**
盐适量

- 热量 249千卡
- 糖类 0.3克
- 蛋白质 18.1克
- 脂肪 19克
- 膳食纤维 0克

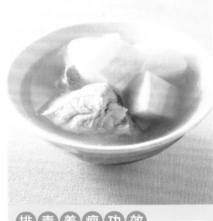

■ **做法：**

① 排骨洗净余烫，放入锅中熬煮。

② 西瓜皮切块，加入汤中，以小火炖煮。

③ 最后加盐调味即可。

排 毒 养 瘦 功 效

　　西瓜皮又称翠衣，具有清火解热的效果，所含丰富的膳食纤维，可促进肠道蠕动，加速体内毒素排出。

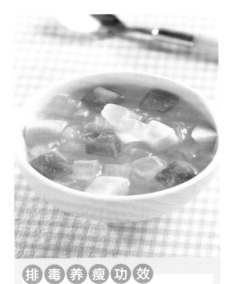

排 毒 养 瘦 功 效

　　西瓜果肉含水量丰富，所含的钾具有利尿作用，可以消除水肿；其中的维生素和膳食纤维，则能排除人体的毒素。

西瓜银耳甜汤

2 人份

清热排毒 + 利尿消肿

■ **材料：**
西瓜75克，香瓜50克，
干银耳30克，水2杯，
芦荟果肉30克

- 热量 179.1千卡
- 糖类 36.8克
- 蛋白质 5.8克
- 脂肪 1.0克
- 膳食纤维 16.1克

■ **调味料：**
冰糖2小匙

■ **做法：**

① 干银耳用温水泡开；西瓜、香瓜切小块；芦荟果肉切块，余烫备用。

② 水倒入锅中煮滚，加冰糖调味，再加银耳煮5分钟，熄火。

③ 加西瓜、香瓜和芦荟，混匀即可食用。

Point 维生素C的质、量俱佳

猕猴桃 Kiwi Fruit

排毒有效成分
维生素C
猕猴桃碱

食疗功效
强化代谢
美白抗癌

● **别名:** 奇异果、藤梨、毛梨、猴子梨

● **性味:** 性寒，味甘酸

● **营养成分:**
膳食纤维、果胶、叶酸、钾、钙、维生素A、B族维生素、维生素C、维生素E

○ **适用者:** 便秘者、心血管疾病患者、高血脂者　✗ **不适用者:** 肾功能不全者、易腹泻者

猕猴桃为什么能排毒养瘦?

1 猕猴桃的膳食纤维含量高于一般水果，能润肠通便，避免便秘。也含水溶性维生素，能清除肠道中多余脂肪与毒物。

2 猕猴桃中有名为猕猴桃碱的成分，能促进蛋白质分解成氨基酸，利于人体的吸收。

3 猕猴桃中含有必需氨基酸，能促进肉碱的生成，肉碱有助于排除体内脂肪，因此长期食用猕猴桃，有消脂的功效。

猕猴桃主要营养成分

1 维生素C含量与龙眼并列诸果之冠，每100克中约含87毫克，是柑橘类的2～3倍。1个猕猴桃的维生素C，已超过一人一天所需，且其利用率高达94%。

2 猕猴桃膳食纤维含量丰富，其中有许多果胶，对肠胃排毒特别有益，另外，钙含量也高，还有其他水果少见的叶酸、胡萝卜素、黄体素等。

猕猴桃食疗效果

1 猕猴桃中含精氨酸、钙，可以治疗阳痿，改善失眠。

2 猕猴桃中的维生素C可美白、抗氧化、促进代谢，但抗癌功能则特优。因为维生素C含量多、利用率高，抗癌成效自然较优。维生素C能阻断致癌因子亚硝酸胺的形成，可预防癌症，尤其对肺癌、前列腺癌有较好的作用。

3 猕猴桃能维护心血管健康，含钾、镁、精氨酸等成分，能放松血管肌肉、避免血管阻塞，可保养心血管、预防高血压。

4 哮喘患者的呼吸道较敏感，可食用含维生素A的猕猴桃来维护呼吸道。

猕猴桃食用方法

猕猴桃必须软熟才能食用，硬果实可放室温催熟，熟后再冷藏，冷藏的时长约2～3周。

猕猴桃饮食宜忌

1 胃溃疡患者宜饭后食用，而体质偏寒者宜少吃。

2 肾脏功能不全者或须限制钾食用量的人，皆应向医师咨询。

3 猕猴桃性寒，若是属于易腹泻体质、手脚冰冷、肠胃虚寒者，则不宜多吃。

酸奶猕猴桃冻

润肠通便＋改善便秘

■ **材料：**

猕猴桃2个，酸奶200克

■ **调味料：**

蜂蜜适量

■ **做法：**

① 猕猴桃洗净，去皮切丁，放入容器中备用。

② 将酸奶加入做法①中材料，充分搅拌，再放进冷冻库，凝固后即可食用。

③ 食用前，可依个人喜好加入蜂蜜。

● 热量 345.9千卡
● 糖类 69.4克
● 蛋白质 9.2克
● 脂肪 3.5克
● 膳食纤维 7.2克

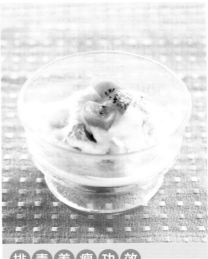

排 毒 养 瘦 功 效

　　猕猴桃中的酶，能帮助肠胃消化，搭配富含益菌的酸奶，更强化其消化功能，提升新陈代谢，排出体内毒素。

奶香猕猴桃冰沙

整肠健胃＋美容排毒

■ **材料：**

猕猴桃2个，柳橙3个，牛奶1杯，冰块适量

■ **做法：**

① 先将猕猴桃洗净，去皮切块；柳橙压成汁，备用。

② 将所有材料放入果汁机中，搅拌约25秒后，即可饮用。

● 热量 461.4千卡
● 糖类 85.5克
● 蛋白质 10.5克
● 脂肪 8.6克
● 膳食纤维 7.2克

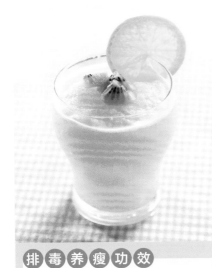

排 毒 养 瘦 功 效

　　猕猴桃中所含的膳食纤维，对改善便秘、腹泻都有不错的功效，并可以帮助肠胃蠕动，增强人体免疫力。

龙眼 Longan

排毒有效成分
维生素C、胆碱、腺嘌呤

食疗功效
补血抗衰
安神益智

● **别名：**荔枝奴、桂圆、益智、福肉

● **性味：**性平，味甘

● **营养成分：**
B族维生素、维生素C、烟碱酸、钾、磷、铁、锌

○ **适用者：**老年人、产妇、思虑过多失眠者　✗ **不适用者：**痛风患者、体质燥热者

🍎 龙眼为什么能排毒养瘦？

1 龙眼的排毒成分很强，它是水果类中维生素C含量相当丰富的一种，含量接近柑橘类的3倍，也比近年流行的减肥水果"猕猴桃"含量更丰富。每100克龙眼中有88毫克维生素C，有很强的代谢毒物效果。

2 龙眼含有多种维生素、矿物质、胆碱、腺嘌呤，能抑制体内胆固醇的合成，防止血脂升高。

⊙ 龙眼主要营养成分

　　龙眼的维生素C在水果中称冠，但糖分含量也相当高，欲减肥者需留意。在每100克龙眼肉中热量有73千卡。

🐨 龙眼食疗效果

1 《本草纲目》记载龙眼能"开胃益脾，补虚长智"，能滋补脾脏、补益气血，还能治疗健忘症，功效良多。

2 中医认为，龙眼可治疗神经过敏、思虑过多型的失眠，能安神镇定。

3 龙眼能补血益气，对于体质虚弱的老年人、病后体虚者，有很好的滋补效果。虽然龙眼本身含铁量不高，但所含丰富的维生素C，能促进铁质的吸收。

4 研究发现，龙眼能抗衰老。人体中有种脑B型单氨氧化酶（MAO-B）的物质，被认为是人体老化的指标。而龙眼能抑制它的活性，延缓人体的衰老。

5 龙眼维生素C含量高，具有抗氧化、抗癌、增强免疫力、美白美肤的效果。

☀ 龙眼食用方法

　　龙眼非常不耐水，尤其是果蒂，沾过水的龙眼宜尽快食用。

⊞ 龙眼饮食宜忌

1 痛风患者、体质燥热者、有痰者，不宜吃太多龙眼。

2 因为龙眼的含糖量高，减肥者宜留意摄取量。

3 产妇可适量食用龙眼，临盆前吃龙眼可补气力、补血，产后吃也能补充体力。

龙眼花生汤

抗氧化＋代谢毒素

1 人份

■ **材料：**
龙眼肉15个，花生仁40克

■ **调味料：**
冰糖2小匙

- 热量 1026.0千卡
- 糖类 126.6克
- 蛋白质 34.5克
- 脂肪 42.4克
- 膳食纤维 10.5克

■ **做法：**

① 所有材料洗净，沥干水分，备用。

② 将做法①中材料放入锅中，加清水以大火煮滚。

③ 转小火，花生仁煮软后，加入冰糖搅拌溶化，再煮约2分钟即可。

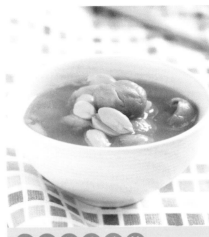

排 毒 养 瘦 功 效

　　龙眼的维生素C含量颇高，抗氧化功效强，可以对抗有毒物质，避免对身体造成伤害。龙眼含糖偏高，要注意摄取量以免发胖。

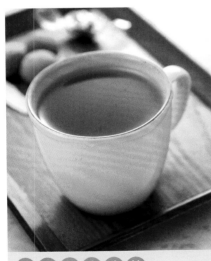

桑葚龙眼茶

补气养身＋中和自由基

1 人份

■ **材料：**
桑葚、麦冬、枸杞子、龙眼肉各2.5克，热开水1杯

- 热量 20.9千卡
- 糖类 4.5克
- 蛋白质 0.5克
- 脂肪 0.1克
- 膳食纤维 0.6克

■ **做法：**

① 用水洗净所有材料。

② 将材料放入纱布袋内，再放入杯中。

③ 热开水冲入杯中，闷约20分钟，即可饮用。

排 毒 养 瘦 功 效

　　龙眼含丰富的维生素C，可中和体内过多的自由基，减少毒素对人体的伤害，还能促进铁质的吸收，使肌肤气色红润。

菠萝 Pineapple

排毒有效成分
膳食纤维
菠萝蛋白酶

食疗功效
生津止渴
预防便秘

● **别名：** 凤梨、黄梨、旺梨

● **性味：** 性平，味酸

● **营养成分：**
膳食纤维、维生素A、B族维生素、
维生素C、钾、锰、钙、镁、磷、铁、锌

○ **适用者：** 肾炎患者、支气管炎患者　✗ **不适用者：** 肾脏病、胃溃疡患者、凝血功能障碍者

菠萝为什么能排毒养瘦？

1 菠萝含膳食纤维，能促进肠道蠕动，避免食物残渣滞留肠道，可带走毒素，彻底清理肠道，预防便秘，素有"肠胃清道夫"的美名。

2 一般研究证实，菠萝中的蛋白酶能减轻、消除体内的发炎症状，去除发炎物质，使血液运转顺畅，预防脂肪堆积。

菠萝主要营养成分

菠萝中有87%是水分，有1.4%是膳食纤维，并含少量维生素A、B族维生素、维生素C及少量矿物质钾、钠、铁、锌等。

菠萝食疗效果

1 菠萝能促进蛋白质吸收，菠萝含蛋白质分解酶，可促进蛋白质的分解、吸收，适合在饱餐一顿后，食用以来去油解腻。

2 菠萝能消除炎症，一般研究证实，菠萝的蛋白分解酶，也能去除发炎部位的组织蛋白、血凝块，能缓解局部水肿及发炎。

3 菠萝果肉中有柠檬酸、B族维生素，具有镇静神经、舒缓压力、去除疲劳感的作用。

菠萝食用方法

1 食用菠萝时宜先去皮、除刺，切好片、块后，再浸泡稀盐水20～30分钟，避免生物碱、菠萝蛋白酶等刺激成分引发身体过敏。不喜欢盐水咸味者，可在浸泡完毕后，以冷开水冲净。

2 菠萝热食、入菜也常见，不过蛋白质分解酶在高温下易流失，促进消化的功能将降低。

菠萝饮食宜忌

1 菠萝的膳食纤维、生物碱、蛋白酶，都有生理功效，但也具有刺激性。以下族群应避免食用，包括肠胃溃疡患者、凝血功能障碍者及对菠萝过敏者。尤其过敏者须留意，常见过敏症状为喉咙不适，最严重者可能休克。

2 皮肤容易过敏者，食用菠萝前要特别留意，以免引发过敏。

菠萝培根色拉

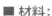

帮助消化 + 保护肠胃

2 人份

■ 材料：
菠萝、生菜各200克，
培根50克

- 热量 486.1千卡
- 糖类 28.5克
- 蛋白质 12.6克
- 脂肪 35.7克
- 膳食纤维 6.2克

■ 调味料：
奶油、橄榄油各1大匙，
酒醋1/2大匙，黄芥末酱2小匙，
盐、胡椒少许

■ 做法：
1. 菠萝去皮切片；生菜洗净，撕小片备用。
2. 热锅煎培根逼油，煎到有些焦即可起锅，放到生菜上。
3. 奶油入锅，煎透菠萝片后，放到做法②的材料上。
4. 将剩余调味料拌匀，淋到做法③的材料上即可。

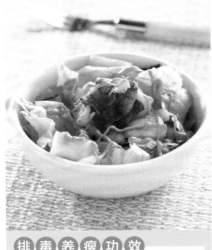

排 毒 养 瘦 功 效

菠萝含对消化有益的酶，能帮助小肠蠕动，加速蛋白质消化，并能消除皮下脂肪，改善肤质，保护肠胃道环境。

菠萝葡萄茶

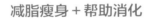

1 人份

减脂瘦身 + 帮助消化

■ 材料：
菠萝60克，葡萄25克

- 热量 89.1千卡
- 糖类 22.9克
- 蛋白质 0.7克
- 脂肪 0.2克
- 膳食纤维 1.0克

■ 调味料：
蜂蜜1大匙

■ 做法：
1. 菠萝去皮切块，葡萄去皮和籽，备用。
2. 将菠萝和葡萄放入杯中，倒入滚水冲泡约5分钟，加蜂蜜拌匀即可。

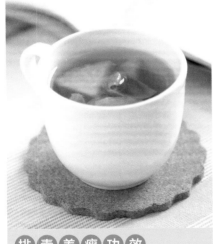

排 毒 养 瘦 功 效

菠萝含帮助蛋白质分解的水解酶，且含丰富膳食纤维，有助促进肠胃蠕动，加速肠道废物排出，达到排毒和减脂的效果。

Point 减肥降压，润肠通便助消化

香蕉 Banana

排毒有效成分
膳食纤维、寡糖、
维生素B₁、维生素C

食疗功效
改善便秘
降血压

● **别名**：蕉果、蕉子

● **性味**：性寒，味甘

● **营养成分**：
蛋白质、糖类、果胶、膳食纤维、
维生素A、B族维生素、维生素C、磷、钾、镁、锌

○ **适用者**：动脉硬化、高血压患者、便秘者　✗ **不适用者**：易腹泻者、肾功能不全者

🍎 香蕉为什么能排毒养瘦？

1 香蕉含有果胶，能促进胆固醇排出体外，降低血脂，还含丰富寡糖，寡糖有类似果胶的效果，可强化香蕉消除脂肪的能力。

2 香蕉含膳食纤维、果胶能延长饱足感，避免减肥中的人饥饿。寡糖能增强肠道的排便功能，有效预防便秘。

❄ 香蕉主要营养成分

1 香蕉的钾含量高，每100克果肉中含290毫克。钾有助排除体内水分，适量摄取能调节血压、避免水肿。

2 香蕉的烟碱酸、磷、钾、镁、锌含量都比其他水果略高，亦含B族维生素。

🫙 香蕉食疗效果

1 香蕉能修补胃壁，促进胃黏膜生长，增加胃壁的抗酸能力，也能预防胃溃疡。

2 由于香蕉含钾，具调节血压效果，而类黄酮、烟碱酸等成分则能促使血管正常扩张，可防治高血压。

3 香蕉中的寡糖，是肠道内益菌的食物，能增加肠道中好菌数量、抵抗坏菌、强健肠道、帮助排便，且不被人体吸收，减肥者不需担心发胖。

4 香蕉所含的维生素B₂、柠檬酸，能加强乳酸等疲劳物质的代谢，使精神及肉体能更快恢复。

☀ 香蕉食用方法

1 香蕉果肉在空气中，会因酶催化变成咖啡色，为了维持美观，在果肉上滴上柳橙汁或柠檬汁，可预防变色。

2 香蕉不宜存放于太冷或太热的环境，适合的温度是10~25℃，平时应放置凉爽处，不宜冷藏。

⚕ 香蕉饮食宜忌

1 香蕉中钾的含量较高，肾功能较弱、肾功能不全者、服用心血管药的患者，应先咨询医师，控制食用量。

2 空腹时不宜吃香蕉，以免血液中镁、钾含量太高，引发心血管问题。

香蕉布丁

高纤通便 + 预防肠癌

4 人份

- 热量 1027.4千卡
- 糖类 97.3克
- 蛋白质 37.0克
- 脂肪 54.4克
- 膳食纤维 3.5克

■ 材料：

香蕉1根，吐司3片，
牛奶200毫升，蛋4个，
鲜奶油100毫升，葡萄干适量

■ 调味料：

白糖20克，香草精1/4小匙

■ 做法：

1 吐司去边切块；香蕉去皮切薄片。

2 锅中加入牛奶、鲜奶油、白糖，以小火煮溶后放凉。

3 蛋打散，过滤后和做法②中材料、香草精拌匀，再过滤成布丁液。

4 将做法③中材料倒入杯中，放上做法①中材料、葡萄干，放入预热200℃的烤箱，烤约20分钟即可。

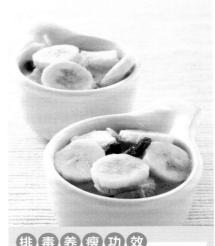

排毒养瘦功效

　　香蕉含有特殊蛋白质成分，可预防细胞突变或癌化。其中的膳食纤维，有助肠道蠕动，帮助排毒，预防肠癌。

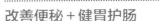

香蕉糯米粥

改善便秘 + 健胃护肠

2 人份

- 热量 709.3千卡
- 糖类 172.2克
- 蛋白质 11.9克
- 脂肪 1.2克
- 膳食纤维 7.0克

■ 材料：

香蕉2根，糯米80克

■ 调味料：

冰糖15克

■ 做法：

1 香蕉去皮，切小块。

2 糯米洗净，放入锅中加入清水熬煮成粥。

3 煮滚后，放入做法①中材料，再加冰糖，以小火煮溶即可。

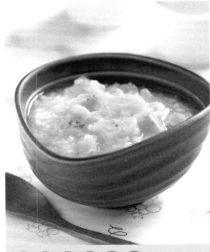

排毒养瘦功效

　　香蕉中的膳食纤维，可以让肠胃保持正常运作，减少胃部不适，帮助排便，预防便秘，也能带来饱足感。

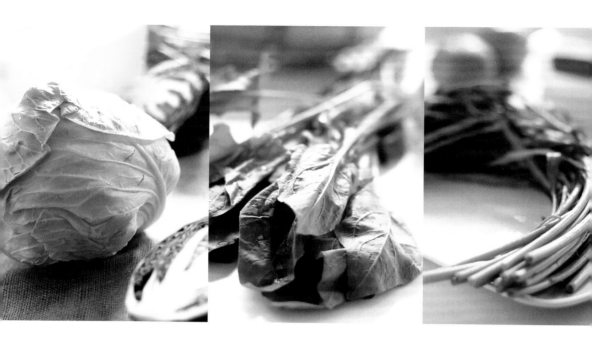

高纤蔬菜类

　　叶菜类的热量、脂肪含量本来就低，加上纤维质又能清理肠壁，抑制脂肪被小肠吸收，所以具有排毒、去脂的能力。

　　此外，叶菜类中的维生素、矿物质，不但种类多，含量也丰富，能促进人体的新陈代谢，代谢一旦转佳，则可以更快、更有效率地清除废物，不必总是忍饥耐饿、节食瘦身。

　　叶菜类还能解决扰人的宿便问题，促进肠胃蠕动，预防便秘。多项优点集于一身，高纤蔬菜是排毒菜单中不可或缺的重要成员。

Point 自由基杀手，防癌去脂抗氧化

红薯叶 Sweet Potato Leaf

排毒有效成分
膳食纤维、
维生素A、维生素C

食疗功效
抗氧化
预防便秘

● **别名**：地瓜叶、猪菜、过沟菜

● **性味**：性平，味甘

● **营养成分**：
膳食纤维、烟碱酸、维生素A、维生素B$_1$、维生素C、钙、磷、铁、钾、锌

○ **适用者**：一般人　✗ **不适用者**：有肾脏疾病、肾功能不全者

🍎 红薯叶为什么能排毒养瘦？

1 红薯叶低卡高纤，每100克红薯叶仅含30千卡热量，并含多样化营养，是一种营养丰富、热量又低的食物。

2 红薯叶的膳食纤维含量，比空心菜、上海青、大白菜等蔬菜来得高，且其纤维柔软，能发挥良好清肠排毒功效。

3 膳食纤维带来的饱足感，也能让减肥一族免于挨饿，又能享"瘦"低卡。

红薯叶主要营养成分

1 每100克红薯叶中维生素A有1269.2RE微克，能护肤、明目、抗癌。

2 红薯叶中，膳食纤维、钾、钙的含量优于大部分绿色蔬菜，其中钾钠比例超过100，有利于排除体内多余水分。

红薯叶食疗效果

1 红薯叶富含镁和钙，镁可促进心脏血管健康，预防心脏病发作，还可促进钙的吸收和代谢，预防钙沉淀在组织、血管内，有效预防肾结石和胆结石，两者同时作用时，可以发挥安抚情绪的功效。

2 红薯叶的抗氧化效果被世人肯定，排名蔬果类的冠军，并获得"自由基杀手"的美名。由于红薯叶同时含多种抗氧化物质，包括维生素A、维生素C及多酚类，能协同产生很强的排毒功效，因此被认为是抗癌最佳蔬菜。

3 红薯叶能防老、预防退化性疾病。红薯叶能有效清除自由基，自由基是导致老化、退化的元凶，所以红薯叶也能预防老化及退化性疾病。如阿兹海默症、心脏病、糖尿病等，当然也包括癌症。

红薯叶食用方法

　　红薯叶料理方式以汆烫最为常见，也能去除多余草酸，对结石患者有益。也可热炒或打成蔬菜汁饮用。

红薯叶饮食宜忌

1 红薯叶含钾量较高，肾脏疾病患者，宜留意摄取量。

2 红薯叶的茎含有丰富的膳食纤维，可连同叶子一起食用。搭配猪肉等含有维生素B$_1$、蛋白质的营养食材，可更有效地促进体力恢复。

红薯叶味噌汤

健胃整肠 + 排除毒素

■ **材料：**
红薯叶90克，小鱼干15克，
水3杯

- 热量 177.2千卡
- 糖类 18.7克
- 蛋白质 18.6克
- 脂肪 3.4克
- 膳食纤维 4.3克

■ **调味料：**
味噌3大匙

■ **做法：**

① 材料洗净，红薯叶挑除老叶、粗梗。

② 味噌加水拌匀，倒入锅中煮滚，加小鱼干煮3~5分钟。

③ 放入红薯叶煮熟即可。

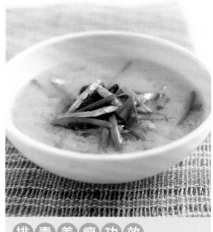

排毒养瘦功效

红薯叶中的膳食纤维，能促进排便，协助消除顽强的便秘，帮助身体排除囤积的毒素，使身体无毒一身轻。

红薯叶米苔目

促进排便 + 改善消化

■ **材料：**
红薯叶150克，
米苔目100克

- 热量 193.2千卡
- 糖类 26.5克
- 蛋白质 7.5克
- 脂肪 6.4克
- 膳食纤维 4.7克

■ **调味料：**
低盐壶底油膏1大匙，
麻油1小匙

■ **做法：**

① 先将红薯叶洗净，去茎切段，和米苔目烫熟备用。

② 最后将调味料拌入做法①中材料即可。

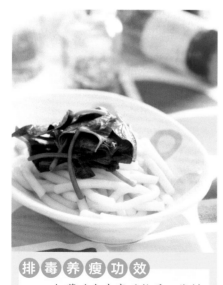

排毒养瘦功效

红薯叶含丰富矿物质，能刺激肠胃蠕动，促进排便，避免有害物质残留体内，膳食纤维则能改善消化功能。

蒜香红薯叶

保护粘膜 + 加强代谢

3 人份

- 热量 174.4千卡
- 糖类 19.1克
- 蛋白质 11.4克
- 脂肪 5.8克
- 膳食纤维 9.3克

■ **材料：**
红薯叶300克，蒜泥1大匙

■ **调味料：**
酱油1大匙，白糖1/2小匙，
蚝油、香油各1小匙

■ **做法：**
1 红薯叶洗净，去老茎切段，烫熟捞出。
2 调味料混匀，倒入做法①中材料拌匀即可。

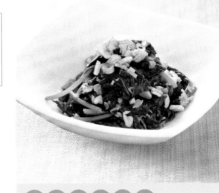

排毒养瘦功效

　　红薯叶的膳食纤维含量丰富，可加强代谢，预防肠胃道疾病；红薯叶中的维生素A，具有利尿排脓之效。

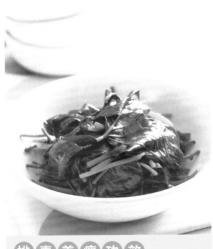

排毒养瘦功效

　　红薯叶含丰富的B族维生素，有助消除疲劳，提升新陈代谢的效率，有益瘦身。膳食纤维能加速清除体内有毒物质，排出体外。

麻油炒红薯叶

消除疲劳 + 清毒瘦身

2 人份

■ **材料：**
红薯叶200克，老姜3片，
水2大匙

- 热量 145.0千卡
- 糖类 11.2克
- 蛋白质 6.6克
- 脂肪 8.2克
- 膳食纤维 6.2克

■ **调味料：**
麻油1/2大匙，酱油1小匙，
米酒1小匙

■ **做法：**
1 红薯叶洗净，去除老茎。
2 热油锅，加入酱油和米酒拌匀，再爆香老姜，最后加红薯叶和水，翻炒至熟。

圆白菜 Cabbage

排毒有效成分
膳食纤维
维生素C

食疗功效
避免便秘
预防肠胃溃疡

- **别名：** 卷心菜、包菜、洋白菜、甘蓝

- **性味：** 性平，味甘

- **营养成分：**
  膳食纤维、维生素A、维生素B₁、维生素B₂、维生素C、维生素K、维生素U、钾、钙

○ **适用者：** 一般人、轻微肠胃溃疡患者　✗ **不适用者：** 消化功能不良者、甲状腺功能低下者

圆白菜为什么能排毒养瘦？

1. 圆白菜低卡高纤，又可护肠胃，常在餐前食用，能增加饱足感，避免主食的热量摄取过多，甚至有人偶尔当作主食。其100克仅含23千卡热量，令减肥者无后顾之忧。

2. 圆白菜的维生素C含量与柑橘类相当，有助提升新陈代谢，代谢提升就能减去过多的脂肪。而圆白菜方便购得，又易入菜，是普遍又有效的减肥食物。

3. 膳食纤维能减少胆固醇的吸收，减少肥胖机率。另外，丙醇二酸成分亦能抑制糖类转化成脂肪。

圆白菜主要营养成分

1. 每100克圆白菜中，主要营养有约33毫克的维生素C，含量与柑橘类水果相近。

2. 圆白菜中较特别的是维生素U、维生素K，维生素U扮演了修复肠胃溃疡的重要角色，维生素K则有凝血功能。

3. 圆白菜富含膳食纤维，是能帮助肠道蠕动的好食材。

圆白菜食疗效果

1. 圆白菜能强健肠胃，圆白菜中的维生素U，能防治肠胃溃疡，修补受损的组织，帮助肠胃新陈代谢。只要不是严重的肠胃溃疡患者，都能以圆白菜来保健肠胃。

2. 圆白菜能预防胃癌、结肠癌。其中异硫氰、多酚化合物等成分，能预防癌症。而类黄酮能促进产生配糖体，这种配糖体能预防胃癌、结肠癌。

圆白菜食用方法

1. 圆白菜的外叶容易残留农药，清洗时最好摘除外侧的叶子，在水中浸泡5分钟后，再以流水清洗。

2. 圆白菜耐煮，是火锅料理中的常客，虽然美味，但减肥者应留意火锅料理的高热量问题。

圆白菜饮食宜忌

甲状腺功能低下者，不宜摄取过多圆白菜，会抑制碘的吸收、甲状腺素的产生，一天的食用量应在1/3碗以内。

可口泡菜

帮助排毒＋促进肠蠕动

4 人份

■ 材料：
圆白菜400克

■ 调味料：
糯米醋2大匙，盐1小匙

■ 做法：
❶ 圆白菜洗净切小块，撒上盐（分量外）稍抓，静置10分钟，出水后洗掉盐分，沥干水分，备用。

❷ 将糯米醋加入做法❶中材料拌匀，冷藏10分钟后，即可食用。

● 热量 105.4千卡
● 糖类 18.8克
● 蛋白质 4.8克
● 脂肪 1.2克
● 膳食纤维 5.2克

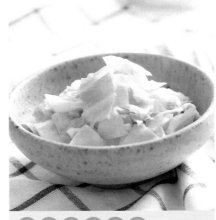

排 毒 养 瘦 功 效

　　圆白菜中特有的维生素U，可以促进肠胃的新陈代谢；所含丰富的B族维生素、维生素C和膳食纤维，能促进肠道蠕动，帮助排毒。

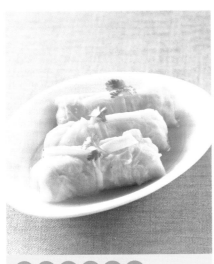

排 毒 养 瘦 功 效

　　圆白菜营养丰富，含有膳食纤维，具有整肠之效，可促进肠道的新陈代谢，去除有害物质堆积，帮助排便。

豆腐圆白菜卷

2 人份

整肠通便＋促进代谢

■ 材料：
鸡绞肉150克，葱2根，圆白菜叶4片，豆腐1块，鸡蛋1个

● 热量 395.9千卡
● 糖类 11.1克
● 蛋白质 44.0克
● 脂肪 19.5克
● 膳食纤维 2.2克

■ 调味料：
盐1/4小匙，淀粉1小匙

■ 做法：
❶ 豆腐压扁去水，圆白菜叶烫熟，葱切末。

❷ 做法❶中材料和鸡蛋、鸡绞肉、盐、淀粉搅拌至呈黏稠状，作为内馅。

❸ 摊开圆白菜叶，包入内馅，卷起后用牙签固定；放入蒸锅蒸15分钟至熟即可。

Point 天然补血剂，活血、消肿、防便秘

红凤菜 Gynura

排毒有效成分
膳食纤维
维生素A

食疗功效
补血益气
预防便秘

● **别名：** 红菜、紫背天葵、补血菜

● **性味：** 性凉，味甘

● **营养成分：**
蛋白质、糖类、脂肪、膳食纤维、
维生素A、维生素B₂、维生素C、钙、磷、铁、钾、镁

○ **适用者：** 一般人、高血压患者、产妇   ✗ **不适用者：** 肾脏疾病患者

🍎 红凤菜为什么能排毒养瘦？

1 红凤菜是低卡食物，每100克热量仅25千卡，不易致胖。又含膳食纤维，有助预防便秘、减少热量摄入。

2 红凤菜含钾量高，能帮助排除多余水分、避免水肿，帮助水分循环，也让体态看来更轻盈纤瘦。

😊 红凤菜主要营养成分

1 红凤菜的维生素A在每100克中有1919.2RE微克，含量很高，在蔬果中仅次于胡萝卜。

2 红凤菜的钾、铁、钙含量优于大部分蔬果，且其钾钠和钙镁比例佳，有益人体排除多余水分、帮助钙质吸收。

🐨 红凤菜食疗效果

1 红凤菜又称补血菜，不只是因为它的颜色，也因为含有高量铁质，能帮助产后妇女、发育中女孩、痛经女性补充铁质，促进活血、造血。古人常将红凤菜捣碎，直接敷于伤口上，认为有止血、消炎功能。

2 红凤菜特别有益发育中的少女，其成分不只铁含量高，钙、镁与抗氧化成分都强，是发育中的少女很好的营养来源。

3 红凤菜的维生素A含量很高，蔬果类中仅次于胡萝卜，具很强的抗氧化功能，也能护肤、明目。另外，红凤菜中的钾能去除水肿，预防高血压。

☀️ 红凤菜食用方法

1 红凤菜清洗后，可用半湿的纸包起来，置于冰箱冷藏，可保存3～5天。

2 红凤菜中的维生素A，属于脂溶性维生素，所以热炒最能增加其效果。

3 红凤菜的属性偏凉，烹调时可加入蒜、姜，以平衡其凉性。

➕ 红凤菜饮食宜忌

1 有肾脏疾病者，宜留意摄食量，以免摄入过多的钾，影响健康。

2 体质较虚寒者，宜留意摄取量，并避免傍晚后大量食用。

3 香油中的维生素E，可和红凤菜中的维生素A、维生素C发挥抗癌最佳作用。

红凤菜炒蛋

避免水肿 + 有效减重

2 人份

■ **材料：**

红凤菜300克，鸡蛋2个，
大蒜4瓣，辣椒1/2个

- 热量 404.8千卡
- 糖类 16.5克
- 蛋白质 20.2克
- 脂肪 28.7克
- 膳食纤维 9.3克

■ **调味料：**

橄榄油1大匙，盐1.5小匙，
白糖1小匙

■ **做法：**

1 红凤菜洗净，取叶；大蒜切末，辣椒切片，
鸡蛋打散。

2 热锅加1小匙橄榄油，将蛋液炒开，盛盘。

3 用剩余的油热锅，炒香蒜末、辣椒片，加红
凤菜、盐、白糖炒熟，再加做法②中材料，
拌匀即可起锅。

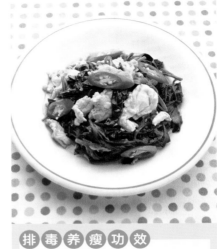

排 毒 养 瘦 功 效

　　红凤菜钾含量高，能帮助多
余水分的排出、避免水肿，帮助
水分循环，利于易水肿型肥胖的
人排出水分，协助减重。

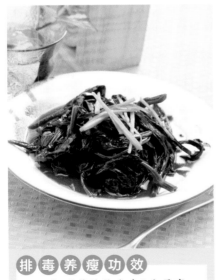

排 毒 养 瘦 功 效

　　红凤菜的维生素A含量高，
具抗氧化功能，能减少自由基毒
素对身体的伤害，铁质含量也丰
富，对易贫血体质的人有助益。

清炒红凤菜

补血排毒 + 抗氧化

2 人份

■ **材料：**

红凤菜200克，老姜2片，
水1/4杯

- 热量 138千卡
- 糖类 7.4克
- 蛋白质 3.8克
- 脂肪 11.1克
- 膳食纤维 6.2克

■ **调味料：**

胡麻油2小匙，盐1/4小匙

■ **做法：**

1 材料洗净，红凤菜切除老梗；姜片切丝。

2 胡麻油倒入锅中烧热，爆香姜丝，加入红凤
菜和水炒熟。

3 最后加盐调匀即可。

Point 钙、铁、钾含量高，健骨活血又消肿

苋菜 Amaranth

排毒有效成分
膳食纤维
维生素A、钾

食疗功效
预防便秘
活血健骨

● **别名**：荇菜、杏菜、茵菜

● **性味**：性凉，味甘

● **营养成分**：
蛋白质、膳食纤维、
维生素A、维生素C、维生素K、钾、钙、铁

○ **适用者**：一般人、成长发育中孩童、产妇 ✗ **不适用者**：肾功能虚弱者、体质偏寒者

苋菜为什么能排毒养瘦？

1 苋菜每100克的热量仅18千卡，膳食纤维有2.2克，纤维柔软，低卡高纤，是能通肠排毒的减肥佳蔬。

2 苋菜钾的含量高，能利尿排毒、消除水肿，帮助体内水分代谢排毒，使体态看来更轻盈。

苋菜主要营养成分

1 苋菜的钙、铁、钾含量很高，常被拿来与营养价值高的菠菜比较，其钙、铁含量皆是菠菜的2倍，钾也比菠菜略高。

2 红苋菜每100克中维生素A高达1690RE微克，钙含量亦高于多数蔬菜。铁有12毫克，已能满足每人一日所需，又是菠菜的6倍、苋菜的2倍以上。

苋菜食疗效果

1 苋菜的补血功能不比红凤菜、菠菜差，它的铁质含量比这两种蔬菜高，有优良的活血、造血、补血功能，也含维生素K，能凝血、活血。人们视苋菜为"补血佳蔬"，故得美名"长寿菜"。

2 苋菜含高量的钙，能强健骨骼与牙齿，又有高浓度的赖氨酸，可补充谷物氨基酸的缺陷，很适合成长中需要大量营养的婴幼儿、青少年食用，是促进生长发育的优良食物。

3 苋菜被中医视为能解毒消炎、消肿利尿，钾可以帮助水分代谢，维生素A、维生素C等是优良抗氧化剂，加上还具有活血功能，让苋菜促进新陈代谢的功效倍受肯定。

苋菜食用方法

处理苋菜时先切除根部，泡水3～5分钟后以流水洗净，放入冰箱冷藏，可保存3～5天。其纤维柔韧，不论生食、凉拌、热炒、做成羹汤皆宜。

苋菜饮食宜忌

1 苋菜性质较寒，凡是易腹泻、体质较虚寒、脾虚便溏的人，食用量应谨慎，以免加重不适。

2 烹调苋菜时，可选择搭配含铜量丰富的虾仁、豆腐等食材，以增加苋菜中铁质的吸收率。

凉拌苋菜

预防贫血＋排毒通便

■ **材料：**

苋菜400克，白芝麻20克

■ **调味料：**

醋1大匙，白糖2小匙，
低盐酱油1小匙

■ **做法：**

① 苋菜洗净，去硬梗切段，汆烫后备用。

② 将调味料混合备用。

③ 苋菜装盘，撒上白芝麻，食用前淋上凉拌酱
即可。

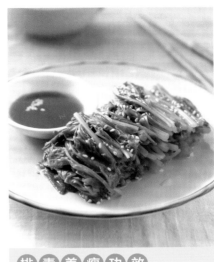

- 热量 253.1千卡
- 糖类 27.1克
- 蛋白质 16.2克
- 脂肪 11.9克
- 膳食纤维 12.2克

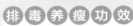
排毒养瘦功效

苋菜富含膳食纤维，可以促进肠胃道蠕动，能预防和缓解便秘。丰富的铁含量，使苋菜可改善缺铁性贫血，增强抵抗力。

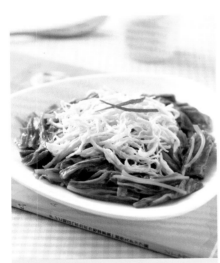

香油拌苋菜鸡丝

清热镇静＋保护消化道

■ **材料：**

苋菜300克，姜泥10克，
鸡肉丝100克

■ **调味料：**

酱油1小匙，胡椒少许，香油适量

■ **做法：**

① 苋菜洗净切段，放入滚水中烫熟捞出；续放
鸡肉丝烫熟捞出。

② 将姜泥和调味料混合均匀，倒入做法①中材
料拌匀即可。

- 热量 168.3千卡
- 糖类 9.1克
- 蛋白质 32克
- 脂肪 1.3克
- 膳食纤维 7.8克

排毒养瘦功效

苋菜是能通肠排毒的减肥佳蔬，钾的含量丰富，能利尿排毒、消除水肿，帮助体内水分代谢排毒，使体态看来更轻盈。

芹菜 Celery

排毒有效成分
维生素A、维生素C
钾、膳食纤维

食疗功效
利尿消肿
预防便秘

- **别名：** 旱芹、药芹
- **性味：** 性凉，味甘
- **营养成分：**
  蛋白质、膳食纤维、维生素A、
  维生素B$_2$、维生素C、烟碱酸、铁、钾、钙、镁

○ 适用者： 一般人、高血压患者　　**✗ 不适用者：** 肠胃虚弱者、肾脏病患者

芹菜为什么能排毒养瘦？

1. 芹菜所含的膳食纤维，纤维质较粗，对于肠胃的刺激较大，清肠效果也更强，具有膳食纤维的优点，包括润肠通便、饱足感、预防便秘等。且芹菜的热量也相当低，每100克仅17千卡，因此有益排毒养瘦。

2. 芹菜中的钾含量高，能排除体内多余水分，利尿效果优越，能助排尿酸等有毒物质，也能预防组织水肿，使身体更显轻盈。

3. 据美国研究显示，芹菜有减肥效果，因为人体消化芹菜所需的热量，比芹菜带给人体的热量多，也就是说，消化完芹菜，人体热量反而比进食前低，是所谓能"越吃越瘦"的食物。

芹菜主要营养成分

1. 芹菜的膳食纤维、钙、钠、钾含量，在蔬菜类中偏高，有少量维生素A、维生素C，具抗氧化功能。

2. 芹菜的叶比茎更有营养，不论钙、维生素、蛋白质的含量，叶子都比茎要丰富许多。

芹菜食疗效果

1. 芹菜的香味中有精油，能镇静情绪。若以热油快炒，更能吸收此成分，能强化安神的效果。

2. 芹菜也能保养心血管，芹菜含钾及多种矿物质，能强化血管韧性、防止破裂，并促进毛细血管的循环代谢，可降血压、血脂。

3. 芹菜的根茎含有丰富的钾和膳食纤维，有整肠、消除便秘、降低胆固醇和维持血压正常等功效。

芹菜食用方法

芹菜的叶片比茎更有营养，建议一起入菜。不论生食、凉拌、热炒、煮汤皆宜，而热炒能强化安神效果，榨汁则对糖尿病有疗效。

芹菜饮食宜忌

1. 芹菜性凉，凡体质较寒者、易腹泻者，宜节制食用量。

2. 芹菜的纤维较粗，肠胃功能弱或溃疡者，应少食或勿食。

香芹炒豆干

保护血管+降低血压

2 人份

■ **材料：**

芹菜100克，豆干4块，
大蒜3瓣，辣椒1个

- 热量 359.2千卡
- 糖类 13.3克
- 蛋白质 20.3克
- 脂肪 25.0克
- 膳食纤维 3.8克

■ **调味料：**

橄榄油2小匙，米酒、麻油各1小匙，
盐、白糖各1/2小匙，水1大匙

■ **做法：**

❶ 材料洗净，芹菜去硬梗切小段；豆干切薄
片；大蒜、辣椒切末。

❷ 热油锅，炒香蒜末、辣椒和豆干。

❸ 再加入芹菜和剩余调味料，拌炒均匀即可。

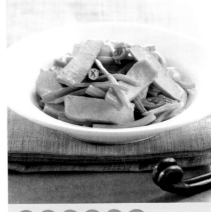

排 毒 养 瘦 功 效

芹菜除了本身的营养价值
外，其纤维可帮助排便，汁则具
有杀菌功能，且其热量很低，非
常适合欲控制体重者食用。

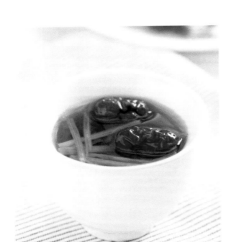

芹香红枣茶

高纤降压+排毒抗癌

1 人份

■ **材料：**

红枣20克，芹菜150克

- 热量 151.5千卡
- 糖类 34.3克
- 蛋白质 3.0克
- 脂肪 0.6克
- 膳食纤维 6.3克

■ **做法：**

❶ 芹菜洗净切段。

❷ 在锅中放适量清水，将芹菜与红枣一起放
入，煎煮成茶饮即可饮用。

排 毒 养 瘦 功 效

芹菜所含的膳食纤维，纤维
质较粗，对肠胃的刺激较大，可
顺利排出体内毒素，还能有饱足
感，有利于体重的管理。

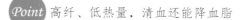

Point 高纤、低热量，清血还能降血脂

韭菜 Chinese Leek

排毒有效成分
膳食纤维、维生素
A、钾、硫化物

食疗功效
杀菌通便
固肾壮阳

● **别名：**起阳草、长生草、
扁菜、久菜

● **性味：**性温，味辛

● **营养成分：**
蛋白质、膳食纤维、维生素A、B族维生素、维生素C、
钙、磷、铁、锌

○ **适用者：**便秘者、阳痿者、贫血者 ✗ **不适用者：**眼疾者、肠胃虚弱者

🍎 韭菜为什么能排毒养瘦？

1 韭菜是低卡高纤、富含钾的食物，有利
减肥者减低热量的摄取，增加饱足感、
避免摄食更高热量的食物，钾也能帮助
排除体内过多水分，减少水肿的发生，
使体态看来更轻盈。每100克韭菜中仅
含27千卡热量，钾是360毫克。

2 韭菜含硫化物成分，能降低血脂肪，减
少肥胖的机率。韭菜的硫化物，可促进
血液循环，有助提升代谢率。

😊 韭菜主要营养成分

1 韭菜亦含维生素A、维生素C、维生素
E，形成抗氧化金三角，其中维生素E
含量较高，对心血管健康、延缓老化特
别有益。

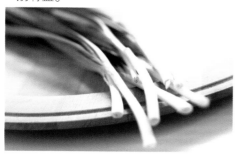

2 韭菜的钾钠比值高达90，对高血压患
者有益。

🦷 韭菜食疗效果

1 韭菜又有个响亮的别名"壮阳草"，现
代人又称其为"植物性威而钢"，因为
它的锌含量较高，能治疗阳痿、补肾壮
阳。尤其是籽，有很好的药用价值，一
般用来固肾壮阳，治疗男性梦遗、阳
萎，滋补肝肾等。

2 韭菜可行气活血、化淤消肿，能清除旧
血、促进血液流通。怕冷、血压低的
人，吃韭菜能暖胃、帮助血液循环；也
能使女性生理期更为顺畅。韭菜能外
敷，可改善跌打损伤造成的瘀血，将韭
菜捣烂后加些酒，外敷于淤血处即可。

3 韭菜的刺激气味，是挥发性精油的成
分，挥发油中含硫化物硫化丙烯，能杀
菌、刺激食欲，并能促进人体的新陈
代谢。

4 韭菜也能强化黑色素的功能，可治疗白
斑，并可使头发更乌黑亮丽。

5 韭菜能促进产后妇女分泌乳汁，产妇可
多吃。

☀ 韭菜食用方法

1 韭菜可入菜、作馅、榨汁等，韭菜盒子、韭菜水饺都是人们熟悉的点心，韭菜虽不是主食，但却是生活中不可缺少的重要配料。

2 韭菜的保存，宜在洗净之后，以干净纸张包起，放入密封塑料袋，以冰箱冷藏，保存时间是3天左右。

✚ 韭菜饮食宜忌

1 韭菜基本上是温和的食物，能行气活血、促进肠胃消化，但体质燥热者不宜食用太多，以免上火，体虚体寒者，食用可帮助行气活血，只需注意别一次食用太多即可。

2 酒后不宜食用韭菜，以免过于燥热。另外，也不宜与桑椹、蜜、牛肉同食。

韭菜拌核桃

（4 人份）

清肠排毒 + 抗氧化

■ **材料：**
韭菜200克，核桃仁40克

- 热量 470.3千卡
- 糖类 21.8克
- 蛋白质 10.1克
- 脂肪 39.8克
- 膳食纤维 7.0克

■ **调味料：**
白糖2小匙，米酒2小匙，橄榄油2小匙，盐适量

■ **做法：**

① 韭菜洗净，去根部及老叶，切长段。

② 锅中加6杯水烧开，放入韭菜烫至熟，捞出，沥干水分备用。

③ 韭菜放入碗中，加入核桃及调味料拌匀即可食用。

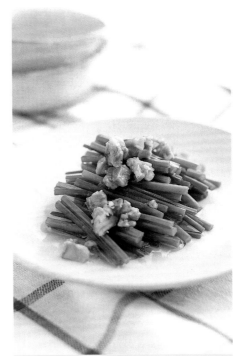

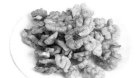

排毒养瘦功效

　　韭菜含有丰富的维生素A、硫化丙烯基化合物与膳食纤维，此道食谱具有抗氧化、抗菌及促进肠道蠕动、排除肠道毒素的功效。

韭菜炒墨鱼

排毒生肌 + 补肾温阳

■ 材料：
韭菜150克，墨鱼70克，大蒜3瓣

- 热量 190.8千卡
- 糖类 8.1克
- 蛋白质 14.8克
- 脂肪 11.0克
- 膳食纤维 3.6克

■ 调味料：
橄榄油、米酒各2小匙，盐1/2小匙

■ 做法：
1. 韭菜洗净，切段；大蒜切碎。
2. 墨鱼切成条状，用滚水略烫。
3. 热油锅，炒香大蒜，加墨鱼、韭菜、米酒和盐，以大火炒熟即可。

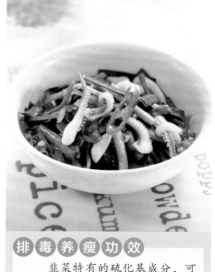

排 毒 养 瘦 功 效

　　韭菜特有的硫化基成分，可促进消化酶的分泌，进而增进食欲。怕冷且血压偏低者，吃韭菜可暖胃，并帮助排出毒素。

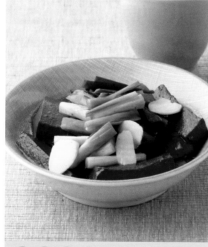

排 毒 养 瘦 功 效

　　韭菜中的膳食纤维，可帮助肠胃正常蠕动，利于消化和排便，并可预防便秘和大肠癌，在体内解毒和减肥上，功效显著。

韭香猪血

帮助消化 + 中和毒素

■ 材料：
韭菜120克，大蒜2瓣，猪血块100克

- 热量 144.6千卡
- 糖类 5.2克
- 蛋白质 5.5克
- 脂肪 11.3克
- 膳食纤维 2.9克

■ 调味料：
橄榄油2小匙，盐1/4小匙，酱油1小匙

■ 做法：
1. 材料洗净，猪血块切成条状；韭菜切小段；大蒜切片。
2. 热油锅，爆香大蒜，加入韭菜炒香，再加猪血条、盐和酱油炒匀。
3. 盖锅盖，转中火焖3分钟，即可熄火起锅。

Point 改善便秘、营养丰富、又名长寿草

明日叶 Angelica Keiskei

排毒有效成分
膳食纤维、钾
维生素A、维生素C

食疗功效
改善便秘
促进代谢

● **别名：**咸草、长寿草、还阳草

● **性味：**性平，味甘

● **营养成分：**
蛋白质、膳食纤维、β-胡萝卜素
维生素A、B族维生素、维生素C、钙、铁、钾、锗

○ **适用者：**一般人、皮肤病、肠胃病患者 ✗ **不适用者：**有肾脏疾病者、体质虚弱者

🍎 明日叶为什么能排毒养瘦？

1 明日叶每100克的热量仅25千卡，加上5.3毫克的膳食纤维，是有益减肥的蔬菜，加上又含钾、类黄酮素，能促进新陈代谢，利尿、排除多余水分。

2 明日叶中的维生素种类多，含量也相当丰富，能促进新陈代谢。有能抗氧化的维生素A、维生素C，对心血管有益的维生素B₂、维生素B₁₂及能降血压的多酚化合物等，这些物质都是具有排毒、促进代谢的有效成分。

明日叶主要营养成分

每100克明日叶中，维生素A、维生素C含量高，其维生素C含量接近柑橘类水果的2倍。钾、膳食纤维、有机锗比大部分蔬菜丰富，堪称高纤、高营养的蔬菜。

🦷 明日叶食疗效果

1 明日叶含有多种能活血、造血，保护血管的成分，包括维生素B₁₂、铁、叶酸等，其中维生素B₁₂能预防恶性贫血；食用明日叶能改善贫血、降血压。

2 明日叶中含有特殊成分有机锗，这种成分近年来被认为能防治癌症、增强免疫力及畅通血管、预防动脉硬化。有人认为，因为明日叶中有机锗的含量比人参高，相较之下，是一种防癌又更经济的优良蔬菜。

☀ 明日叶食用方法

明日叶的根、茎、叶都能食用，要完整摄取其丰富的矿物质、维生素，最好生食。不过其茎味道较苦，烫过后再吃风味较佳；根部含大量纤维质，是很优的凉拌菜。

明日叶饮食宜忌

1 明日叶与芹菜一样有较刺激的味道、成分，对体质较虚者，可能有太过刺激的反效果，体质弱者不宜多食。另外，因为钾含量高，肾脏有疾患者，也应留意食用量。

2 明日叶中有丰富的β-胡萝卜素、维生素C，再搭配海鲜、南瓜等含有丰富维生素E的食物，可以有效预防癌症。

Point 高纤、低卡，润肠通便又能补血造血

菠菜 Spinach

排毒有效成分
膳食纤维、钾、维生素A、胡萝卜素

食疗功效
预防贫血
润肠通便

- **别名**：菠薐菜、飞龙菜、红根菜
- **性味**：性凉，味甘
- **营养成分**：
  膳食纤维、β-胡萝卜素、叶酸、维生素A、维生素B1、维生素C、维生素D、维生素K、钙、铁、钾、磷、铜、锰

○ **适用者**：便秘者、孕妇、贫血者　✗ **不适用者**：结石患者

🍅 菠菜为什么能排毒养瘦？

1 菠菜的膳食纤维含量多，每100克中有2.4克，热量也低，每100克仅含22千卡，是能排毒的食物。

2 菠菜中钾的含量高，可以减少体内水分滞留，能利尿、避免水肿。

3 菠菜中有含一种酶，可刺激胰腺分泌，帮助消化。有助于润滑肠道，使粪便加速排出，避免在肠道中停留太久，可预防便秘。

菠菜主要营养成分

1 菠菜给一般人的印象是营养丰富，其主要营养维生素A、铁，含量比大部分蔬菜高，具有抗氧化、补血等功能；另有维生素C、维生素D、维生素K、草酸、叶酸。

2 有些人烹调菠菜时，会将根部去掉，但其实根部含铜、锰等营养。

🦷 菠菜食疗效果

1 菠菜可以补血、预防贫血，菠菜含有造血的原料铁，铁含量比其他蔬菜来得高，又有维生素C能加强铁质的吸收，因此是补血的佳蔬。

2 菠菜对心血管有益，能降血压、降血糖。菠菜含大量β-胡萝卜素、铬，能控制血糖，也能减轻血管硬化的情况；膳食纤维及矿物质能帮助控制血压。

3 菠菜含维生素A、维生素B、β-胡萝卜素，能预防夜盲症、口角炎、皮肤炎。

4 据研究显示，菠菜强大的抗氧化功能，可显著预防肺癌、肝癌和皮肤癌。

☀ 菠菜食用方法

1 菠菜打成汁饮用，对夜盲症的治疗效果佳，若以热油快炒，则有利β-胡萝卜素的吸收。

2 菠菜先烫过，再炒或凉拌，能去除大部分的草酸。

🏥 菠菜饮食宜忌

1 菠菜含钙质与草酸，容易形成草酸钙，结石患者避免食用菠菜。

2 菠菜应避免与杏仁、可可、坚果类、茶类等含草酸盐的食物同食，以免提高结石机率。

3 菠菜性凉，常腹泻者或肠胃较弱者，不宜食用过多。

蒜香菠菜

调理肠胃+增强抵抗力

■ 材料：
菠菜400克，大蒜1头

■ 调味料：
酱油、盐各1小匙，麻油适量

■ 做法：

① 菠菜洗净，去掉根部，切长段；大蒜切碎，备用。

② 热锅加水，加少许盐，水滚后将菠菜烫熟后捞起，沥干水分盛盘备用。

③ 将调味料和蒜碎拌匀，淋到做法②上即可。

- 热量 176.2千卡
- 糖类 12克
- 蛋白质 8.4克
- 脂肪 12克
- 膳食纤维 9.6克

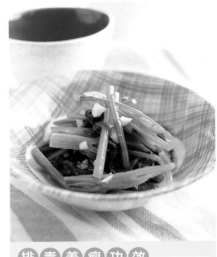

排 毒 养 瘦 功 效

　　菠菜营养丰富，能增强抵抗力、补血抗老。此外，其所含的膳食纤维，具有调理肠胃、预防大肠癌的功效。

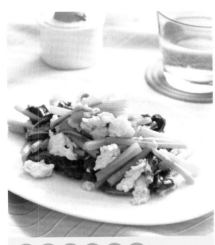

菠菜炒蛋

改善便秘+帮助减重

■ 材料：
鸡蛋1个，菠菜60克

■ 调味料：
盐1小匙

- 热量 84.2千卡
- 糖类 2.0克
- 蛋白质 7.3克
- 脂肪 5.3克
- 膳食纤维 1.4克

■ 做法：

① 菠菜洗净，切成小段。

② 鸡蛋打散，蛋汁打入锅中炒成蛋块。

③ 将菠菜放入做法②中材料一起拌炒，再加盐调味即可盛盘。

排 毒 养 瘦 功 效

　　菠菜富含铁质，能促进内脏的血液循环，所含的β-胡萝卜素和维生素A，可发挥保护肠胃黏膜的作用，能改善便秘，帮助减重。

空心菜 Water Spinach

排毒有效成分
膳食纤维
维生素A、钾

食疗功效
防高血压
清热凉血

● **别名：** 无心菜、通心菜、蕹菜、应菜

● **性味：** 性寒，味甘

● **营养成分：**
β－胡萝卜素、膳食纤维、
维生素A、维生素B2、维生素C、烟碱酸、钙、铁、钾

○ **适用者：** 一般人、高血压患者、产妇　✗ **不适用者：** 脾胃虚寒者、体质虚弱者、尿毒症患者

🍎 空心菜为什么能排毒养瘦？

1 空心菜是低卡食物，每100克仅含24千卡热量；又含膳食纤维、果胶，能增加饱足感，减少热量的摄取，并帮助排便、预防便秘。

2 空心菜含钾量高，能帮助排除体内多余水分、避免水肿，使身体看起来更苗条。

3 空心菜的维生素C、烟碱酸能帮助胆固醇、甘油三酯的代谢，将血脂顺利排出体外。

🌀 空心菜主要营养成分

1 空心菜的维生素A在每100克中有378.3RE微克，维生素C有14毫克钾440毫克。其中维生素A与钾的含量相较其他蔬果高，维生素C含量次之，有排除多余水分、抗氧化等效果。

2 空心菜的膳食纤维在每100克中有2.1克，其中0.8克是粗纤维，粗纤维含量不逊于其他蔬菜，能有效刺激肠胃蠕动。而蛋白质在每100克中有1.4克，含量也比其他蔬菜略高。

🫘 空心菜食疗效果

1 空心菜中的纤维质，包含纤维素、木质素与果胶，木质素能提升巨噬细胞吞食细菌的能力；果胶则能吸附毒素，并将其排出体外，所以空心菜有杀菌消炎、清热解毒的功能。

2 空心菜含有钾、氯等调节酸碱平衡的元素，能调整肠道的酸碱环境，保持肠道内菌群的平衡，清理肠道，具预防癌症的功效。

☀ 空心菜食用方法

空心菜的保存期并不长，最好能现买现吃，不要冷藏太久。若食用前已有枯萎失水状况，可泡入水中半小时恢复保水度。

🍽 空心菜饮食宜忌

1 服用药物前、后不宜食用空心菜，因空心菜对药性有抑制效果，使药性减弱。

2 空心菜含钾量较高，可帮助降血压，低血压症者和尿毒症患者不宜吃太多。

辣炒空心菜

通肠清毒＋利尿消肿

2人份

■ 材料：
空心菜200克，大蒜3瓣，辣椒1个

- 热量 97.9千卡
- 糖类 8.6克
- 蛋白质 2.8克
- 脂肪 5.8克
- 膳食纤维 4.2克

■ 调味料：
橄榄油1小匙，盐、酱油各1/2小匙

■ 做法：
1. 空心菜洗净，切成段状；大蒜拍压后切片；辣椒切小片。
2. 热锅加油，爆香大蒜片，再放入空心菜和辣椒片快炒。
3. 加入酱油和盐调味，即可食用。

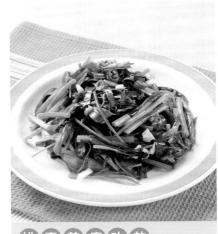

排 毒 养 瘦 功 效

　　空心菜含有木质素，能提升巨噬细胞吞食细菌的能力，膳食纤维可通肠清毒，且热量又低，正在进行体重管理的人，可以大量食用。

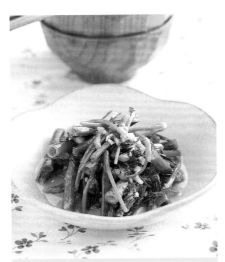

排 毒 养 瘦 功 效

　　空心菜含有丰富的膳食纤维、果胶，除了能增加饱足感，减少热量的摄取，还能帮助排便、预防便秘。

腐乳空心菜

增加益菌＋清除毒素

2人份

■ 材料：
空心菜200克，大蒜3瓣

- 热量 212.0千卡
- 糖类 9.4克
- 蛋白质 5.2克
- 脂肪 17.1克
- 膳食纤维 4.4克

■ 调味料：
豆腐乳1/2大匙，白糖1/5小匙，橄榄油2小匙，米酒1/3小匙，水1大匙

■ 做法：
1. 空心菜洗净，切段，大蒜拍碎。
2. 热油锅，爆香大蒜，加入豆腐乳、米酒和白糖略炒，再加空心菜和水，炒熟即可食用。

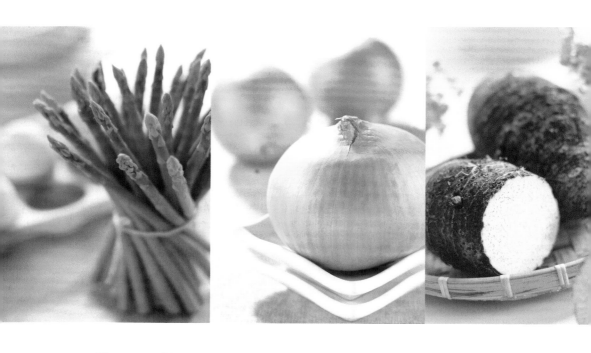

元气根茎类

　　红薯、山药、芋头、莲藕及土豆含有淀粉，能替代米饭作为主食，不但提供饱足感，热量也比米饭低，清肠效果又好；换言之，预防肥胖的效果，也比米饭佳。

　　而它们又有特殊的黏液蛋白，是一种含有糖基的蛋白质，除了因含有膳食纤维而具有相关的功效，还能修复胃壁，兼具预防肥胖、健胃整肠的疗效。

　　芦笋、牛蒡、洋葱、胡萝卜低卡，是抗氧化能力强、营养价值高的食物，并与绿色蔬菜一样，能清洁肠道、降低胆固醇。

Point 可取代米饭，能清肠、降胆固醇

红薯 *Sweet Potato*

排毒有效成分
膳食纤维、蛋白质
维生素A、维生素C

食疗功效
健胃整肠
保养心血管

● **别名**：地瓜、甘薯、甜薯

● **性味**：性平，味甘

● **营养成分**：
膳食纤维、糖类、果胶、
维生素A、维生素B$_1$、维生素B$_2$、维生素C、钾、钙、磷、铜

○ **适用者**：一般人、便秘者、夜盲症患者　✗ **不适用者**：易胀气者、肠胃溃疡者、胃酸过多者

🍎 红薯为什么能排毒养瘦？

1 红薯含黏液蛋白，能包覆低密度胆固醇，并得其排出体外，还能减少胆汁酸的吸收，间接降低血脂。

2 红薯的营养完整，可取代米饭，当作减肥期的主食或排毒餐，不但能产生饱足感，也能一边排毒、一边减重。

☀ 红薯主要营养成分

　　红薯的维生素A含量较多，在每100克红薯中高达1530RE微克，有很好的抗氧化效果。另外，钾与膳食纤维含量也不低。100克红薯中有13毫克的维生素C，在薯类中维生素C含量算很高。

🐨 红薯食疗效果

1 红薯清洁肠胃的功效颇佳，它所含的维生素C能充分被人体吸收，发挥抗氧化的效果。红薯的淀粉质高，维生素C被包覆其中，经高温也不易被破坏，清洁肠道的效果也就更好。

2 红薯中也有膳食纤维和果胶，能吸附肠道的毒物，润滑肠道、帮助排便。

3 红薯本身抗氧化的功能强，含有胡萝卜素，是制造维生素A的原料，其维生素A效力强，具有保护皮肤、眼睛、抗氧化等功效，也能防治夜盲症。

4 红薯中所含的钾，能帮助身体排除多余的盐分，因此可改善高血压。

☀ 红薯食用方法

1 红薯不宜放入冰箱，应放在室内的阴凉处，置于室温可长达1个月。

2 红薯外皮的膳食纤维含量高，又有能帮助分解淀粉的酶，能预防胀气，因此连皮一起烹调食用，能避免胀气。

👨‍⚕️ 红薯饮食宜忌

1 每100克红薯的热量是124千卡，与淀粉类食物相比不算高，且富含膳食纤维和果胶，容易有饱足感，欲减肥者可斟酌食用。

2 红薯会刺激胃酸分泌，容易产生较多二氧化碳，引发胀气。凡容易胀气者、胃酸过多者、肠胃溃疡者，食用上需较为谨慎。

养生红薯糙米饭

增加饱足感＋稳定情绪

■ **材料：**
糙米120克，红薯80克，水2杯

- 热量 525.8千卡
- 糖类 113.6克
- 蛋白质 10.3克
- 脂肪 3.4克
- 膳食纤维 5.9克

■ **做法：**

① 红薯洗净，去皮切小块；糙米洗净，取锅加水，浸泡30分钟。

② 将红薯块放入锅中，用电锅蒸熟，再焖10～15分钟即可食用。

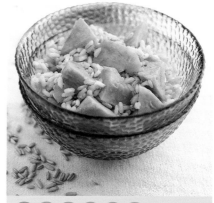

排 毒 养 瘦 功 效

红薯中丰富的水溶性膳食纤维，可降低血中低密度胆固醇的浓度，搭配热量较低又易有饱足感的糙米，很适合减重者选用。

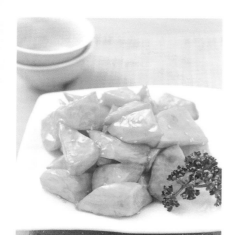

蜜汁红薯

消除便秘＋健肠蠕动

■ **材料：**
红薯200克

■ **调味料：**
冰糖、蜂蜜各20克

- 热量 388.4千卡
- 糖类 93.5克
- 蛋白质 2.0克
- 脂肪 0.6克
- 膳食纤维 4.8克

■ **做法：**

① 红薯洗净去皮，切小块。

② 在锅中放入清水200毫升，放进冰糖使其溶化，再放入红薯与蜂蜜。

③ 水烧开后，去掉浮在水面的泡沫，再以小火慢煮。

④ 等到汤汁煮至变得黏稠时，即可熄火。

排 毒 养 瘦 功 效

红薯含有丰富的膳食纤维，可促进肠胃蠕动，减少有毒物质堆积体内。红薯还可增加胆固醇的清除率，降低血中胆固醇浓度。

红薯圆甜汤

帮助排毒 + 滋润肠道

2 人份

■ **材料：**
熟红薯50克，水5杯，
红薯粉10克，淀粉40克

- ● 热量 290.9千卡
- ● 糖类 71.7克
- ● 蛋白质 0.6克
- ● 脂肪 0.2克
- ● 膳食纤维 1.3克

■ **调味料：**
白糖3小匙

■ **做法：**
1 熟红薯去皮，捣成泥状；红薯粉、淀粉、2小匙白糖过筛。
2 将做法①中所有材料混匀，揉搓成球状。
3 在锅中加入清水煮滚，放入红薯球煮熟，再加入剩余的白糖调味即成。

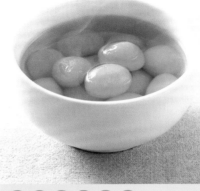

排 毒 养 瘦 功 效
红薯中的胶原与黏液多糖体物质，能保持血管弹性，预防动脉血管硬化，并可滋润肠道，帮助排便，促进人体排毒。

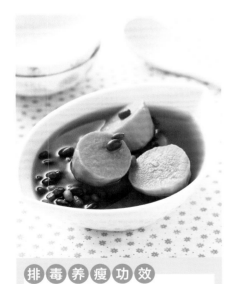

排 毒 养 瘦 功 效
红薯能刺激肠道蠕动，预防便秘。此外，红薯中所含的高量钾离子，能清除体内的低密度胆固醇，促进排毒。

红薯红豆汤

增强肠胃 + 清热解毒

2 人份

■ **材料：**
红薯200克，红豆20克，
黑豆10克

- ● 热量 351.5千卡
- ● 糖类 73.2克
- ● 蛋白质 9.9克
- ● 脂肪 1.9克
- ● 膳食纤维 9.1克

■ **调味料：**
红糖2大匙

■ **做法：**
1 红薯洗净去皮，切块；红豆洗净，用水泡1小时，备用。
2 将红豆和水1杯，放入电锅内锅，外锅加3杯水，蒸煮30分钟后，再加入红薯、600毫升的水续煮20分钟。
3 做法②的材料煮好后，加入调味料和100毫升的水拌匀后，续煮10分钟即可。

土豆 *Potato*

排毒有效成分
维生素C、钾
膳食纤维

食疗功效
健胃整肠
降低血压

- **别名**：洋芋、洋红薯
- **性味**：性平，味甘
- **营养成分**：
  膳食纤维、糖类、脂肪、蛋白质、
  B族维生素、维生素C、钙、铁、钾、磷、镁、叶酸

○ **适用者**：便秘者、肠胃不佳者、湿疹患者、腮腺炎患者　✗ **不适用者**：肾脏病患者

🍎 土豆为什么能排毒养瘦？

1 土豆的热量每100克约含81千卡热量。与米食相比，亦是种热量低、脂肪低，又含膳食纤维的淀粉食物，是减肥者取代主食的好选择。

2 土豆的维生素C，不易在高温中流失，特别具有清洁肠腔的效果，也能清除血液中的胆固醇，降低血脂。

土豆主要营养成分

　　土豆的营养完整，含丰富蛋白质、膳食纤维、维生素B6、维生素C及钾，与淀粉类食材相比，是较丰富的营养素。其中蛋白质是优质的完全蛋白质，而维生素C的含量已接近柑橘类。

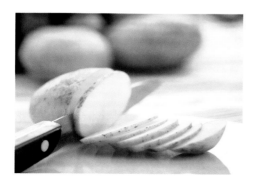

🦷 土豆食疗效果

1 土豆能治疗胃溃疡，其淀粉有护胃功能，能舒缓胃溃疡症状；又含维生素B6，能增加肠道中益菌的数量，可滋润肠道，具有健胃整肠的功效，甚至在肠胃虚弱时，也能食用，有助调养肠胃。

2 土豆所含的钾、维生素C含量皆丰富，能预防高血压、动脉硬化，降低中风的可能性。

3 经常外食、少吃蔬果的人，可以把土豆当主食，来补充维生素C，避免罹患坏血病。

☀ 土豆食用方法

1 土豆宜保存在无阳光直射之处，亦可冷藏。

2 土豆的皮营养丰富，尤其是钾与维生素C，烹调时可连皮一同入菜。

🍵 土豆饮食宜忌

　　土豆含龙葵素，是种生物碱。在土豆变质或发芽后，会转为绿色，龙葵素含量将大幅增加，误食将导致中毒。因此发芽的土豆不宜再食。

焗烤西红柿镶薯泥

排毒抗癌＋调整肠胃

■ **材料：**

西红柿2个，土豆1个，洋葱丁少许

■ **调味料：**

乳酪丝、欧芹各适量

■ **做法：**

❶ 土豆去皮切片；西红柿洗净，以刀尖在蒂头下1/4处切开，挖出果肉，西红柿盅备用；西红柿果肉搅碎，加入少许盐拌成酱汁备用。

❷ 土豆蒸熟，捣成泥，与洋葱丁拌匀，填入西红柿盅内略压一下，撒上乳酪丝，移入烤箱以180℃烤8分钟。

❸ 取出，撒上切碎的欧芹末，食用时淋上西红柿酱汁即可。

- 热量 297.0千卡
- 糖类 53.5克
- 蛋白质 11.1克
- 脂肪 4.5克
- 膳食纤维 7.1克

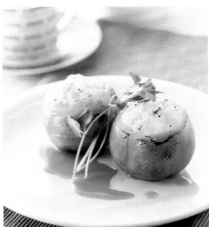

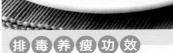

排毒养瘦功效

土豆含丰富的B族维生素，能有效恢复体力、预防感冒。所含的维生素C和钾，可调整肠胃、促进排毒、预防便秘。

塔香土豆

消除水肿＋帮助瘦身

■ **材料：**

土豆500克，罗勒碎200克

■ **调味料：**

橄榄油、海盐、胡椒、意大利香料各适量

■ **做法：**

❶ 土豆洗净，放入热水中煮到稍软，沥干水分，对切备用。

❷ 将做法❶中材料放入容器，均匀加少许橄榄油（分量外），再将调味料和罗勒碎，平均撒在每颗土豆上，置于耐热烤盘。

❸ 将做法❷中材料放入220℃的烤箱中，烤40分钟，待土豆表皮呈金黄色后，即可食用。

- 热量 463.3千卡
- 糖类 90.7克
- 蛋白质 19.5克
- 脂肪 2.5克
- 膳食纤维 14.3克

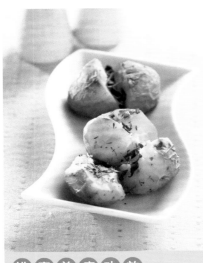

排毒养瘦功效

土豆含丰富的钾，能避免多余水分滞留体内，对于常因水肿而无法控制体重的人来说，是非常有帮助的食物。

芦笋 *Asparagus*

排毒有效成分
蛋白质、皂苷
膳食纤维

食疗功效
补血抗癌
预防便秘

● **别名：** 笋尖、文山竹、石刁柏

● **性味：** 性寒，味甘

● **营养成分：**
蛋白质、膳食纤维、维生素A、B族维生素、
维生素C、维生素E、钙、磷、锌、钾、硒、叶酸

○ **适用者：** 孕妇、一般人　　✗ **不适用者：** 痛风、泌尿道结石患者

🍎 芦笋为什么能排毒养瘦？

1 芦笋每100克仅有27千卡热量，脂肪含量仅0.2克，又有质地较粗的膳食纤维，对减肥者来说是优良蔬菜，而其维生素、氨基酸、微量元素种类丰富、功效佳，能使营养更均衡。

2 芦笋中有些成分，如芦笋皂苷、芸香素，能降低血脂、促进心血管健康；并能增加血管弹性、减少胆固醇吸收，既能预防肥胖，又能避免心血管疾病。

😊 芦笋主要营养成分

1 芦笋在每100克中有蛋白质2.3克，有8种是对人体很珍贵的必需氨基酸。

2 芦笋中的芸香素、槲皮素、花青素等植化素，有很强的抗氧化能力。

3 绿芦笋的维生素A效力又比白芦笋高，有更强的抗氧化效果。

🦷 芦笋食疗效果

1 芦笋含的维生素、矿物质种类丰富，所以被视为一种优良的保健、抗癌蔬菜。一般认为长期食用，对膀胱癌、淋巴腺癌、皮肤癌、肺癌及肾结石有疗效。

2 芦笋含丰富叶酸，约5根芦笋，就有每日叶酸建议量的1/4。叶酸能使血液健康，孕妇吸收叶酸，能预防胎儿畸形。另外，芦笋的铁含量也多，又有维生素C促进铁质吸收，能补血、造血。

3 芦笋的天冬酰氨酸，能参与体内氮的代谢，可消除疲劳。

4 芦笋中的硒能活化免疫系统，提高免疫力，活化谷胱甘肽过氧化物酶的活性，增加自由基的排除力。

5 摄取芦笋，可补充维生素A，有维持眼部、上皮细胞黏膜健康之效。

☀ 芦笋食用方法

1 叶酸、维生素C久煮易流失，若能以热水烫过，再淋酱食用，最能保存其营养价值。

2 芦笋的纤维较粗，生吃易伤肠胃，宜煮熟再食用。

☎ 芦笋饮食宜忌

　　因嘌呤含量较高，痛风患者不宜多食芦笋，以免使体内的尿酸增加，造成身体不适。

金针菇炒芦笋

③ 人份

高纤低卡 + 代谢废物

■ **材料：**
芦笋300克，黑木耳50克，
红甜椒50克，金针菇50克

■ **调味料：**
盐、麻油、黑胡椒各1小匙，
米酒1大匙

■ **做法：**

❶ 芦笋切段，汆烫后捞起备用。

❷ 红甜椒去籽切丝，黑木耳洗净切丝，金针菇
洗净切段，备用。

❸ 热油锅，倒入做法②的材料炒熟，再加入芦
笋与调味料拌炒后即可起锅。

- 热量 125.5千卡
- 糖类 28.3克
- 蛋白质 2.9克
- 脂肪 0.8克
- 膳食纤维 12克

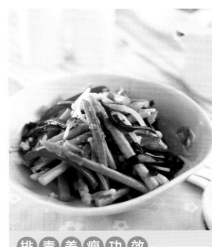

排 毒 养 瘦 功 效

　　金针菇含有高纤维及多糖
体，对加速肠道有毒物质的排
泄，有显著功效；芦笋的高纤维
及叶酸，能帮助代谢肠胃道中的
废物。

清炒芦笋百合

② 人份

润肺止咳 + 增加抗体

■ **材料：**
芦笋150克，新鲜百合35克，
红甜椒40克，素火腿50克

- 热量 238.4千卡
- 糖类 25.8克
- 蛋白质 11.4克
- 脂肪 9.9克
- 膳食纤维 6.0克

■ **调味料：**
盐1/4小匙

■ **做法：**

❶ 芦笋汆烫后切段，百合切片后汆烫。素火腿
和红甜椒均切丝。

❷ 热油锅，放入素火腿略炒，再加芦笋、百
合、红甜椒和盐炒匀，即可盛盘。

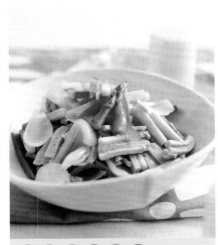

排 毒 养 瘦 功 效

　　芦笋、彩椒皆含维生素A，
具有抗氧化及促进血液循环的功
能，而所含的膳食纤维，可以
帮助维持肠道健康，排除多余
毒素。

洋葱 *Onion*

排毒有效成分
膳食纤维
槲皮素、硫化合物

食疗功效
降血脂、降血压
代谢毒素

● **别名：** 洋葱头、胡葱、玉葱

● **性味：** 性平，味甘辛

● **营养成分：**
蛋白质、糖类、脂肪、维生素C、
烟碱酸、钙、铁、钾、磷、镁、锌

○ **适用者：** 一般人、心血管疾病患者　✗ **不适用者：** 易胀气者

洋葱为什么能排毒养瘦？

1 洋葱也是种低热量、低脂肪的蔬菜，并含膳食纤维，是适合减重的食物，能排除体内脂肪、清洁肠腔。每100克洋葱的热量仅41千卡，脂肪0.4克、膳食纤维有1.6克。

2 洋葱中有些成分能防止血小板不正常的凝结，将洋葱与高脂肪食物一起食用，能去除因脂肪引起的血液凝块，达到降血脂、畅通血管的功效。

3 有人针对高脂血症患者进行研究，发现高脂血症患者食用洋葱一段时间后，血液内总胆固醇、甘油三酯的含量，都会明显下降。

洋葱主要营养成分

1 洋葱的主要食用价值在其植化素，含有100种以上硫化合物，也含大量黄酮类，包括槲皮素等，是强大的抗氧化物质，其中硫化合物与槲皮素，是洋葱能排毒的重要成分。

2 洋葱含硫化合物，不仅抗菌能力强，还能激起食欲、帮助消化。

洋葱食疗效果

1 洋葱中的黄酮类物质，是种强力的抗氧化剂，据研究，洋葱含的黄酮类物质，能对抗自由基，并抑制癌细胞，对致癌因子可发挥很强的抗氧化效果。据统计，抗癌最有成效的是胃癌、直肠癌、皮肤癌。

2 洋葱中的槲皮素还有其他功能，包括降低血压及改善男性的勃起功能障碍。

3 洋葱含前列腺A，是一种能帮助血管扩张的物质，血管正常扩张便能降低血压，使血液流通顺畅，减低血液的浓稠度。另外，也含二烯丙基二硫化物，能降低血脂、防止动脉硬化。

4 洋葱含微量元素硒，是体内抗氧化酶的原料，能够清除自由基，提升细胞的代谢力与活力，改善高血压、避免血管硬化。

5 据研究，洋葱对于身体的发炎状态，有改善、消炎的功能。另外，洋葱的钙、镁、磷比例佳，能避免体内钙质流失，可增进骨骼、牙齿的健康，是骨质疏松症患者、发育中孩子的良伴。

☀ 洋葱食用方法

1 切洋葱时的刺激气味，是挥发油产生的效果，常引起流泪等不适的现象，用冰水略浸泡一下，可减轻刺激性，又可增加洋葱的甜味。

2 洋葱生食、熟食皆宜，但加热超过30分钟后，硫化物、大蒜素的活性将降低，因此不宜烹调过久。

3 洋葱中的挥发物质具有杀菌功能，研究发现，把洋葱汁与醋混合，能治疗喉咙发炎，对感冒也有疗效。

🛡 洋葱饮食宜忌

食用过多洋葱，容易在肠胃中产生挥发性气体，造成胀气，因此不宜一次食用太多。

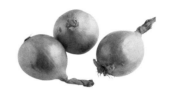

香拌洋葱丝

帮助消化 + 代谢毒素

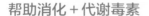

1 人份

■ **材料：**
洋葱150克，柴鱼片、三岛香松各5克

- 热量 218.4千卡
- 糖类 24.0克
- 蛋白质 5.7克
- 脂肪 11.1克
- 膳食纤维 2.5克

■ **调味料：**
酱油4大匙，白糖、白醋、麻油各2大匙

■ **做法：**

❶ 所有调味料倒入锅中，煮至白糖溶化。

❷ 洋葱去皮切丝，放入冰水中浸泡15分钟，沥干盛盘。

❸ 将做法①中材料淋到做法②中材料上，撒上三岛香松和柴鱼片即可。

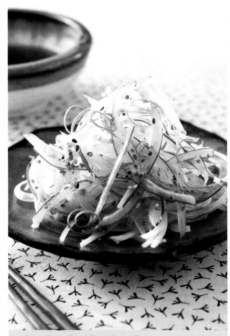

排 毒 养 瘦 功 效

洋葱中所含的硫化合物，是一种强而有力的抗菌成分，不但能激起食欲，还能帮助消化，对体内排毒十分有益。

洋葱炒蛋

增加益菌 + 高纤减脂

■ 材料：
洋葱1个，鸡蛋3个

■ 调味料：
橄榄油2大匙，盐1小匙

- 热量 596.3千卡
- 糖类 18.9克
- 蛋白质 38.3克
- 脂肪 40.5克
- 膳食纤维 3.2克

■ 做法：

① 洋葱去皮切丝，蛋打成蛋液，备用。

② 热1大匙油，以小火把洋葱丝炒软至透明。

③ 将蛋液均匀撒在洋葱丝上，转大火，待蛋液半凝固时，将蛋炒散即可盛盘。

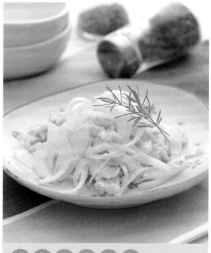

排 毒 养 瘦 功 效

　　洋葱含微量元素硒，能协助体内抗氧化酶清除自由基，排除毒素物质，并能提升细胞的代谢力与活力，改善高血压。

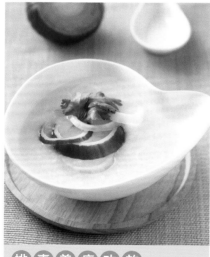

排 毒 养 瘦 功 效

　　洋葱有一种特殊辛味，可促进消化、增进食欲，帮助清除体内废物，改善便秘，延缓老化，帮助新陈代谢顺利进行。

元气洋葱粥

提高免疫力 + 帮助排毒

■ 材料：
洋葱100克，白米200克

- 热量 564.1千卡
- 糖类 123.5克
- 蛋白质 13.3克
- 脂肪 1.9克
- 膳食纤维 2.4克

■ 调味料：

盐1/2小匙

■ 做法：

① 洋葱洗净，去皮切细丝。

② 白米洗净，与洋葱一起放入锅，加入清水煮成粥。

③ 加盐调味即可食用。

Point 膳食纤维价值高，排毒祛脂功效强

牛蒡 *Burdock*

排毒有效成分
木质素、菊糖

食疗功效
清肠祛脂
控制血糖

- **别名：** 大力子、吴某、牛菜、牛鞭菜
- **性味：** 性寒，味甘
- **营养成分：**
  蛋白质、糖类、膳食纤维、
  B族维生素、维生素C、钙、铁、钾、磷、胡萝卜素

○ **适用者：** 减肥者、糖尿病患者　✗ **不适用者：** 体质虚冷者、肠胃虚弱者

🍎 牛蒡为什么能排毒养瘦？

1. 《本草纲目》记载，牛蒡有项功能是"久服轻身耐老"，指出它能促进肠胃排毒，若经常食用，有减脂的效果。

2. 牛蒡的减脂效果，主要来自丰富的膳食纤维，在每100克牛蒡中，膳食纤维含量高达6.7克，不论非水溶性膳食纤维或水溶性膳食纤维，皆比一般蔬果高。非水溶性膳食纤维，如木质素，可预防便秘；水溶性膳食纤维，如菊糖，能增加饱足感、减低食欲，并协助胆固醇排出，除去脂肪。

3. 每100克牛蒡中，热量含量是98千卡，并不算高，是适合减肥者的低卡、高纤食材。

😊 牛蒡主要营养成分

1. 与其他蔬果类相比，牛蒡的膳食纤维、矿物质含量特别多，对肠胃的排毒相当有益。

2. 在每100克牛蒡中，蛋白质、钾、B族维生素的含量，高于大部分蔬菜。

🔒 牛蒡食疗效果

1. 除了丰富的膳食纤维能清肠之外，牛蒡中有少见成分菊糖，是一种不会被人体吸收的糖分，是肠道益菌的粮食，可增加益菌数量，保健肠道。

2. 牛蒡中的膳食纤维，能减缓肠道吸收糖分的速度，避免血糖上升过快，有助糖尿病患者控制血糖。

3. 牛蒡中有微量木质素，木质素能预防癌症，会在体内吸收水分、增加排便量、促进肠道消化吸收，可有效预防便秘。

☀ 牛蒡食用方法

1. 处理时，斜切成片状最能保留木质素。切开后为防止氧化变色，可短暂浸泡于醋水中。

2. 若肠胃消化状况能负荷，宜连外皮一起入菜，能充分保留营养素。

☎ 牛蒡饮食宜忌

牛蒡偏寒，纤维量高，不适合体质虚冷者、肠胃不佳者食用，宜节制用量。

芋头 *Taru*

排毒有效成分
黏液蛋白
膳食纤维、钾

食疗功效
保护肠壁
预防便秘

- **别名：**芋仔、芋芳、芋芳

- **性味：**性平，味甘辛

- **营养成分：**
  蛋白质、糖类、膳食纤维、
  维生素A、维生素B1、维生素B2、维生素C、磷、锌、钾、氟

○ **适用者：**年长者、一般人　✗ **不适用者：**过敏体质者

🍎 芋头为什么能排毒养瘦？

1 很多人以为芋头热量很高，但其热量低于米饭。芋头每100克的热量是128千卡，远低于米饭的183千卡，减肥者可安心将芋头当成主食。

2 芋头的膳食纤维，在100克中有2.3克，比米饭的0.6克高，食用芋头不但能饱足，清肠排毒效果，又比米饭好。而且其所含的纤维质是一种黏性纤维，加热后会变成糊状，更能保护营养素、避免流失；在肠道中能刺激肠壁、预防便秘。

3 芋头的含钾量很高，能利尿、消除水肿，对于易水肿的人来说，能促进体内多余水分排出。

😊 芋头主要营养成分

1 芋头的钾含量很高，每100克中有500毫克，钾、钠比值高达100。

2 芋头的蛋白质每100克中有2.5克，含有特殊的黏液蛋白，烟碱酸、膳食纤维含量亦颇丰。

3 芋头中所含的氟，对于牙齿具有保护作用，能帮助预防龋齿。

😷 芋头食疗效果

1 芋头中的黏液蛋白，在体内能生成免疫球蛋白，提高人体免疫力。对甲状腺癌、乳腺癌、恶性淋巴癌及伴有淋巴结转移者，有辅助疗效。

2 芋头含有特殊的功效，能保健牙齿，因为芋头中氟的含量高，常吃芋头可以预防龋齿。

3 芋头的钾含量很高，若适量食用，能帮高血压患者排除过多的钠，降低血压。

☀ 芋头食用方法

1 芋头的汁液会造成皮肤发痒，处理时需戴上手套。

2 芋头中含大量草酸钙，生食对嘴唇、舌头、皮肤有害，应煮熟再吃。

⊕ 芋头饮食宜忌

1 与土豆一样，发芽的芋头不能食用，芋头一旦发芽就含有过量的龙葵碱，会使人中毒。

2 芋头较容易导致胀气，容易胀气者应避免过量摄取。

牛蒡炖芋头

降胆固醇＋帮助排便

■ 材料：
牛蒡200克，芋头80克，
魔芋片50克

■ 调味料：
盐1/4小匙，胡椒粉少许

| ● 热量 308.4千卡 |
| ● 糖类 67.0克 |
| ● 蛋白质 7.1克 |
| ● 脂肪 2.3克 |
| ● 膳食纤维 17.4克 |

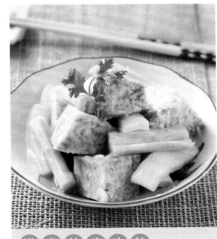

■ 做法：
1. 牛蒡洗净，去皮切块，略敲几下后备用。
2. 芋头洗净，去皮切块；魔芋片余烫。
3. 取锅加适量的水，将所有食材加入炖煮，熟后略收干汤汁。
4. 最后加调味料调味即可。

排·毒·养·瘦·功·效
芋头中的黏液蛋白被人体吸收后，会生成免疫球蛋白，能提高人体抵抗力，其特有的黏性食物纤维，可刺激肠壁，帮助排便。

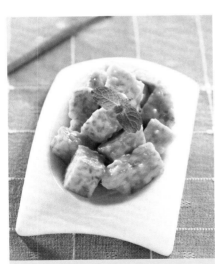

排·毒·养·瘦·功·效
芋头富含膳食纤维，而酸奶也能促进肠内益菌生长，加速排出积存体内的脂肪、废物，能预防便秘，有利减重。

酸奶香芋

降低血压＋开胃解毒

■ 材料：
芋头200克，乳酪丝50克，
酸奶100克

| ● 热量 582.6千卡 |
| ● 糖类 99.0克 |
| ● 蛋白质 17.4克 |
| ● 脂肪 13.0克 |
| ● 膳食纤维 4.6克 |

■ 调味料：
枫糖1小匙

■ 做法：
1. 芋头洗净，去皮切小块，放入电锅，外锅加1杯水，蒸20分钟后取出，备用。
2. 将做法①中材料盛盘，加入乳酪丝略拌，乳酪丝融化后，放凉备用。
3. 食用前，把酸奶与枫糖均匀淋在做法②中材料上，即可食用。

胡萝卜 *Carrot*

排毒有效成分
木质素、果胶
β-胡萝卜素

食疗功效
护眼护肤
强化抵抗力

● **别名：** 红菜头

● **性味：** 性平，味甘

● **营养成分：**
膳食纤维、木质素、果胶、β-胡萝卜素、
维生素A、B族维生素、维生素C、钙、铁、钾、磷、镁

○ **适用者：** 夜盲症者、干眼症患者、近视者　✗ **不适用者：** 肾功能不全者

胡萝卜为什么能排毒养瘦？

1 胡萝卜低卡、高纤，是适合减肥者常吃的食材。

2 胡萝卜含大量木质素，木质素是种非水溶性的膳食纤维，质地较粗韧，能帮助肠胃去除毒素，强健肠胃。

3 胡萝卜也含水溶性膳食纤维，能增加饱足感、避免饥饿。在肠道中，能与胆汁酸结合，促进胆汁酸、废物排出体外，人体为了合成新的胆汁酸，会使用血液中的胆固醇，因此能间接降低胆固醇。

4 胡萝卜拥有超强的维生素A功效，维生素A是种抗氧化物质，能有效促进自由基的代谢，提高人体代谢率。

胡萝卜主要营养成分

1 胡萝卜的胡萝卜素含量，比一般蔬果高。胡萝卜素是维生素A的前驱物，因此维生素A的效力也超高，在每100克胡萝卜中，能转化成维生素A的胡萝卜素有9980微克RE。

2 膳食纤维含量也不逊，在每100克胡萝卜中有2.6克膳食纤维，木质素则高达8克，可促进肠胃道蠕动，排毒效果也佳。

胡萝卜食疗效果

1 维生素A有护眼的功能，适合用眼过度的电脑族、近视族、干眼症患者。另外也能强化夜视能力、治疗夜盲症。

2 胡萝卜中的维生素A能保护皮肤。黏膜组织，维生素E可修复、滋润皮肤。因肠胃毒素会引起皮肤粗糙，常吃疗效佳。

3 维生素A能去除体内的金属污染，并加强高蛋白物质的代谢，避免高蛋白物质在肠道内腐败，形成氨类物质毒害肠道。

胡萝卜食用方法

1 胡萝卜素需以油炒才能大量释出，生食或汆烫的效用很低，想摄取胡萝卜素，需以油热炒，人体才能充分吸收。

2 胡萝卜的外皮含大量胡萝卜素，处理时宜保留外皮。

3 热炒后的胡萝卜，其中的胡萝卜素、茄红素将更容易被人体吸收。

胡萝卜饮食宜忌

1 食用胡萝卜过多，肤色会变黄，但对健康无害，肤色过2～3个月可恢复正常。

2 煮胡萝卜时加醋，会使胡萝卜素流失。

凉拌蔬菜

改善便秘 + 促进代谢

1 人份

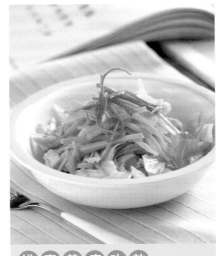

- 热量 340.4千卡
- 糖类 14.8克
- 蛋白质 3.1克
- 脂肪 31.0克
- 膳食纤维 5.9克

■ 材料：
胡萝卜1根，生菜60克，辣椒3个

■ 调味料：
盐少许，白醋、麻油各2大匙，酱油3大匙

■ 做法：
1. 胡萝卜洗净，去皮切丝，以盐腌渍10分钟。
2. 生菜洗净，撕小块；辣椒切细丝。
3. 将胡萝卜丝、生菜块与辣椒丝混合，淋上麻油、醋与酱油混合的酱汁即可。

排 毒 养 瘦 功 效
胡萝卜富含维生素、矿物质、酵素及蛋白质，可促进新陈代谢；纤维质可促进肠道蠕动，改善便秘，以利排毒。

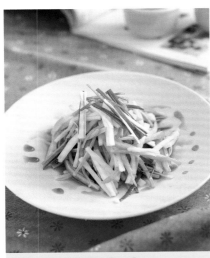

排 毒 养 瘦 功 效
胡萝卜是热量低、纤维质含量高的蔬菜，非常适合减重者食用。其中所含的维生素A，还具有保护眼睛、润泽皮肤的功效。

炒胡萝卜丝

高纤低卡 + 润泽皮肤

3 人份

■ 材料：
胡萝卜80克，葱丝、姜丝适量

- 热量 82.2千卡
- 糖类 6.2克
- 蛋白质 0.9克
- 脂肪 5.4克
- 膳食纤维 2.1克

■ 调味料：
料理酒、香油各1小匙，盐适量，食用油1大匙

■ 做法：
1. 将胡萝卜洗净，切成细条状。
2. 锅内放食用油，将葱丝、姜丝爆香，放入胡萝卜丝拌炒片刻。
3. 倒入料理酒一起拌炒，再依序加盐与少许清水，焖煮片刻。
4. 胡萝卜丝熟透后，加香油翻炒，即可。

什锦蔬菜汤

滋补养生＋帮助消化

■ 材料：
芹菜1根，胡萝卜100克，
圆白菜100克，洋葱100克，
西红柿3个

■ 调味料：
盐1小匙

● 热量 325.4千卡	
● 糖类 58.4克	
● 蛋白质 12.6克	
● 脂肪 7.9克	
● 膳食纤维 15.8克	

■ 做法：
① 所有材料洗净。胡萝卜、洋葱去皮切块；西红柿去蒂对切；芹菜切小段，备用。
② 取锅加3杯水，放入所有材料，加盐调味，再以小火炖煮到所有材料变软即可。

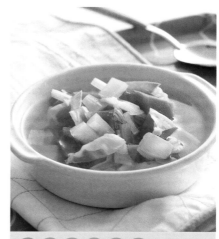

排 毒 养 瘦 功 效
　　此道汤品热量低，又富含膳食纤维，适合想减肥又担心没有体力的人食用，且能促进排便，排除过多的脂肪和废物，解毒清血。

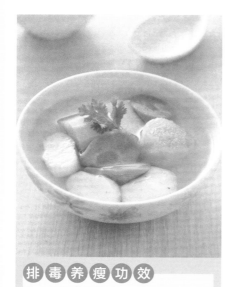

甘蔗胡萝卜汤

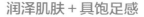

润泽肌肤＋具饱足感

■ 材料：
胡萝卜、荸荠各50克，甘蔗75克

● 热量 96.8千卡	
● 糖类 21.9克	
● 蛋白质 2.0克	
● 脂肪 1.0克	
● 膳食纤维 2.6克	

■ 做法：
① 材料洗净。胡萝卜、荸荠去皮切块；甘蔗去皮切小段。
② 全部材料放入锅中，加水煮滚后，转小火约煮30分钟，即可食用。

排 毒 养 瘦 功 效
　　胡萝卜丰富的维生素A能去除体内的重金属污染，并加强高蛋白物质的代谢，避免胺类物质的生成毒害肠道。

Point 秋日消脂佳蔬，排除脂肪又清燥热

莲藕 *Lotus Root*

排毒有效成分

黏液蛋白、果胶
膳食纤维、维生素C

食疗功效

代谢脂肪
预防便秘

- **别名：** 莲根、藕、灵根、
  芙蕖、七孔菜

- **性味：** 性凉，味甘

- **营养成分：**
  膳食纤维、鞣酸、果胶、
  维生素B$_1$、维生素C、钙、铁、钾、镁、磷

○ **适用者：** 一般人　✗ **不适用者：** 肾脏病患者

🍎 莲藕为什么能排毒养瘦？

1 莲藕中的黏液蛋白与膳食纤维，在肠道中能与脂类的胆固醇、甘油三酯结合，将毒素随粪便排出体外，减少人体对脂肪的吸收。

2 莲藕热量不高，纤维质高，盛产季节多在秋燥时节，是清热舒心、不会增胖的当令鲜蔬。

3 莲藕含果胶，能吸附肠道中各类毒素，帮助排出体外，增加饱足感。也含丰富非水溶性膳食纤维，能有效清理肠壁。

⊙ 莲藕主要营养成分

1 莲藕的维生素C含量相当丰富，可抗氧化、促进胶原蛋白合成、美白美肤。

2 莲藕的膳食纤维、维生素B$_1$的含量丰富，又有鞣酸等特殊植化素。

🦷 莲藕食疗效果

1 莲藕含大量鞣酸，有收缩血管的功效，可用来止血。中医认为莲藕清热凉血，可用来治疗热性病症，对热病口渴、皮肤出血、流鼻血、呼吸道出血、便血有疗效。

2 莲藕中的鞣酸，在胃中可帮助蛋白质、脂肪的消化，能减低胃的负担，具有护胃效果。

3 莲藕含钙、铁及其他矿物质，以及蛋白质、维生素、淀粉，营养完整，是能增强营养的食物。

4 莲藕富含维生素C，可以促进铁的吸收，贫血者还可搭配富含铁的食物一起摄取，改善缺血的情况。

☀ 莲藕食用方法

1 莲藕榨汁饮用，能缓解肠胃发炎、溃疡症状；另将莲藕与水梨一同榨汁，其汁能解酒毒。

2 处理莲藕时，切面易氧化变色，切开后泡入醋水片刻，可预防氧化。

3 若想保留维生素C的功能，烹调莲藕时，高温加热时间不宜太久。

🍽 莲藕饮食宜忌

1 莲藕肉的质地较硬、脆，肠胃虚弱时不宜食用太多，以免增加肠胃负担。

2 莲藕属性偏凉，腹泻时不宜食用太多，以免症状恶化。

113

山药 *Common Yam*

排毒有效成分
皂苷、黏液蛋白
膳食纤维

食疗功效
减脂、控制血糖
滋阴润燥

● **别名**：淮山、淮山药、薯药

● **性味**：性平，味甘

● **营养成分**：
蛋白质、皂苷、膳食纤维、维生素B1、维生素B2、维生素C、钾、磷

○ **适用者**：高血压者、糖尿病患者、腹泻者、白带过多者　　✗ **不适用者**：肾脏病患者

山药为什么能排毒养瘦？

1 山药中含特殊的黏液蛋白，能降低血脂，进而减少皮下脂肪堆积的概率，有助减少脂肪、预防肥胖的功效。《本草纲目》中记载，山药能"轻身"。

2 山药的热量不高，又有膳食纤维增加饱足感、促进消化、清洁肠道，是减肥适用的健康食材。

山药主要营养成分

　　山药中含量较高的营养素，有80%左右的水分，蛋白质、脂肪各占2%～3%，钾的含量亦较高。其特殊的营养素，还包括蛋白质中的黏液蛋白，与植化素中的皂苷。

山药食疗效果

1 山药中含有皂苷，能促进荷尔蒙的合成，男性适量食用能壮阳，改善肾亏、遗精等症状。女性食用则能丰胸、美肤，并改善白带过多的问题。

2 山药中富含膳食纤维，可调节肠胃功能，预防便秘和腹泻，同时降低胆固醇，帮助减轻体重。

3 山药对肠胃的帮助也很大，有黏液蛋白、皂苷、膳食纤维能促进消化、帮助食物分解。维生素B1则能帮助代谢糖类，也能增加肠道中有益菌的数量。这些物质能促进肠胃道的健康。

4 山药中的黏液蛋白，会包覆肠道中的蛋白质、糖类，减缓人体的吸收速度，能稳定血糖。

山药食用方法

1 山药中的淀粉酶，能促进消化，为保留其营养价值，烹调的时间不宜太久。各种烹调方式中，短暂加热最能保留淀粉酶的营养。

2 山药中的植物碱会伤害肌肤，削皮时宜戴手套或事后以盐水洗手。

3 为避免山药氧化，削皮后的切口，可浸泡有醋水中，能预防变色。浸泡时间不宜太久，以免流失黏液蛋白。

山药饮食宜忌

　　山药能当作主食，但不宜过量，以免其中的雌激素、激素前驱物造成痛经、内分泌失调。

西红柿山药泥

强健细胞＋提高免疫力

■ 材料：
山药150克，西红柿1个

■ 调味料：
醋1.5小匙，盐1/4小匙

■ 做法：

① 西红柿洗净，去籽去蒂切小块；山药去皮，磨成泥。

② 将醋和盐搅拌均匀，再与山药泥拌匀。

③ 把西红柿放在山药泥上，即可食用。

- 热量 145.3千卡
- 糖类 24.7克
- 蛋白质 3.8克
- 脂肪 3.5克
- 膳食纤维 2.7克

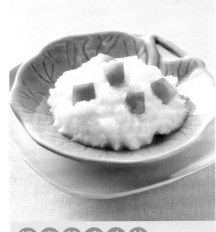

排毒养瘦功效

山药可帮助调节消化系统，减少皮下脂肪堆积、避免肥胖，增强免疫功能，帮助健胃整肠，轻松排毒。

山药炒彩椒

开胃抗老＋预防肠癌

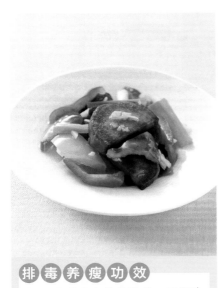

排毒养瘦功效

山药含大量黏液质，可促进荷尔蒙的合成，并能提高新陈代谢的能力。亦富含膳食纤维，可调节肠胃功能。

■ 材料：
紫山药100克，大蒜1头，
青椒、黄甜椒各30克，
红甜椒30克，葱1根

- 热量 172.6千卡
- 糖类 20.4克
- 蛋白质 2.8克
- 脂肪 9.9克
- 膳食纤维 3.0克

■ 调味料：

橄榄油、盐各1小匙，白糖、麻油各1/2小匙

■ 做法：

① 紫山药洗净去皮，切片汆烫后放凉，备用。

② 椒类洗净，去籽切片；大蒜切末；葱切段，备用。

③ 热锅加油，放入大蒜末爆香，加做法①的紫山药略炒后，再放入做法②的其他材料和盐、白糖调味，续炒均匀后，盛盘后淋上麻油即可。

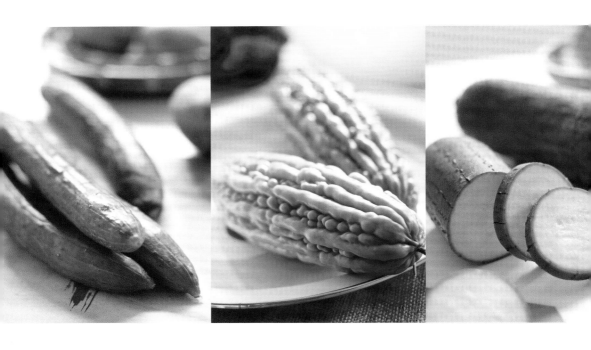

可口瓜类

　　瓜类有大量水分，几乎不含脂肪，容易产生饱足感，是减肥的优良食材，除了体质虚寒者不宜多吃之外，平时可多吃瓜类，享受清热降火、去除烦躁的效果。

　　黄瓜、冬瓜有丙醇二酸，能抑制多余糖类转换为脂肪，并促进脂肪消耗；南瓜含有的钴，是近年备受瞩目的减肥新元素，研究认为钴也能预防肥胖。而苦瓜的苦瓜素，又被称作"高效清脂素"、"脂肪杀手"，能抑制小肠吸收大分子的营养，促进其多吸收小分子营养，减少热量的吸收，预防肥胖。

Point 丙醇二酸能抑制脂肪形成、降低体脂

小黄瓜 *Cucumber*

排毒有效成分
丙醇二酸
膳食纤维、葫芦素

食疗功效
减脂、养肝
清热美容

- **别名：** 小胡瓜、花胡瓜
- **性味：** 性寒，味甘
- **营养成分：**
  膳食纤维、铁、钙、磷、丙醇二酸、葫芦素、
  维生素A、维生素B2、维生素B6、维生素C、维生素E

○ **适用者：** 肥胖者、高脂血症者、慢性肝炎患者、酒精中毒者   ✗ **不适用者：** 慢性支气管炎患者

🍎 小黄瓜为什么能排毒养瘦？

1 小黄瓜有丙醇二酸，能抑制糖类转变为脂肪，可避免体内脂肪的形成。

2 小黄瓜本身能致胖的营养素含量皆少，所以能预防肥胖。在每100克黄瓜中，热量仅13.8大卡，脂肪仅0.2克，糖类也只有3.1克。

3 小黄瓜含果胶，能吸附肠胃中的代谢物质，形成含水的粪便，有助排便。果胶在肠胃中能包覆食物，增加饱足感，让人食用后不至于很快又饿，可控制食量。

⚙ 小黄瓜主要营养成分

与其他蔬果类相较，小黄瓜的基本营养素含量并不高，但种类齐全，维生素A、维生素B1、维生素B2、维生素B6皆有，亦含钾、磷、铁、锌等矿物质。有些品种的维生素C、钾含量较高，降血压、美白功效也较为显著。

🦷 小黄瓜食疗效果

1 小黄瓜含有丙氨酸、精氨酸、谷氨酸，能保护肝脏，对肝硬化、酒精中毒都有效果，酗酒者可多吃小黄瓜以养肝。

2 小黄瓜中的葫芦素，能增强人体巨噬细胞的功能，增强免疫力、改善慢性肝炎，有抗癌作用。

3 小黄瓜的葡萄糖、果糖，不会导致血糖升高，且能产生饱足感。糖尿病患者宜减少淀粉类食物的摄取，多吃些小黄瓜。

4 小黄瓜的黄瓜酶，能促进新陈代谢，维生素E能抗衰老，所以小黄瓜可活化人体细胞、延缓老化、避免黑色素沉着。小黄瓜类汁液常被萃取为保养品，能润肤、改善皱纹。

☀ 小黄瓜食用方法

1 小黄瓜尾端有较多的苦味素，也具有抗癌效果，一起烹调较有营养。

2 如果要获得小黄瓜的利尿功效，加热料理小黄瓜比生吃的效果好；且能抑制小黄瓜中所含的酵素破坏维生素C。

👒 小黄瓜饮食宜忌

1 小黄瓜性寒，凡是脾胃虚寒者、女性生理期及腹泻者都应少食。

2 小黄瓜搭配海带食用，会影响维生素C的吸收，故宜避免。

黄瓜粉条

增强体力 + 保健肠道

■ 材料：

小黄瓜200克，粉条60克，
火腿2片，韭菜20克，
芦笋8根，绿豆芽30克

- 热量 295.2千卡
- 糖类 61.4克
- 蛋白质 4.6克
- 脂肪 3.5克
- 膳食纤维 2.8克

■ 调味料：

麻油、盐、白芝麻、烤肉酱、大蒜泥、醋各1/2
小匙

■ 做法：

1. 粉条煮软后冲冷水沥干；小黄瓜洗净，和火腿都切丝备用。
2. 韭菜、芦笋洗净切小段，加入洗净的绿豆芽以热水烫熟备用。
3. 将调味料拌匀，加入做法①、②的材料，用手抓拌均匀，即可盛盘。

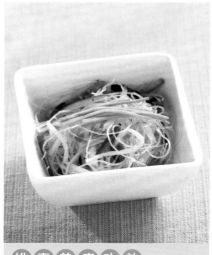

排 毒 养 瘦 功 效

　　小黄瓜含果胶，可吸附肠胃中物质，有助排便。并能包覆食物，增加饱足感，让人餐后不至于很快就饿，可控制食量。

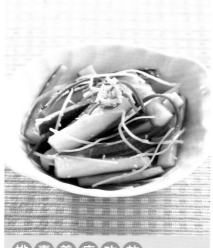

排 毒 养 瘦 功 效

　　姜能使血液循环更顺畅，并增加胃液分泌；小黄瓜能促进肠道蠕动，帮助消化，还能消除水肿，促进排毒。

姜丝脆瓜

促进排毒 + 帮助消化

■ 材料：

小黄瓜2根，辣椒1个，
姜丝30克，大蒜末15克，
白芝麻适量

- 热量 138.2千卡
- 糖类 12.2克
- 蛋白质 3.6克
- 脂肪 8.3克
- 膳食纤维 2.9克

■ 调味料：

盐、白糖、麻油各1小匙，醋1/4小匙

■ 做法：

1. 小黄瓜洗净，去头尾切条，抹盐腌20分钟，出水后沥干备用。
2. 辣椒洗净，对切去籽，切丝备用。
3. 将做法①、②的材料放入碗中，再加入姜丝、大蒜末、所有调味料拌匀，静置30分钟，食用前撒上白芝麻即可。

凉拌西红柿黄瓜

预防肥胖 + 降胆固醇

■ 材料：

小黄瓜2根，西红柿1个，大蒜
1瓣

- 热量 99.2千卡
- 糖类 11.2克
- 蛋白质 1.6克
- 脂肪 5.4克
- 膳食纤维 1.6克

■ 调味料：

麻油、白糖、醋各1小匙，酱油2小匙

■ 做法：

1 小黄瓜洗净，去蒂切滚刀块；黄甜椒洗净切
圈。

2 小黄瓜加少许盐，腌渍片刻；西红柿洗净，
去蒂切块。

3 大蒜洗净，磨泥；将腌好的小黄瓜与西红柿
块、黄甜椒圈放入盘中。

4 将调味料与大蒜泥调成酱汁，淋在小黄瓜、
黄甜椒圈及西红柿上即可。

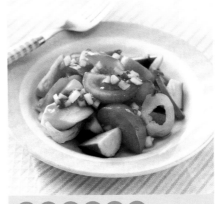

排毒养瘦功效

小黄瓜有丙醇二酸，能抑制
糖类转变为脂肪，可避免体内脂
肪的形成。西红柿的膳食纤维可
帮助肠道蠕道，排除有害的毒素
物质。

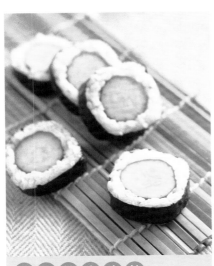

排毒养瘦功效

小黄瓜含有黄瓜酶，能促进
新陈代谢，有助于控制体重。维
生素E的抗氧化功效，能对抗自由
基所造成的伤害，有效抗衰老。

和风黄瓜寿司

利尿消肿 + 强化代谢

■ 材料：

小黄瓜150克，寿司米80克，
寿司海苔2片

- 热量 452.3千卡
- 糖类 68.8克
- 蛋白质 8.8克
- 脂肪 15.8克
- 膳食纤维 1.7克

■ 调味料：

寿司醋2大匙，橄榄油1小匙，美乃滋1大匙

■ 做法：

1 寿司米洗净，加水，放入电锅煮成饭，再拌
入橄榄油和寿司醋，放凉。

2 小黄瓜洗净去蒂，切长条。

3 将寿司海苔摊平放在竹卷帘上，依序铺上米
饭、小黄瓜条，再加美乃滋，最后卷成长条
状，切片后即可食用。

丝瓜

Sponge Gourd

排毒有效成分
水分、膳食纤维
维生素C

食疗功效
清热凉血
养颜美容

- **别名：** 菜瓜、布瓜、棉瓜、天吊瓜
- **性味：** 性凉，味甘
- **营养成分：**
  蛋白质、糖类、膳食纤维、槲皮素、
  B族维生素、维生素C、钙、铁、钾、镁、磷

○ **适用者：** 体质燥热者、糖尿病患者、一般人　✗ **不适用者：** 脾胃虚弱者、腹泻者

丝瓜为什么能排毒养瘦？

1 丝瓜热量很低，食用丝瓜能取代热量较高的食物，减少摄入热量。

2 丝瓜的膳食纤维与大量水分，能共同发挥产生饱足感的功效，避免过快感觉饥饿，减少饥饿感。

丝瓜主要营养成分

1 丝瓜主要的营养成分是水，有95％是水分构成的。其他营养素中，含量较高的是蛋白质与维生素B_6，蛋白质在每100克中含1克、维生素B_6则含0.05毫克。

2 丝瓜果实含皂苷、黏液与瓜氨酸，汁液含皂苷、黏液、木聚糖等成分。

丝瓜食疗效果

1 丝瓜最有名的是清热、去除夏日暑气的效果。丝瓜含有能消炎的成分"芹菜素"，被中西医肯定具有消炎、清热、降火之效。

2 丝瓜含有槲皮素，能保持血管的畅通，使血液流通顺畅，所以丝瓜也能活血、促进血液循环，具有凉血、利尿消肿的功能。

3 丝瓜含维生素B_1、维生素C与瓜氨酸，既能促进皮肤新陈代谢，防止老化、美容养颜，又能修复被晒伤的肌肤。

4 丝瓜也能调理女性经期不顺，治疗白带过多的问题。而产妇食用亦可促进乳汁分泌。

5 丝瓜中的皂苷，能止咳祛痰，对肺炎链球菌有抑制作用，能改善肺热造成的咳嗽、喉咙痛。

丝瓜食用方法

1 丝瓜不宜生食，生的膳食纤维会伤害肠胃，因此以熟食为佳。而加热时间也不宜过久，过久会氧化变色、流失营养。

2 若担心丝瓜过于寒凉，烹调时可加入姜丝，以中和其寒性，对肠胃有益。

3 烹调丝瓜蛤蜊时，不宜以米酒提味，因酒精会干扰人体吸收丝瓜所含的维生素B_1，从而降低营养价值。

丝瓜饮食宜忌

1 丝瓜的属性偏凉，腹泻者不宜多吃。

2 古时的医书上指出，丝瓜食用过量可能造成男性阳痿。

清炒丝瓜百合

2 人份

清热解毒＋利尿消肿

■ **材料：**
丝瓜300克，枸杞子10克，
新鲜百合15克

- 热量 145.3千卡
- 糖类 19.2克
- 蛋白质 4.4克
- 脂肪 5.7克
- 膳食纤维 3.3克

■ **调味料：**
橄榄油1小匙，盐1/2小匙

■ **做法：**

1. 将材料洗净，丝瓜切块。

2. 热油锅，加入丝瓜炒熟，再加百合炒匀。

3. 加入枸杞子稍微拌炒，再加盐调味即可。

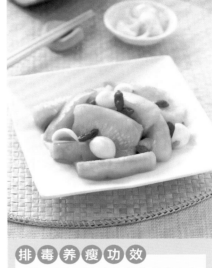

排 毒 养 瘦 功 效

　　丝瓜具有清热解毒和利尿消肿之效，所含的维生素B6能促进蛋白质代谢，是天然的利尿剂，可帮助消除水肿。

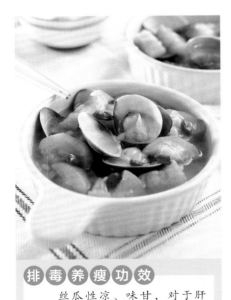

排 毒 养 瘦 功 效

　　丝瓜性凉、味甘，对于肝胃疾病颇有疗效，还能治疗发热烦渴，消除浮肿。搭配枸杞子煮汤，有润肠通便、排毒之效。

蛤蜊丝瓜汤

3 人份

缓解发热＋润肠通便

■ **材料：**
丝瓜200克，蛤蜊100克，枸杞子少许，高汤500毫升

- 热量 138.3千卡
- 糖类 20.2克
- 蛋白质 11.5克
- 脂肪 1.8克
- 膳食纤维 1.2克

■ **调味料：**
盐1小匙

■ **做法：**

1. 丝瓜洗净去皮，剖成四瓣并去籽，切片；枸杞子洗净泡水备用。

2. 高汤与蛤蜊入锅煮滚，直到蛤蜊开口，捞出备用。

3. 丝瓜片放入高汤中，加入盐、枸杞子续煮滚，再加蛤蜊即可熄火。

冬瓜 *Wax Gourd*

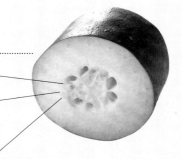

排毒有效成分
维生素C、葫芦巴碱、钾、丙醇二酸

食疗功效
预防肥胖
清热养颜

● **别名：** 枕瓜、白瓜、水芝

● **性味：** 性凉，味甘

● **营养成分：**
葫芦巴碱、水分、膳食纤维、B族维生素、维生素C、钾、磷、锌、铁

○ **适用者：** 易水肿者、一般人　✗ **不适用者：** 脾胃虚寒者、易腹泻者、手脚冰冷者

冬瓜为什么能排毒养瘦？

1 每100克冬瓜中，热量仅13千卡，脂肪仅0.2克，是名副其实的低卡、低脂食材，是减肥者理想的辅助性食物。

2 冬瓜的膳食纤维含量虽不高，但其有96%的含水量，清肠、饱足的效果仍然非常优秀，能延缓血糖上升的速度，减少饥饿的时间，避免减肥中的人吃太多导致热量过剩。

3 冬瓜含葫芦巴碱，能够促进人体新陈代谢；并含丙醇二酸，可以预防糖类转换为脂肪，也能帮助脂肪消耗，具有预防肥胖的功效。

4 冬瓜的钾钠比值高，排除水分的能力强，能预防身体组织水肿。

冬瓜主要营养成分

冬瓜的维生素C含量高，每100克冬瓜中有25毫克，与柑橘类水果的维生素C含量接近，并有葫芦巴碱、丙醇二酸等特殊营养素。

冬瓜食疗效果

1 冬瓜是高钾、低钠食物，能防治高血压，避免心血管疾病。

2 冬瓜含油酸，能抑制体内的黑色素沉着，可以促进皮肤美白，有养颜美容的功效。

3 冬瓜除了能清热降火之外，还能治疗肺热咳嗽、痔疮、哮喘、糖尿病、肾炎水肿、鱼蟹中毒等问题。

4 冬瓜富含维生素C，可破坏自由基，帮助身体对抗氧化。

5 冬瓜中的葫芦巴碱，具有促进新陈代谢之效，有助减重。

冬瓜食用方法

冬瓜是很容易烹调的食材，不论蒸、炒、炖、煮汤等都美味。还能做成冬瓜茶，具有很强的清热、利尿效果。连皮洗净后，加水煮到软烂，再滤掉渣籽，就是好喝的冬瓜茶。

冬瓜饮食宜忌

体质较虚冷者、腹泻者，都不宜吃太多冬瓜。肾脏病患者适量食用有益利尿，但不宜过量。

红烧冬瓜

利尿消肿＋排除毒素

■ **材料：**
冬瓜200克，姜4片

■ **调味料：**
橄榄油1小匙，酱油2大匙，白糖2/3小匙

■ **做法：**

❶ 冬瓜洗净去皮、切块；姜切丝。

❷ 在锅中倒入橄榄油，爆香姜丝，加冬瓜块煎至两面略呈金黄色。

❸ 加入酱油、白糖及适量水盖过冬瓜块，以中火焖煮至汤汁剩1/3即可。

● 热量 78.4千卡
● 糖类 6.5克
● 蛋白质 1.0克
● 脂肪 5.4克
● 膳食纤维 2.2克

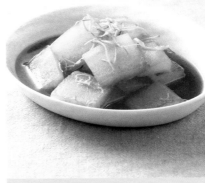

排 毒 养 瘦 功 效

冬瓜热量低，具有清热解毒、增强免疫力的功效，同时会刺激肾脏排泄尿液，帮助排除体内的毒素，消除水肿。

冬瓜镶发菜

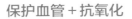

保护血管＋抗氧化

■ **材料：**
冬瓜300克，发菜10克，白果30克

■ **调味料：**
盐1/4小匙，米酒1小匙

■ **做法：**

❶ 冬瓜洗净去皮切块再挖洞，汆烫、沥干备用。

❷ 将发菜泡发、沥干后，与调味料拌匀。

❸ 把发菜镶入做法①的冬瓜，放上白果，用大火蒸5分钟即可。

● 热量 116.5千卡
● 糖类 21.0克
● 蛋白质 6.3克
● 脂肪 0.8克
● 膳食纤维 7.3克

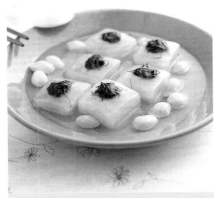

排 毒 养 瘦 功 效

冬瓜中的维生素C，可促进人体吸收发菜中的铁质，且热量很低，适合减重者食用；白果的类黄酮可抗氧化，维护血管健康。

Point 含丰富果胶、钴，预防脂肪堆积

南瓜 *Pumpkin*

排毒有效成分
果胶、膳食纤维
维生素A、维生素E

食疗功效
增强免疫力
预防便秘

● **别名**：金瓜、蕃瓜、
饭瓜、麦瓜

● **性味**：性平，味甘

● **营养成分**：
β-胡萝卜素、膳食纤维、果胶、维生素A、
B族维生素、维生素C、维生素E、钙、钾、钴、铬、锌、镍

○ **适用者**：老年人、肾脏病者、胃溃疡患者、前列腺疾患者　✗ **不适用者**：黄疸、毒疮患者

南瓜为什么能排毒养瘦？

1 南瓜因为丰富的果胶，而名列减肥菜单中。果胶能够吸附水分、营养素，延缓食物在胃里排空的速度，从而避免多食，并使粪便柔软黏合，更易排出。

2 南瓜中的钾含量高，能预防水肿；又含微量元素钴，据西医学研究，钴也能预防肥胖。

南瓜主要营养成分

1 南瓜含有β-胡萝卜素，能帮助转化成维生素A，能转化成维生素A的β-胡萝卜素达874.2微克RE。另含丰富的维生素E与少量维生素C，形成抗氧化金三角。

2 南瓜中帮助排除多余水分的钾含量高，每100克南瓜中有320毫克，钾钠比高达320倍，更强化了钾的利水功能。蛋白质含量亦丰富，每100克南瓜中含2.4克，不论与绿叶蔬菜或瓜类蔬菜相比都偏高。

南瓜食疗效果

1 南瓜含丰富维生素E，能促进血液循环，帮助改善身体冰冷症状，并可增强免疫力，特别适合于冬天食用。

2 南瓜有抗癌功能，胡萝卜素能降低身体对致癌物亚硝胺的敏感度，防止癌变，普遍认为能预防肺癌、膀胱癌、喉癌。加上所含的维生素A、维生素C、维生素E，是完整的抗氧化防护网。

3 南瓜也能防治糖尿病，虽然滋味甘甜，但有多种微量元素，能强化胰岛素的功能，所以它是一种甜，但可稳定血糖的食物。对防治糖尿病来说，有效成分包括钴、铬、镍等。

南瓜食用方法

1 建议南瓜连皮食用，去掉难消化的硬皮后，较软的部分宜一起入菜。另外，南瓜心含丰富的胡萝卜素，不要浪费。

2 南瓜强大的抗氧化功能，有些来自β-胡萝卜素，若想保持这种功能，必须用油烹调南瓜，才能使各种营养素更好地被人体吸收。

南瓜饮食宜忌

1 南瓜食用过多，会使肤色变黄，对人体无害，会自然消褪。

2 每100克南瓜的热量是64千卡，虽不算高，但减肥者仍应留意。

蒜香味噌南瓜

增加饱足感 + 延缓老化

■ **材料：**

南瓜300克，胡萝卜40克，
大蒜4瓣

■ **调味料：**

香油2大匙，白糖、味噌、酱油、酒、
白芝麻各1大匙，豆瓣酱1小匙

● 热量 422.3千卡
● 糖类 69.5克
● 蛋白质 13.3克
● 脂肪 10.1克
● 膳食纤维 8.3克

■ **做法：**

❶ 南瓜洗净切片，放入蒸锅中，外锅加水1/2
杯，蒸3分钟后取出；大蒜去皮切片；胡萝
卜洗净切丝，备用。

❷ 热油锅，放入大蒜片爆香，加入胡萝卜丝，
炒软后，再加入南瓜片、其余调味料，炒
匀，即可起锅。

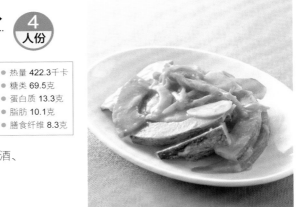

排毒养瘦功效

南瓜中含有丰富的膳食纤
维，除了可帮助肠道排毒外，还
可增加饱足感，延缓餐后血糖上
升的速度，适合减肥者食用。

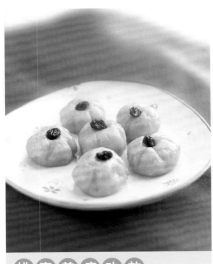

排毒养瘦功效

南瓜中大量的膳食纤维，可
以促进肠胃蠕动，消除便秘，加
上富含利尿效果的钾，能帮助排
除多余水分和毒素，有利减重。

南瓜豆腐饼

排毒消脂 + 消除便秘

■ **材料：**

南瓜泥100克，豆腐碎半盒，
葡萄干少许，面粉3大匙

● 热量 327.1千卡
● 糖类 61.8克
● 蛋白质 12.9克
● 脂肪 3.6克
● 膳食纤维 3.2克

■ **调味料：**

盐1/4小匙，淀粉2小匙

■ **做法：**

❶ 将南瓜泥、豆腐碎、面粉与调味料混合。

❷ 将做法❶的材料挤成丸状，再以中火蒸熟。

❸ 最后放上葡萄干即可。

南瓜鸡丁

保护黏膜 + 排除废物

■ 材料：
南瓜200克，鸡肉100克

■ 调味料：
蔬菜高汤1杯，味醂1/2大匙，
酒1大匙，低盐酱油2小匙

- 热量 361.1千卡
- 糖类 54.7克
- 蛋白质 28克
- 脂肪 1.3克
- 膳食纤维 3.4克

■ 做法：
❶ 南瓜洗净，去籽切块；鸡肉洗净切块。

❷ 鸡块用调味料腌5分钟。

❸ 将南瓜块加入做法②的鸡块，以蒸锅蒸熟即可。

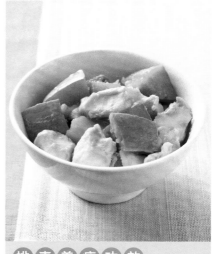

排毒养瘦功效

南瓜中的果胶吸附力很强，能粘住体内的有毒物质，具有保护消化道黏膜的作用，并帮助将毒素排出体外。

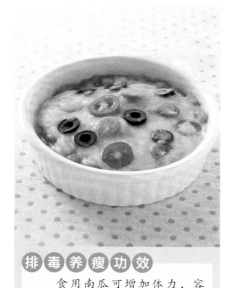

排毒养瘦功效

食用南瓜可增加体力，容易有饱足感，是适合减肥者的食材，而且能帮助排出囤积在体内的多余废物，促进身体排毒。

焗烤黄金南瓜泥

增加体力 + 清除毒素

■ 材料：
南瓜200克，小西红柿3个，
黑橄榄3粒，乳酪丝适量

- 热量 240.5千卡
- 糖类 38.2克
- 蛋白质 7.2克
- 脂肪 6.6克
- 膳食纤维 3.9克

■ 调味料：
鲜奶油20毫升，盐、黑胡椒粉各1/2小匙

■ 做法：
❶ 南瓜洗净后，去皮、籽，切小块，以大火蒸8分钟，蒸软后放入容器中，搅拌成泥。

❷ 小西红柿洗净去蒂，切小块；黑橄榄切片。

❸ 取锅，放入做法①的材料、鲜奶油、盐、黑胡椒粉，以小火边煮边搅拌均匀。

❹ 将做法②、③的材料倒入烤皿，铺上乳酪丝，放入烤箱，以200℃烤至乳酪呈金黄色后即可。

Point 含高效清脂素，抑制小肠吸收脂肪

苦瓜 *Bitter Melon*

排毒有效成分
果胶、维生素C
苦瓜素

食疗功效
消暑降火
祛脂瘦身

● **别名**：凉瓜、癞瓜、癞葡萄、锦荔枝

● **性味**：性凉，味苦

● **营养成分**：
膳食纤维、水分、维生素A、B族维生素、
维生素C、钾、磷、铁

○ **适用者**：糖尿病患者、火热内盛者　✗ **不适用者**：脾胃虚寒者、生理期女性、孕妇

苦瓜为什么能排毒养瘦？

1 苦瓜中含苦瓜素，已被证实有减脂效果，有"脂肪杀手"的美誉。据研究，苦瓜素能在小肠进行减脂作用，能阻止小肠吸收脂肪、多糖等大分子的营养素，并促进小分子营养的吸收，对于抑制脂肪的囤积，有显著的成效。

2 苦瓜热量低，每100克苦瓜中仅有18千卡热量。又含膳食纤维与果胶，能增加饱足感，能清洁肠胃，是低卡高纤的健康蔬菜。

苦瓜主要营养成分

　　苦瓜的维生素C含量不低，每100克瓜肉中有19毫克。对人体有效的特殊成分，包括苦瓜素、苦瓜苷，可促进胰岛素分泌，适合糖尿病患者食用。

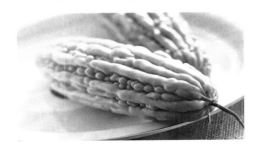

苦瓜食疗效果

1 新鲜的苦瓜汁含有苦瓜苷及类似胰岛素的成分，具降血糖的功能，是糖尿病患者的理想食品。

2 苦瓜的苦味来自一种类似奎宁的物质，它能抑制过度兴奋的体温中枢，达到散热的功效。苦瓜消暑解热、清肝降火的功能，主要来自于此种苦味成分。

3 苦瓜还能防癌、抗癌。除了含天然抗氧化剂维生素C之外，苦瓜还含有一种类奎宁蛋白，被认同有抗癌效果。

4 苦瓜含有一种胰蛋白酶抑制物质，能抑制癌细胞分泌出来的蛋白酶，阻止恶性肿瘤增大。并有某种蛋白，能强化抗癌的巨噬细胞的能力，增加免疫力。

5 苦瓜高钾、低钠，有益血管正常扩张，是高血压患者的健康食物之一。

6 苦瓜能清热降火、消炎利尿，而其维生素C含量高，对女性来说，能够养颜美容、增强身体代谢能力。

7 苦瓜含有丰富的膳食纤维，能加速肠胃代谢，降低胆固醇含量，还能刺激肠胃蠕动、预防便秘、清除有害物质。

127

☀ 苦瓜食用方法

1 新鲜苦瓜宜先用软刷去掉外皮果粒间残留的污垢，再挖去中间的苦瓜籽后，放入冰箱冷藏。但苦瓜籽也有促进糖类分解的功能，能帮助消化吸收，若想保留此功能，可保留苦瓜籽一起烹调。

2 不习惯苦味过重的人，可将苦瓜先以热水烫过或不加油、以热火干炒，皆可减低其苦味，吃起来更顺口。

3 苦瓜先烫过再烹煮，可略减低其苦味，也能降低草酸含量，避免产生结石。

✚ 苦瓜饮食宜忌

1 苦瓜性寒，凡肠胃虚寒者、腹泻者、腹部冷痛者不宜多吃。女性生理期期间也应避免。

2 苦味中的类似奎宁物质，会导致子宫收缩，使孕妇有流产风险，孕妇宜少食或避免。

3 体质燥热者、癌症患者、糖尿病患者可长期定量食用苦瓜，有益健康。

白玉苦瓜色拉

2 人份

消炎退火 + 帮助排便

■ **材料：**
苦瓜1条

■ **调味料：**
色拉酱2大匙

- 热量 245.7千卡
- 糖类 14.5克
- 蛋白质 3.0克
- 脂肪 20.3克
- 膳食纤维 5.7克

■ **做法：**

❶ 苦瓜洗净，去瓤切块，装盘放入冰箱冰镇30分钟。

❷ 取出做法❶的苦瓜，挤上色拉酱即可食用。

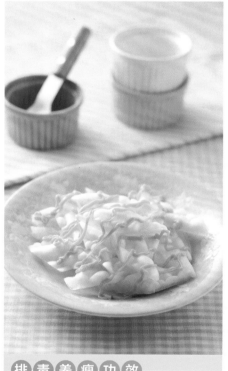

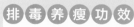

排 毒 养 瘦 功 效

　　苦瓜能消炎退火，治疗因熬夜而引起的口干舌燥、便秘和青春痘。苦瓜含有的膳食纤维，可以促进肠胃蠕动，促进排毒。

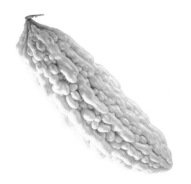

梅香苦瓜

净化血液＋加速代谢

■ **材料：**
苦瓜200克，
梅子5颗

■ **调味料：**
橄榄油1小匙，白糖1/2小匙，
豆豉、冰糖各1大匙，
酱油、蚝油各1/2大匙

■ **做法：**
❶ 苦瓜洗净，去籽切块。
❷ 热油锅，炒香酱油、蚝油和白糖，再加入绿苦瓜、梅子、豆豉和水，煮至汤汁收干。

- 热量 179.1千卡
- 糖类 29.5克
- 蛋白质 1.9克
- 脂肪 5.9克
- 膳食纤维 4.0克

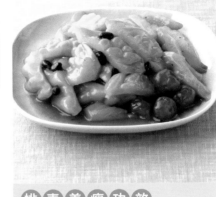

排毒养瘦功效
　　苦瓜含丰富的果胶，可加速肠胃的代谢、降低胆固醇含量，还能刺激肠胃蠕动、预防便秘，清除有害物质。

苦瓜瘦肉清心汤

降低血糖＋预防便秘

■ **材料：**
苦瓜150克，瘦肉80克

■ **调味料：**
盐1/2小匙，胡椒粉少许，
橄榄油1小匙

- 热量 162.4千卡
- 糖类 7.9克
- 蛋白质 17.8克
- 脂肪 7.5克
- 膳食纤维 2.9克

■ **做法：**
❶ 苦瓜洗净切半去籽切块；瘦肉洗净切块备用。
❷ 橄榄油入锅，将瘦肉块煎至金黄色备用。
❸ 汤锅加入适量的水煮沸，再加做法❷的材料与苦瓜块煮熟。
❹ 最后加盐和胡椒粉调味即可。

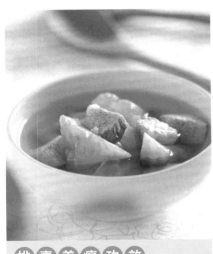

排毒养瘦功效
　　苦瓜中丰富的膳食纤维可促进排便、减重消脂、分解糖类。夏天天气炎热，吃苦瓜能增进食欲，预防火热内盛而导致的便秘。

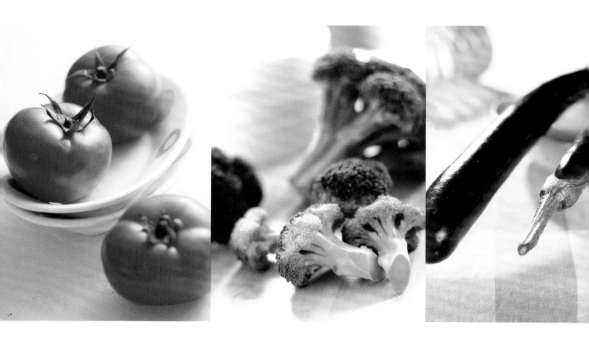

低卡花果类

　　花果类与绿色蔬菜都是低卡低脂、高纤的蔬菜。它们承袭了蔬菜的优点，也能帮助减肥者降低对热量摄取量，延长饱足时间，清肠排毒。

　　但是，它们的外形更多样，其鲜艳美丽的颜色带来更强大的抗氧化力，如西红柿、彩椒的茄红素，茄子的花青素等；而西蓝花在各种食材评比中，更是独占鳌头；秋葵也是营养丰富的蔬菜，能消除运动后的肌肉酸痛，补充蛋白质、钙质。

　　花果类的营养，虽然不算完整，但是矿物质、维生素、植化素等营养素，对于人体代谢、排毒、抗氧化功能佳，非常有益人体健康。

Point 缤纷低卡好清爽，去油又能抗氧化

彩椒 *Sweet Pepper*

排毒有效成分
维生素C、茄红素
β-胡萝卜素

食疗功效
清肠去脂
保护心血管

- **别名：** 甜椒、菜椒

- **性味：** 性凉，味甘

- **营养成分：**
  膳食纤维、β-胡萝卜素、茄红素、
  B族维生素、维生素C、钙、铁、钾、镁、磷

○ **适用者：** 一般人、减肥者、白内障患者　✗ **不适用者：** 关节炎患者

🍎 彩椒为什么能排毒养瘦？

1 彩椒热量低，每100克中仅含25千卡，膳食纤维也有2.2克。彩椒颜色丰富，是餐桌上美丽的点缀，能刺激食欲、帮助肠道排毒、避免宿便堆积。

2 彩椒中维生素C含量高，能帮助新陈代谢，排除胆固醇与其他毒物。绿色彩椒中并含叶绿素，也有助排除胆固醇，降低血脂、保护健康。

☀ 彩椒主要营养成分

彩椒最有特色的营养素是维生素C，其含量是柑橘类的3倍，含量比所有的水果都高。在100克彩椒中维生素C的含量高达94毫克，约2个彩椒就能满足一个成人一日的维生素C需求。

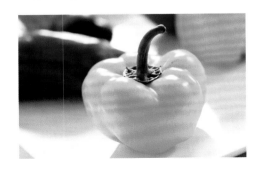

😊 彩椒食疗效果

1 彩椒能抗氧化、抗癌。所含的维生素A、维生素C、茄红素，是强力的抗氧化物质，可降低癌症发生的概率；对抗前列腺癌、膀胱癌、子宫颈癌、胰腺癌有成效。

2 彩椒保护心血管的能力也很强，含维生素P，能加强毛细血管渗透压、预防动脉硬化；又含叶酸、维生素B₆，可净化血液中有害血管的毒物；膳食纤维能降低胆固醇、血脂，预防心血管疾病。

3 彩椒还能护眼，它丰富的维生素C与β-胡萝卜素，对保护视力有帮助，并能预防白内障。

☀ 彩椒食用方法

1 彩椒是容易残留农药的食材，清洗时宜特别仔细。

2 彩椒可生食，也可熟食，热油快炒最能保留维生素C、β-胡萝卜素的营养。

🍴 彩椒饮食宜忌

甜椒含某种植物碱，不利于关节的修复，因此退行性关节病变、类风湿性关节炎患者宜少吃。

秋葵 *Okra*

排毒有效成分
果胶、膳食纤维
黏液蛋白、矿物质

食疗功效
整肠健胃
降低血压

- **别名：** 黄蜀葵、羊角豆
- **性味：** 性凉，味甘
- **营养成分：**
  膳食纤维、果胶、维生素A、维生素B_2、
  维生素B_6、维生素C、钾、磷、铁、钙、镁、锌

○ **适用者：** 糖尿病患者、贫血者、运动者、阳痿早泄男性　✗ **不适用者：** 脾胃虚寒、腹泻者

秋葵为什么能排毒养瘦？

1 秋葵含黏液蛋白、果胶，能促进胃的消化，在肠道中可延缓食物被吸收的速度，减低人对进食的欲望。并能帮助粪便柔软成形，预防宿便产生、改善便秘。

2 秋葵钾含量高，能帮助排除水肿、促进体液循环。

3 秋葵能帮助快速消除运动后的疲劳，对运动减肥者来说，是很实用的食物。

秋葵主要营养成分

1 秋葵的营养多元、含量又高，与所有蔬果相比，几乎所有营养素的含量，都是中等，或偏高的。

2 秋葵的蛋白质、膳食纤维、维生素A、维生素C含量比大部分蔬果要高，深具营养价值与抗氧化力。

秋葵食疗效果

1 秋葵能整肠健胃，含有黏液蛋白、果胶，能温和地帮助食物消化、吸收。黏液蛋白可以保护受损的肠胃道黏膜，镇静过敏的组织，对胃炎、消化性溃疡都具有疗效。

2 秋葵的蛋白质、矿物质、维生素含量较高，能促进废物代谢，并补充蛋白质，加速疲劳物质排出。

3 秋葵中的果胶、黏液蛋白，能减缓糖分被吸收的速度；秋葵富含胡萝卜素，可维持胰岛素正常分泌，平衡血糖。

4 秋葵含钙量丰富，对人体骨骼、牙齿的健康很有帮助。

5 秋葵高钾、低钠，能消水肿、降血压，高血压、肾脏病患者可适量食用。

6 秋葵被誉为"植物威而钢"，能改善阳痿、早泄症状。研究证实，这与它的蛋白质、钙、磷和维生素A有关。

秋葵食用方法

1 秋葵外皮有绒毛，可用盐搓洗干净。

2 秋葵的种子可榨成食用油，营养价值高于一般油类。

秋葵饮食宜忌

1 不能以铜、铁的器皿盛装或煮食秋葵，否则会导致秋葵变色、变味。

2 秋葵钾含量高，肾脏病患者勿过量食用，烫熟再食用较佳。

秋葵香拌豆腐

健胃整肠 + 保护肝脏

■ **材料：**

秋葵100克，豆腐1块，枸杞子5克，大蒜2瓣

■ **调味料：**

酱油2小匙，麻油1小匙

- 热量 213.5千卡
- 糖类 19.2克
- 蛋白质 13.2克
- 脂肪 9.3克
- 膳食纤维 5.5克

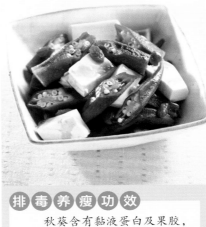

■ **做法：**

❶ 秋葵洗净切段，豆腐切块，和枸杞子分别以滚水烫熟，再捞出沥干。

❷ 大蒜切末，和所有调味料混匀，再拌入秋葵段和豆腐块。

❸ 撒上枸杞子，即可食用。

排 毒 养 瘦 功 效

秋葵含有黏液蛋白及果胶，具保护胃壁的作用，同时可以促进排便，消除便秘，有效清理肠道，帮助减肥。

梅香秋葵拌山药

帮助消化 + 保护肠胃

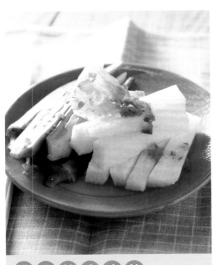

排 毒 养 瘦 功 效

秋葵属于低脂肪、低热量、零胆固醇的食材，其黏液中的果胶可减少人体对脂肪和胆固醇的吸收，帮助排除毒素。

■ **材料：**

秋葵、山药各60克，柴鱼片少许

- 热量 67.8千卡
- 糖类 12.7克
- 蛋白质 2.5克
- 脂肪 1.4克
- 膳食纤维 3.1克

■ **调味料：**

紫苏梅肉2颗，盐、白糖各少许，米醋、味醂各1/2小匙

■ **做法：**

❶ 秋葵洗净后撒上少许盐，余烫后沥干，切小段。

❷ 山药洗净，去皮切条状，浸泡醋水约10分钟，捞起备用。

❸ 所有调味料混合后，拌入秋葵段、山药条，最后撒上柴鱼片即可。

培根炒秋葵

增进食欲＋清热润肠

■ 材料：

秋葵150克，培根75克，
大蒜1头，姜2片

■ 调味料：

橄榄油1小匙，米酒5大匙，
盐、白糖、麻油各1/3小匙

■ 做法：

① 秋葵用盐稍搓，烫熟后过冷水，沥干，去蒂
　头，对半斜切。

② 培根切片；大蒜拍碎。

③ 热油锅，爆香大蒜末，加培根片翻炒，再加
　秋葵略炒，调味后即可。

- 热量 364.9千卡
- 糖类 19.0克
- 蛋白质 14.7克
- 脂肪 25.6克
- 膳食纤维 6.2克

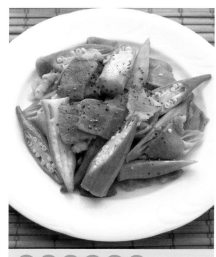

排 毒 养 瘦 功 效

　　秋葵除了含膳食纤维外，也
含有钙、镁、铁、维生素A等营
养素，食用可润肠通便、加速排
除体内的废物、防止便秘。

秋葵炒豆干

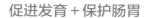

促进发育＋保护肠胃

■ 材料：

秋葵120克，豆干60克，
辣椒1/2个，葱1根，
嫩姜 1 片

■ 调味料：

橄榄油2小匙，盐1/4小匙

■ 做法：

① 秋葵洗净去蒂头，切斜段；豆干切片；嫩姜
　切丝；辣椒、葱切末。

② 热油锅，加辣椒末、姜丝和葱末炒香，再加
　豆干片略炒。

③ 加秋葵段和盐，拌炒至熟即可起锅。

- 热量 259.8千卡
- 糖类 14.3克
- 蛋白质 14.6克
- 脂肪 16.1克
- 膳食纤维 6.2克

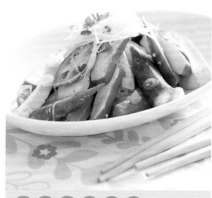

排 毒 养 瘦 功 效

　　秋葵的膳食纤维含量高，热
量低，其中黏液中的果胶可保护
肠胃黏膜，帮助消化，治疗轻微
的腹泻。

香炒核桃秋葵

2人份

改善水肿 + 解热消暑

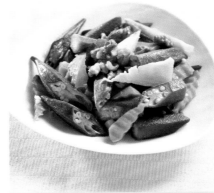

■ **材料：**

核桃15克，竹笋60克，
秋葵150克，大蒜2瓣，
胡萝卜30克

- ● 热量 300.7千卡
- ● 糖类 20.4克
- ● 蛋白质 6.9克
- ● 脂肪 21.3克
- ● 膳食纤维 9.1克

■ **调味料：**

橄榄油2小匙，盐1/2小匙，白糖1/4小匙

■ **做法：**

① 秋葵洗净去蒂头切段；竹笋、胡萝卜洗净切
　小块；大蒜、核桃拍碎。

② 热油锅，炒香大蒜碎，再加胡萝卜块、竹笋
　块和秋葵段翻炒至熟。

③ 最后加盐和白糖调味，再加核桃碎拌匀
　即可。

排 毒 养 瘦 功 效

　　秋葵能整肠健胃，所含的
黏液蛋白可保护受损的肠胃道黏
膜，镇静过敏的组织。果胶可吸
附毒素物质，排出体外。

三色盖饭

2人份

健胃整肠 + 促进代谢

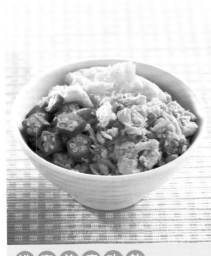

■ **材料：**

秋葵、咸三文鱼各80克，
米饭300克，鸡蛋4个

- ● 热量 1208.3千卡
- ● 糖类 152.7克
- ● 蛋白质 61.0克
- ● 脂肪 39.3克
- ● 膳食纤维 6.7克

■ **调味料：**

白糖、味酥各2小匙，味噌3大匙，
盐1/2小匙，薄盐酱油1小匙，盐1/4小匙

■ **做法：**

① 咸三文鱼洗净入烤箱烤5分钟，取出压碎，备用。

② 秋葵洗净，用盐略搓，烫熟沥干水分，切片
　备用。

③ 将鸡蛋和所有调味料拌匀成蛋液，入锅以小
　火炒拌，待蛋液呈蛋松状，再放入秋葵片、
　咸三文鱼稍炒拌。

④ 将做法③的材料铺在米饭上即可。

排 毒 养 瘦 功 效

　　秋葵的膳食纤维含量高，热
量低，黏液的果胶成分可保护胃
肠黏膜，帮助消化，减轻便秘和
治疗轻微腹泻。

西红柿 *Tomato*

排毒有效成分
果胶、膳食纤维
钾、有机酸

食疗功效
促进消化
防癌美容

● **别名**：番茄、洋柿子、
　　　　小金耳

● **性味**：性微寒，味甘酸

● **营养成分**：
　膳食纤维、茄红素、有机酸、维生素A、B族维生素、维生素C、
　钾、磷、铁

○ **适用者**：高血压患者、癌症患者、一般人　　✗ **不适用者**：气喘、痛风、风湿病患者

西红柿为什么能排毒养瘦？

1 每100克西红柿中仅含26千卡热量，是低卡食物，又有膳食纤维、果胶能清洁肠道。西红柿的热量很低、饱足感高，适合用来减肥。

2 西红柿中含有机酸，包括柠檬酸、苹果酸，能帮助消化，清除多余脂肪，帮助排毒。

西红柿主要营养成分

1 西红柿的维生素C含量丰富，又有维生素A，能协同发挥抗氧化效果。

2 西红柿含 β-胡萝卜素、茄红素等类胡萝卜素，并含黄酮类物质及芸香素，都是抗氧化力很强的植化素。

西红柿食疗效果

1 西红柿的抗氧化功能很强，有抗癌效果。西红柿的抗氧化成分很多，包括维生素A、维生素C、茄红素、芸香素，对前列腺癌、乳癌、肺癌、结肠癌有抑制效果。

2 西红柿的钾钠比值高，对高血压患者、肾功能不全者有益，能改善高血压、避免心血管疾病，也有助肾脏病患者排除水分。

3 西红柿还能养颜美容，它的维生素A能保护皮肤，维生素C则可以美白肌肤。食用西红柿能让肤质更好、更白皙。

4 西红柿中的褪黑激素和植物向光素非常容易互换，两者的生物作用都和光暗有关，因此食用西红柿可调整昼夜节律，帮助入睡。

西红柿食用方法

1 西红柿用油烹调后，它的胡萝卜素、茄红素更能发挥营养功效。但维生素C多少会被高温破坏，若想完全保留维生素C，加热时间不宜太久。

2 将西红柿、菠萝、蜂蜜打成果汁饮用，可促进肠胃蠕动、防治便秘；且低糖、高纤，有益血糖和体重的控制。

西红柿饮食宜忌

1 西红柿中的果胶有些物质，遇到胃酸容易产生硬块，会造成腹痛，所以空腹时不宜吃太多。也不宜与牛奶一同进食，否则会产生类似的问题。

2 未成熟的西红柿常呈绿色，含龙葵碱，有毒勿食，转红才能食用。而本身即偏绿的西红柿，则要确定变软熟后才食用。

桑葚西红柿黄瓜色拉

抗氧化＋帮助消化

■ **材料：**
西红柿100克，小黄瓜50克，
桑葚、洋葱、西芹各30克

■ **调味料：**
水果醋2大匙

■ **做法：**

① 材料洗净。西红柿切瓣；小黄瓜切块；西芹
切段；洋葱切丝。

② 所有材料和水果醋拌匀，即可食用。

- ● 热量 129.8千卡
- ● 糖类 28.8克
- ● 蛋白质 2.2克
- ● 脂肪 0.6克
- ● 膳食纤维 3.8克

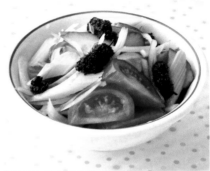

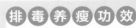

　　西红柿中的有机酸，包括柠
檬酸、苹果酸，都具有帮助消化
的功能，并且能清除多余脂肪，
协助身体排出毒素，减少脂肪
囤积。

西红柿炒蛋

排除毒素＋整肠健胃

■ **材料：**
西红柿200克，鸡蛋4个，
洋葱50克，葱1根

■ **调味料：**
橄榄油1大匙，白糖、盐各1小匙

■ **做法：**

① 将蛋打在碗里，拌匀成蛋汁备用。

② 西红柿洗净，去蒂切块；洋葱切末；葱洗净
切段，备用。

③ 热锅加油，将蛋汁入锅快速翻炒，炒熟后盛
起备用。

④ 用同一锅，爆香葱段，放入西红柿块和洋葱
末，加少许水和调味料拌炒，再倒入做法②
的材料炒匀即可。

- ● 热量 573.7千卡
- ● 糖类 22.9克
- ● 蛋白质 31.8克
- ● 脂肪 39.5克
- ● 膳食纤维 4.0克

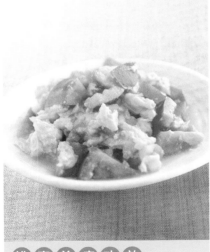

　　西红柿中的膳食纤维、果胶
具有清肠排毒功效。而且热量又
低、容易产生饱足感，是适合用
来减肥的优良食材。

Point 能清除血液中的胆固醇，减脂、降血压

茄子 *Eggplant*

排毒有效成分
膳食纤维、钾
维生素C、花青素

食疗功效
消水肿
保护心血管

● **别名：** 红皮菜、落酥、茄仔

● **性味：** 性凉，味甘

● **营养成分：**
膳食纤维、B族维生素、
维生素E、维生素P、钾、锌、铁、钙、花青素

○ **适用者：** 心血管疾病者、直肠癌患者　✗ **不适用者：** 结核病者、异位性皮肤炎患者、孕妇

🍎 茄子为什么能排毒养瘦？

1 茄子每100克的热量仅25千卡，膳食纤维有2.3克，脂肪0.4克。其低卡、低脂、高纤的特色适合减肥人群。

2 茄子中有皂苷等多种成分，能降低胆固醇、血脂，并提升身体的代谢率，间接预防肥胖。另外钾钠比值又高，能消除水肿、避免水肿性肥胖。

☀ 茄子主要营养成分

1 茄子含量高的营养素有烟碱酸，在每100克中有1.2毫克，有促进糖类、脂肪、酒精代谢的功效。并含有前花青素、维生素P等特殊营养素。

2 茄子的钾含量也颇丰富，钾有利于血管正常扩张，适合高血压患者食用。

🦷 茄子食疗效果

1 茄子能预防心血管疾病，含有的维生素P能增强血管弹性、防止破裂；维生素E、花青素，能避免血管硬化；此外还含有皂苷，能降低血液中的胆固醇。所以食用茄子，能预防冠心病、心绞痛、中风。

2 茄子能舒缓大脑疲劳。它的维生素B$_1$、烟碱酸含量多，对神经系统、大脑有益，能减缓大脑疲劳、增强记忆力。

3 茄子的抗氧化功能很强，能抗癌、防老。维生素A、维生素C、维生素E能互相强化抗氧化效果，清除自由基，预防氧化、延缓老化、抗癌。

☀ 茄子食用方法

1 茄科作物常含有龙葵碱，过量食用将引起人体中毒。这类茄子在外观上不易辨识出来，但食用时口中若有发麻感，就是龙葵碱已经过量、有毒，应立即停止食用。在烹调时加醋，能破坏毒性。

2 茄子外皮有多酚类化合物等营养素，含量相当丰富，不宜去皮食用。

🍽 茄子饮食宜忌

1 食用太多茄子，可能导致孕妇流产，孕妇宜节制食用量。

2 肠胃虚寒、腹泻者不宜食用太多茄子，以免腹泻情况恶化。

3 最好不要以油炸的方式烹调茄子，以免营养素流失。

彩椒拌双茄

2人份

清热通便＋消肿止血

- 热量 268.1千卡
- 糖类 24.8克
- 蛋白质 5.5克
- 脂肪 16.4克
- 膳食纤维 9.1克

■ 材料：
西红柿2个，彩椒1个，
茄子150克，罗勒20克

■ 调味料：
橄榄油1大匙，柠檬汁少许，
盐、酱油各1/2小匙

■ 做法：
1 所有材料洗净。西红柿切薄片；茄子和彩椒切长薄片，备用。
2 热锅加水，水滚后将做法①的材料放入烫3分钟，捞起放凉备用。
3 将所有调味料与做法②的材料搅拌，冷藏1小时，食用前撒上罗勒即可。

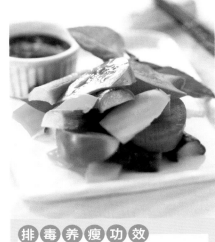

排毒养瘦功效
茄子含有维生素P，能降低胆固醇、防止动脉硬化，且含丰富的膳食纤维，可改善便秘，帮助排出毒素。

橘香紫苏茄

1人份

降胆固醇＋排毒利尿

■ 材料：
茄子100克，紫苏叶20克，
芝麻少许

- 热量 99.4千卡
- 糖类 24.0克
- 蛋白质 1.4克
- 脂肪 1.0克
- 膳食纤维 3.0克

■ 调味料：
金橘酱2大匙

■ 做法：
1 茄子洗净，切小段，泡水3分钟。
2 将茄子段放入蒸锅中蒸熟。
3 食用时，以紫苏叶包裹茄子段，撒上芝麻，蘸金橘酱即可。

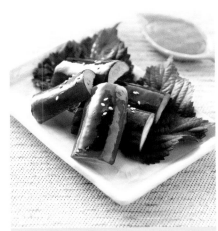

排毒养瘦功效
茄子热量低，是适合减重者的优良食物，其所含的皂苷可降低胆固醇、血脂，提升身体代谢率，能间接预防肥胖的发生。

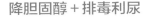

西蓝花 *Broccoli*

排毒有效成分
膳食纤维、维生素C、萝卜硫素、吲哚

食疗功效
通便减肥
抗癌补血

● **别名：** 青西蓝花、绿花椰菜

● **性味：** 性平，味甘

● **营养成分：**
膳食纤维、维生素A、维生素C、维生素E、维生素K、钙、铁、叶酸、萝卜硫素

○ **适用者：** 一般人、癌症患者   ✗ **不适用者：** 肾脏功能不佳、凝血功能异常者、甲状腺肿大者

🍎 西蓝花为什么能排毒瘦身？

1 西蓝花的膳食纤维含量高，每100克中有2.7克，热量也低，每100克仅31千卡，是低卡高纤的食物。

2 西蓝花很容易产生饱足感，餐前吃一些西蓝花，即可降低饥饿感，不知不觉中就减少热量摄取。

3 西蓝花中的营养素，能促进血液循环，并有效帮助水分代谢，消除水肿。

😊 西蓝花主要营养成分

1 西蓝花的维生素C含量在蔬菜类中排名数一数二，是柑橘的2倍以上。

2 因为绿色西蓝花中富含维生素A，因此有更佳的护肤、抗氧化效果。

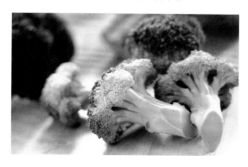

😋 西蓝花食疗效果

1 西蓝花的抗癌功能受到普遍认可。它富含维生素A、维生素C、维生素E等抗氧化剂，能增强新陈代谢、提升免疫力。并含特殊的萝卜硫素及矿物质硒，能加强排毒功能。萝卜硫素能增强肝脏的解毒能力、活化排毒系统，把毒素转成无毒的物质；硒则具有强化身体清除自由基的能力。

2 西蓝花中的吲哚类，对于乳癌、直肠癌、胃癌、子宫颈癌、消化性溃疡的防治效果，受到普遍认可。

☀ 西蓝花食用方法

西蓝花加热时间不宜太久，以免养分流失。可先过热水，再快炒或蒸熟，能保留营养素。

🏥 西蓝花饮食宜忌

1 西蓝花对某些抗凝血药物有降低药效的作用，心脏病患者宜向医师咨询。

2 西蓝花中有些成分会干扰甲状腺利用碘，致使甲状腺肿大，因此甲状腺肿大或甲状腺功能低下者，食用时需注意。

松子花菜色拉

2 人份

高纤防癌 + 预防便秘

■ **材料：**
西蓝花100克，松子15克，
花菜100克

■ **调味料：**
美乃滋2大匙，柳橙汁1大匙

- 热量 372.4千卡
- 糖类 16.5克
- 蛋白质 9.0克
- 脂肪 30.0克
- 膳食纤维 7.3克

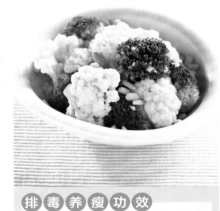

■ **做法：**
① 西蓝花切小朵，烫熟后冰镇，沥干装盘。
② 松子余烫后，放进烤箱略烤至有香味即可。
③ 调味料调匀，与松子一起撒在西蓝花上即可。

排 毒 养 瘦 功 效

　　西蓝花的纤维含量丰富，且热量很低，并含有维生素C，不仅可抗氧化、维持身材，也能预防便秘，排毒一身轻。

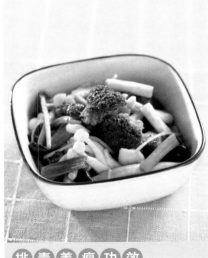

排 毒 养 瘦 功 效

　　西蓝花因为含有膳食纤维，而能吸附肠道中的废物和多余的油脂，协助将其排出体外，达到排毒减重的效果。

柳松菇烩西蓝花

2 人份

排除毒素 + 抗菌防癌

■ **材料：**
西蓝花100克，
柳松菇75克，葱1根，
姜1片，蟹味菇50克

- 热量 112.7千卡
- 糖类 17.5克
- 蛋白质 9.2克
- 脂肪 0.6克
- 膳食纤维 6.9克

■ **调味料：**
橄榄油、蚝油各2小匙，淀粉水1小匙

■ **做法：**
① 西蓝花切小朵，余烫后捞起沥干。
② 柳松菇、蟹味菇剥小朵，葱切段，姜切丝。
③ 热油锅，爆香葱段、姜丝，倒入蚝油和淀粉水，炒匀。
④ 加西蓝花、柳松菇和蟹味菇，翻炒至入味即可。

金针花 *Daylily*

排毒有效成分
维生素A、维生素C、烟酸

食疗功效
抗氧化
提高代谢

● **别名**：萱草、金针、黄花菜

● **性味**：性微寒，味甘

● **营养成分**：
膳食纤维、天门冬素、维生素A、B族维生素、维生素C、钾、磷、铁、锌、钙

○ **适用者**：神经过敏者、忧郁者、失眠者、产妇、用眼过度者　　✗ **不适用者**：皮肤瘙痒者

金针花为什么能排毒养瘦？

1 金针花提升代谢的效能很高，它含烟酸，能降低胆固醇、甘油三酯，并促进血液循环，也含维生素A、维生素C等抗氧化剂，能提高身体代谢率。

2 金针花低卡低脂、高纤，不会造成身体的负担，不易造成肥胖。钾的含量也高，能去除水肿、帮助水分代谢，使身材显得更轻盈。

金针花主要营养成分

金针花是低卡高纤食物，含量较高的营养素有维生素A和膳食纤维；而维生素C含量亦佳，接近柑橘类水果。其抗氧化效力加上膳食纤维，对肠道健康特别有益。

金针花食疗效果

1 金针花含有钙、磷、天门冬素、维生素B₁、烟碱酸等镇定神经的成分，因此金针花有"安神菜"、"忘忧草"的美名，能改善神经衰弱、失眠等症状，去除烦闷，使人心情开朗。

2 金针花能护眼、护肤，金针花中的维生素A、叶黄素能保护眼睛，维生素A、维生素B₂、维生素C、烟碱酸则能保养皮肤。金针花中的维生素A与维生素C的含量都不低，也能发挥很好的抗氧化功效。

3 中医认为，金针花能清除肺热、缓和肝气，对于因燥热所引发的流鼻血，有改善效果。

金针花食用方法

1 新鲜的金针花含秋水仙碱，会导致呕吐、腹泻等中毒症状。采摘后需先浸泡水中2小时，去除水分后再烹调。

2 新鲜金针花烹调前必须去掉花蕾，干制品则应泡开并彻底洗净，使其退去硫磺味及色泽。

金针花饮食宜忌

市售新鲜金针花分成黄色花苞和绿色花苞两种，还有晒制成金针花干的成品。采购时需留意，有些颜色太过鲜艳者，可能添加药物以保持色泽，反而不是良品。

香煎金针嫩鸡

2 人份

降胆固醇＋防止便秘

- 热量 233.3千卡
- 糖类 5.0克
- 蛋白质 29.1克
- 脂肪 10.8克
- 膳食纤维 2.0克

■ **材料：**
鸡肉120克，金针花80克

■ **调味料：**
橄榄油2小匙，盐1/4小匙，
酱油1/2小匙

■ **做法：**

① 鸡肉洗净切块，用酱油腌10分钟。

② 热油锅，放入鸡肉块，以小火煎至表面呈金黄色，加入金针花、盐和水略炒。

③ 转小火，焖煮约2分钟，加盐拌匀即可。

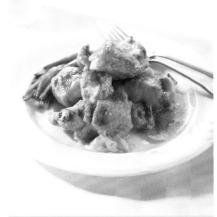

排 毒 养 瘦 功 效
　　金针花因为含有膳食纤维，因而具有降低胆固醇、加强有毒物质代谢、防止便秘、促进肠道蠕动之效。

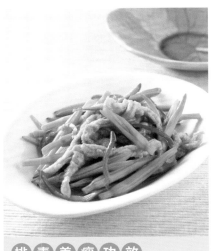

金针花炒肉丝

2 人份

促进肠蠕动＋消除水肿

- 热量 203.3千卡
- 糖类 10.0克
- 蛋白质 12.0克
- 脂肪 12.0克
- 膳食纤维 3.8克

■ **材料：**
绿金针花150克，猪肉50克，
辣椒1个，大蒜3瓣

■ **调味料：**
橄榄油2小匙，酱油1小匙，米酒1/2小匙，盐、淀粉各1/4小匙

■ **做法：**

① 绿金针花洗净，去硬梗；大蒜切末，辣椒切丝，备用。

② 猪肉洗好切丝，去血水，以酱油、米酒和淀粉腌10分钟。

③ 热油锅，爆香大蒜末和辣椒丝，加绿金针花和猪肉丝炒熟，起锅前，加盐拌匀即可。

排 毒 养 瘦 功 效
　　金针花是低卡、高纤的蔬菜，能刺激肠道的蠕动，帮助有毒物质排出。而钾的含量也高，具去除水肿、促进水分代谢的功能。

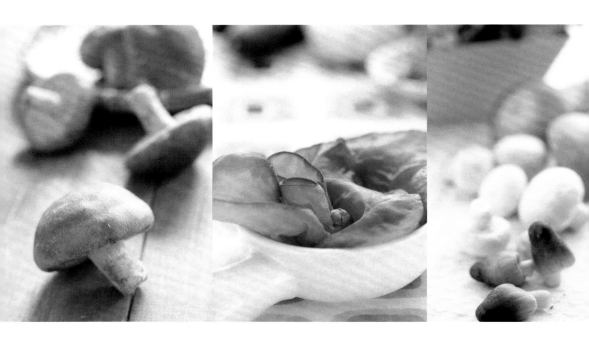

鲜美菌菇类

　　菌菇是蔬菜的一种，也有丰富的膳食纤维，可清肠，预防便秘。对于想变瘦的人来说，是补充体力又可减肥的食物。菌菇的热量低，又含腺嘌呤、胆碱等成分，能有效降低血脂。

　　菌菇类含近年颇受瞩目的成分——多糖体，多糖体能抗氧化、防癌，可增强免疫力，抑制恶性肿瘤的生长。

　　此外，香菇、黑木耳中含麦角固醇，经阳光照射可合成维生素D，对钙质吸收有帮助，能强健骨骼、牙齿。银耳、松茸菇又能养颜美容。

Point 提升免疫力，又有多种降血脂成分

香菇 *Shiitake Mushroom*

排毒有效成分
膳食纤维、胆碱
葡聚醣、腺嘌呤

食疗功效
抗癌
降胆固醇

- **别名：** 香蕈、向蕈

- **性味：** 性平，味甘

- **营养成分：**
蛋白质、烟碱酸、膳食纤维、
维生素B$_2$、维生素B$_6$、维生素C、维生素D、钾、镁、磷

○ **适用者：** 糖尿病、高血压、高脂血症患者　✗ **不适用者：** 痛风者、肾脏疾病患者、尿酸过高者

香菇为什么能排毒养瘦？

1 香菇中的膳食纤维含量高，能帮助肠道排毒，且热量也不高，每100克中仅含40千卡，是低卡高纤的减肥佳蔬。

2 香菇含腺嘌呤，能促进肝脏中胆固醇的代谢，进而降低血中胆固醇；并含生物碱、葡聚糖、核酸等成分，能降低血液中胆固醇含量，适合高脂血症患者食用。

香菇主要营养成分

1 香菇的膳食纤维、蛋白质、钾、烟碱酸、锌含量很高。必需氨基酸的含量亦高，对人体帮助很大。

2 较为特殊的是，香菇中的维生素D效力高，约100克可满足一位成年人一日所需的量，而晒过太阳的香菇比新鲜香菇含更多维生素D，对于很少晒太阳的人来说，更是绝佳的食材。

香菇食疗效果

1 香菇能预防心血管病变，所含核酸、葡聚糖、胆碱等成分，能减少血液中胆固醇，增加血管弹性，避免心血管疾病。

2 香菇的膳食纤维含量丰富，能够促进排便，将体内毒素排出体外，并可降低胆固醇。

3 香菇中的麦角固醇是维生素D的前体物质，经阳光照射可形成维生素D，促进钙质吸收，预防骨质疏松，有益牙齿生长和健康。

4 香菇中含特殊的多糖类，能提升免疫力、抗病毒，也能抑制癌细胞的生长、转移，对于预防胃癌、食道癌、肠癌、子宫颈癌等，疗效更佳。

香菇食用方法

1 香菇可先经过曝晒再收藏，能增加维生素D的含量。

2 干香菇食用前，要先冲洗，再以温、热水泡发。而香菇中的葡聚糖，经冲洗、浸泡后易流失，因此清洗的时间不宜太长，若连水一同入菜，更能吸收其营养。

香菇饮食宜忌

香菇含腺嘌呤，对肾脏疾病者、痛风患者、病后体虚者、产妇较不利，宜尽量避免食用。

双菇拌鸡肉

滋补强身＋促进肠蠕动

■ 材料：

洋菇、生菜、小黄瓜各30克，
新鲜香菇4朵，鸡胸肉100克

■ 调味料：

橄榄油1大匙，酱油1小匙，
白糖、黑胡椒各1/2小匙

■ 做法：

1. 蔬菜洗净。小黄瓜、香菇均切块；洋菇对
   切；生菜撕成片状。
2. 鸡胸肉洗净，烫熟后捞起，撕成丝。
3. 热油锅，加入香菇块、洋菇和小黄瓜块炒
   熟，再加鸡肉丝、酱油、白糖和黑胡椒拌匀。
4. 生菜装盘，再将做法③中材料置于生菜上
   即可。

- 热量 270.5千卡
- 糖类 6.9克
- 蛋白质 25.3克
- 脂肪 15.8克
- 膳食纤维 1.8克

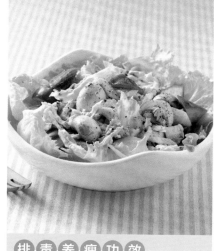

排 毒 养 瘦 功 效

　　香菇含丰富的矿物质、膳食
纤维及多糖类化合物，可增强免
疫力，促进肠道蠕动及抗癌。此
道料理口感清爽，很适合减肥者。

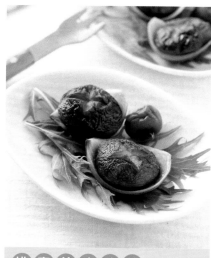

酥炸梅肉香菇

抗老防衰＋整肠健胃

■ 材料：

腌渍梅肉6粒，生香菇6朵

■ 调味料：

盐1/2大匙，料理酒3大匙，
酱油、淀粉各1大匙

- 热量 275.9千卡
- 糖类 16.8克
- 蛋白质 2.1克
- 脂肪 15.2克
- 膳食纤维 2.4克

■ 做法：

1. 梅子去核切丁；香菇洗净去蒂，在菇伞上划
   十字。
2. 梅肉加入盐与酱油调味，填入香菇凹陷中。
3. 淀粉加些水调成面糊，将香菇沾满面糊。
4. 锅里放油加热，放入香菇炸熟即可。

排 毒 养 瘦 功 效

　　香菇中含有葡聚糖，能提升
免疫力、抗病毒，也能抑制癌细
胞的生长。丰富的水溶性膳食纤
维，具有饱足感。

小白菜炒香菇

1人份

排除毒素＋消除宿便

■ **材料：**
小白菜100克，香菇6朵

■ **调味料：**
盐、酱油各适量

● 热量 25千卡	
● 糖类 4.2克	
● 蛋白质 2.0克	
● 脂肪 0.4克	
● 膳食纤维 3.0克	

■ **做法：**
1. 香菇用温开水浸泡，去蒂；小白菜洗净切段，备用。
2. 锅中放油烧热，放入小白菜略炒，再放入香菇一起炒。
3. 锅中加入适量水，以盐与酱油调味，盖上锅盖，将小白菜煮软即可。

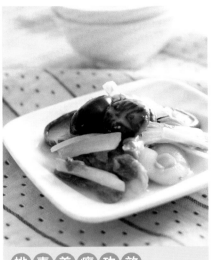

排毒养瘦功效

香菇富含膳食纤维，其排毒作用相当优越，能帮助消除体内堆积的毒素，并改善宿便堆积所导致的便秘。

麻油胡椒炒香菇

2人份

促进排便＋提升免疫力

■ **材料：**
香菇8朵，洋葱40克，
芹菜20克，葱花15克

● 热量 153.0千卡	
● 糖类 11.5克	
● 蛋白质 3.1克	
● 脂肪 10.5克	
● 膳食纤维 4.1克	

■ **调味料：**
麻油2小匙，米酒1小匙，
黑胡椒、酱油各1/2小匙

■ **做法：**
1. 香茹洗净去蒂，切小块备用。
2. 洋葱、芹菜洗净，切碎末备用。
3. 热锅加入麻油，放做法①、做法②中材料和米酒翻炒，待材料炒透时，再加酱油和黑胡椒调味，最后撒上葱花即可盛盘。

排毒养瘦功效

香菇含有丰富的多糖体，能增强人体免疫力、防癌抗老；其中所含的膳食纤维则可促进肠道蠕动，排除体内多余毒素和废物。

金针菇 *Golden Mushroom*

排毒有效成分
膳食纤维
金针菇素

食疗功效
帮助代谢
增强免疫力

● **别名**：金丝菇、金菇、金钱菇、增智菇

● **性味**：性寒，味咸

● **营养成分**：
蛋白质、维生素B₁、维生素B₂、
维生素C、烟碱酸、膳食纤维、钾、锌、磷、铁

○ **适用者**：癌症患者、一般人　✗ **不适用者**：关节炎患者、肾功能不全者

🍎 金针菇为什么能排毒养瘦？

1 金针菇的热量低，每100克金针菇中仅含41千卡，不会造成身体负担。

2 金针菇膳食纤维含量高，每100克中有2.9克，能清除肠道中胆固醇与毒素，预防宿便堆积。而膳食纤维也能吸附、带走肠道中的胆汁酸，能间接减低血液中胆固醇含量，降低血脂。

金针菇主要营养成分

1 金针菇含量较多的营养，包括膳食纤维、钾、烟碱酸、铁、锌。其钾钠比例对高血压患者有利；而100克的金针菇中，含一人一日所需一半的烟酸，对于常暴饮暴食、饮酒的人来说，是能帮助代谢的佳蔬。

2 金针菇中蛋白质的营养价值高，有18种氨基酸，其中8种为人体所需的必需氨基酸。

金针菇食疗效果

1 金针菇中的赖氨酸、精氨酸含量丰富，对儿童智力发展有帮助，因此又名"增智菇"。

2 金针菇中的金针菇素，是一种抗癌能力很强的多糖体，能杀死95%的癌细胞，增强免疫力。

3 金针菇的维生素B₁含量特别丰富，具有促进能量代谢，保持神经系统功能正常的效果。

4 金针菇的烟碱酸含量高，有助血管正常扩张，可降低高血压。

金针菇食用方法

水煮的方式能使金针菇的维生素B₁、维生素B₂溶于汤汁，食用时宜连汤一起食用。烹煮时间也不宜过久，以免营养价值高的蛋白质流失。

金针菇饮食宜忌

1 金针菇必须煮熟再食用，因为含秋水仙碱，若生食易导致呕吐、腹泻，煮熟后对人体便无害。

2 金针菇的钾、磷含量高，肾功能不良者，不宜食用太多。

3 金针菇有强化免疫力的功能，因此还在化疗中的癌症患者、系统性红斑狼疮患者、类风湿性关节炎患者，都应暂时禁食。

红烧金针菇

增强免疫力 + 促进消化

2 人份

■ 材料：
金针菇50克，胡萝卜20克，
银耳、黑木耳各30克

■ 调味料：
橄榄油、酱油各1小匙，
麻油、盐各1/4小匙

■ 做法：
1. 所有材料洗净。金针菇去尾部；银耳、黑木耳泡开，切丝；胡萝卜去皮切丝，备用。
2. 取锅加水，汆烫所有材料，放凉备用。
3. 热锅加油，加剩余调味料和做法②中材料，再加少许水，略烧煮入味即可。

- ● 热量 57.9千卡
- ● 糖类 10.2克
- ● 蛋白质 1.9克
- ● 脂肪 1.5克
- ● 膳食纤维 5.9克

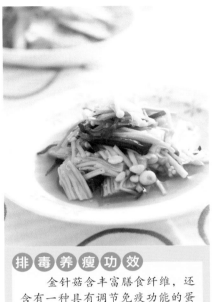

排毒养瘦功效
　　金针菇含丰富膳食纤维，还含有一种具有调节免疫功能的蛋白质，可激活免疫系统、抑制肿瘤与消脂瘦身。

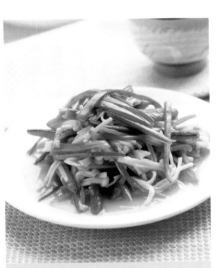

甜豆清炒金针菇

利水去湿 + 改善便秘

2 人份

■ 材料：
甜豆荚80克，金针菇120克，
辣椒1个，大蒜3瓣

■ 调味料：
橄榄油2小匙，盐1/2小匙

- ● 热量 182.0千卡
- ● 糖类 16.0克
- ● 蛋白质 5.2克
- ● 脂肪 10.8克
- ● 膳食纤维 5.7克

■ 做法：
1. 甜豆荚去头尾，和辣椒均切丝；大蒜切末；金针菇剥散。
2. 热油锅，爆香大蒜末，加其他材料炒熟。
3. 起锅前，加盐调味即可。

排毒养瘦功效
　　金针菇之所以可以清洁肠胃，去除肠内代谢废物和多余的胆固醇，是因其含有丰富的膳食纤维，并可有效改善便秘。

Point 增强免疫力、抗癌，美肤、防便秘

银耳 *Tremella*

● **别名：** 白木耳、雪耳

● **性味：** 性平，味甘

● **营养成分：**
水分、膳食纤维、B族维生素、维生素D、
烟碱酸、钠、钾、钙、磷、镁、铁、锌

○ **适用者：** 月经失调、产后虚弱者　✗ **不适用者：** 风寒感冒者、痰多者

银耳为什么能排毒养瘦？

1 银耳的膳食纤维，经久煮后能变成胶状，容易使人有饱足感，减少再进食的欲望。又能作为肠道的清道夫，排除肠道中的脂肪与胆固醇，并能间接降低血脂。

2 银耳的纤维，具有优良的清肠功能。有不少医疗院所，将银耳当成病患的甜点，以避免久卧的病人发生便秘，而效果良好，病人几乎不需要另外吃帮助排便的药物。

银耳主要营养成分

1 银耳最主要的营养素是88%的水分，每100克的热量仅49千卡，矿物质中仅铁的0.5毫克略多，其他营养素都偏低。但有珍贵的维生素D，有益维护骨质健康；又有胶质能维护皮肤弹性，是其独特的营养素。

2 银耳中的氨基酸有17种，其中有7种是必需氨基酸，而多糖体的含量也相当丰富。

银耳食疗效果

1 银耳以美容功效闻名，是中国传统珍贵补品，素有"富人吃燕窝，穷人吃银耳"的说法。银耳含胶质，能避免肌肤松弛而产生皱纹，维持肌肤弹性、保持锁水能力。据说长期食用银耳，能去除脸部的黄褐斑、雀斑。

2 银耳中所含的多糖类物质，能提升免疫力，强化骨髓造血功能，并且能对抗肿瘤。

3 银耳与多数菇类一样，有维生素D的前体物质麦角固醇，麦角固醇在阳光照射后，能形成维生素D，对钙质的吸收很有帮助。

4 银耳中的膳食纤维含量十分丰富，可以降低血液和肝脏内的胆固醇，将体内的代谢废物顺利排出体外。

银耳食用方法

1 购买银耳时，不宜选购颜色过白者，颜色过白通常是经过漂白，应选择颜色微黄者。

2 市售银耳多已干燥，处理时可先以水浸泡2小时，冲洗掉杂质后，再用温水泡发约30分钟，泡发后将蒂头去除，即可煮食。

3 煮食时间不宜过短，足够的加热时间能使胶质与多糖物质溶出，有助吸收。且加热时间久，能使银耳易于消化，对于消化不良者、老年人都有帮助。

4 中医认为银耳能健脑、强心、养胃、生津、护肝，对慢性支气管炎、高血压、皮肤干燥都有改善效果，而病后、产后体虚者，也适合用银耳进补。

🍴 银耳饮食宜忌

1 银耳可能引发中毒，必须小心避免。银耳若味道变酸、变色、存放过久或有腐坏迹象，不可勉强食用。

2 银耳中的维生素D，可以促进牛奶中的钙质被人体吸收，因此吃银耳甜汤时可加入鲜奶。

3 银耳有抗凝血作用，如果有出血性疾病者，应避免食用。

4 银耳结合不同的食材，冬天可以进补，夏天可以退火解毒。

咖喱银耳烩鲜蔬
2人份

整肠排毒＋调节血糖

■ 材料：
干银耳50克，
胡萝卜50克，
西蓝花75克，
四季豆30克

- 热量 268.7千卡
- 糖类 38.4克
- 蛋白质 14.8克
- 脂肪 6.2克
- 膳食纤维 5.6克

■ 调味料：
橄榄油1小匙，咖喱粉1大匙，
脱脂鲜奶1杯，盐1/4小匙，
白糖1/2小匙，淀粉水2小匙

■ 做法：
❶ 干银耳泡水至软，去蒂切片；西蓝花切小朵；胡萝卜去皮切块；四季豆切段，备用。

❷ 热油锅，炒香咖喱粉，加鲜奶煮匀，再加入所有材料、盐和白糖，以中火煮5分钟。起锅前用淀粉水勾芡即可。

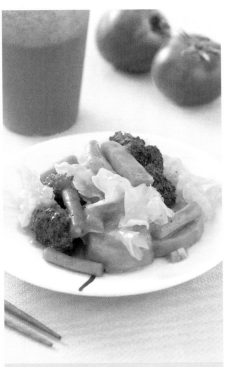

排毒养瘦功效

　　这道料理富含膳食纤维，整肠排毒的效果十分良好。银耳还有对抗老化、调节血糖、软化血管等多种功效。

银耳红枣汤

促进排便 + 降胆固醇

| ● 热量 363.5千卡 |
| ● 糖类 69.8克 |
| ● 蛋白质 17.2克 |
| ● 脂肪 1.7克 |
| ● 膳食纤维 33.7克 |

■ 材料：

干银耳、莲子各30克，
红枣10克

■ 调味料：

冰糖2小匙

■ 做法：

❶ 银耳以冷水泡软，挑出杂质并摘除尾端蒂
头；红枣洗净，备用。

❷ 将银耳放入水中，以小火慢炖4小时。

❸ 加入红枣与冰糖，以中火煮滚，搅拌至冰糖
溶化即可。

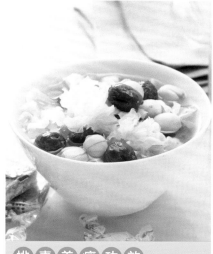

排 毒 养 瘦 功 效

银耳中的膳食纤维含量，是
所有菇蕈类食物中最高的，可降
低血液和肝脏内的胆固醇，热量
又低，吃了不易发胖。

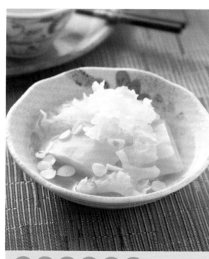

排 毒 养 瘦 功 效

银耳含丰富的胶质，除能避
免肌肤松弛而产生皱纹外，还有
吸水膨胀的功能，吃后易有饱足
感，可减少食物的摄取。

青木瓜炖银耳

帮助减重 + 对抗老化

| ● 热量 512.7千卡 |
| ● 糖类 55.0克 |
| ● 蛋白质 13.8克 |
| ● 脂肪 26.4克 |
| ● 膳食纤维 21.6克 |

■ 材料：

青木瓜200克，杏仁50克，
干银耳10克，水3杯

■ 调味料：

冰糖1大匙

■ 做法：

❶ 将干银耳泡发，去蒂沥干；青木瓜去皮切
块，备用。

❷ 银耳、青木瓜块和杏仁倒入炖盅内，加水，
盖上盖子，隔水炖煮2小时。

❸ 加冰糖调味即可。

Point 含多种成分，能降血脂、预防便秘

黑木耳 *Black Fungus*

排毒有效成分
膳食纤维
多糖体

食疗功效
清血补血
增强免疫力、抗癌

● **别名：** 木须、桑耳、黑菜

● **性味：** 性平，味甘

● **营养成分：**
蛋白质、膳食纤维、维生素B₂、
钙、铁、钠、镁、钾、烟碱酸、多糖体

○ **适用者：** 便秘者、贫血者、癌症患者　✗ **不适用者：** 手术后出血者、气虚者

黑木耳为什么能排毒养瘦？

1 黑木耳的热量低，每100克黑木耳仅含35千卡，不会造成身体负担。

2 黑木耳含卵磷脂，能使血管中的胆固醇乳化，使胆固醇容易被代谢排出体外，具有降低血脂的效果。

3 膳食纤维在每100克的黑木耳中，含量高达6.5克，能预防便秘、排除肠道毒素。黑木耳又含植物胶质，吸附肠道中的物质能力相当强，对清洁肠道有良好功效。

黑木耳主要营养成分

1 黑木耳中，矿物质含量较丰富，每100克中有28毫克的钠，33毫克的钙，1.1毫克的铁，并含少量维生素B₂。因为铁、钙的含量丰富，是素食者取代肉类，用来补充铁、钙的好食物，故有"素中之肉"的美名。

2 黑木耳中较特殊的营养是，含有8种必需氨基酸，其中亮氨酸、赖氨酸较多。并含珍贵的多糖体与胶质。

黑木耳食疗效果

1 黑木耳含铁量高，有助改善贫血，强化造血功能。

2 黑木耳有抗凝血作用，能预防血栓形成、改善动脉硬化，对高血脂的人有益，能预防心血管疾病。

3 黑木耳也含有菇类特有的多糖体，其酸性多糖能抗氧化、防癌。

黑木耳食用方法

处理黑木耳时，不宜以热水浸泡，会失去保水度，宜用冷开水清洗与浸泡。

黑木耳饮食宜忌

1 孕妇不宜吃太多黑木耳，会影响胚胎的稳定与成长，有流产的风险。

2 黑木耳有抗凝血的作用，所以手术前、后的病患不宜食用。

3 黑木耳有种光敏感物质，体质易过敏的人，食用后曝晒在阳光下，可能引发皮肤过敏。因此，过敏者宜选择干燥的木耳，经处理后食用。

黄豆拌木耳

帮助代谢 + 滋润肠道

■ **材料：**
黄豆50克，黑木耳150克

■ **调味料：**
盐1/4小匙，
胡椒粉、香油少许

■ **做法：**

① 黄豆泡水3小时，蒸熟后沥干。

② 黑木耳洗净切片，氽烫沥干备用。

③ 将做法①、做法②中材料及调味料拌匀即可。

● 热量 288.7千卡
● 糖类 27.9克
● 蛋白质 19.3克
● 脂肪 13.0克
● 膳食纤维 17.7克

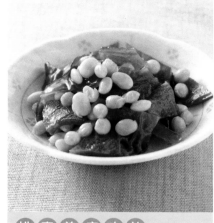

排 毒 养 瘦 功 效

　　根据西医的观点，因黑木耳富含的膳食纤维及B族维生素，故能帮助体内热量代谢，并有软便通肠的作用。

木耳炒时蔬

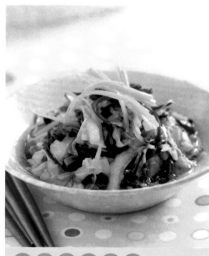

消脂排毒 + 健胃整肠

■ **材料：**
香菇2朵，干黑木耳3朵，胡萝卜25克，白菜80克

■ **调味料：**
盐适量

■ **做法：**

① 香菇与黑木耳泡软并切丝。

② 胡萝卜与白菜洗净，胡萝卜去皮，和白菜均切细丝。

③ 热锅加油，放入所有材料以大火快速翻炒，再加适量的盐拌炒熟透后，即可起锅。

● 热量 23.6千卡
● 糖类 1.4克
● 蛋白质 1.3克
● 脂肪 0.4克
● 膳食纤维 2.6克

排 毒 养 瘦 功 效

　　黑木耳因含有丰富的膳食纤维及胶质，可以吸附肠道中的废物及脂质，故能加速体内毒素排出，减脂瘦身。

Point 口感柔韧，能促进血液循环

平菇
Oyster Mushroom

排毒有效成分
膳食纤维
平菇素

食疗功效
增强体力
改善肌肉酸痛

● **别名：** 黑美人菇、秀珍菇、蚝菇

● **性味：** 性温，味甘

● **营养成分：**
蛋白质、脂肪、膳食纤维、
维生素A、B族维生素、维生素C、钾、磷

○ **适用者：** 一般人 ✗ **不适用者：** 痛风患者、肾脏病患者

🍎 平菇为什么能排毒养瘦？

1 平菇的热量低，每100克平菇中仅含25千卡。

2 平菇中含平菇素，多吃能降低胆固醇，具有降低血脂的功效。因此能保护血管、预防动脉硬化。

3 平菇中含有维生素A、B族维生素、维生素C，能促进代谢，促使脂肪、蛋白质、糖类等大分子被利用，维持良好代谢，对预防肥胖有帮助。

☀ 平菇主要营养成分

1 平菇的烟碱酸、钾含量较高，对暴饮暴食、常大量饮酒及水肿的人有益。

2 每100克平菇中，有20克的蛋白质，平菇含18种氨基酸，有8种是必需氨基酸。

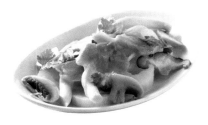

🦷 平菇食疗效果

1 平菇所含多糖体中的葡聚醣，能抗氧化、对抗癌症。

2 平菇含有核酸，能够促进血液循环，改善肌肉酸痛、手脚麻痹的问题。

3 平菇能减少人体血清中的胆固醇，并可防治肝炎、胃溃疡、十二指肠溃疡。

☀ 平菇食用方法

1 平菇的处理，只要将蒂头切掉一部分，以水冲净即可，若要冷藏，擦去水分后密封，再放入冰箱。

2 平菇经烹调后，会缩水变小，口感圆润滑顺。因为本身味道较淡，可加入少许香料热炒烹调，更能显出淡淡清香。烹调的方式，可热炒、煮汤、火锅或烧烤，都很合适。

⚕ 平菇饮食宜忌

1 平菇嘌呤值较高，痛风与肾脏有疾病的人，不宜多吃。

2 平菇中含有丰富的膳食纤维，搭配肉类，可以抑制胆固醇的吸收，同时吸收肉类中丰富的营养。

松茸菇 *Hypsizygus Marmoreus*

排毒有效成分
精氨酸、多糖体
膳食纤维

食疗功效
强化肌肉
养颜美容

- **别名：**灵芝菇、榆菇
- **性味：**性平，味甘
- **营养成分：**
  蛋白质、多糖体、维生素B_2、维生素D、
  烟碱酸、膳食纤维、钾、磷、镁、钙、铁、锌、硒

○ **适用者：**一般人 ✗ **不适用者：**痛风、肾脏疾病患者

🍎 松茸菇为什么能排毒养瘦？

1 松茸菇的维生素B_2含量丰富，又含精氨酸，都有帮助脂肪代谢的效果，能改善肥胖。

2 松茸菇也是低热量、高纤的菇类，热量低又有助降低肠道中的胆固醇，能降低脂肪囤积的概率。并含多糖体，可抗氧化、排除体内毒素；松茸菇中的多糖体则有抗癌、抗霉菌的能力。

松茸菇主要营养成分

1 每100克松茸菇中，维生素B_2、烟碱酸、维生素D含量都很高，超过一位成人一日所需的一半。又含抗氧化的多糖体，而帮助水分代谢的钾，含量也相当丰富。

2 松茸菇的蛋白质营养多元，其氨基酸种类高达18种，是一种滋补健身的有效食材。

松茸菇食疗效果

1 松茸菇中的烟碱酸、维生素B_2含量高，有预防皮肤炎、过敏性皮肤炎的功效，可养颜美容。

2 松茸菇的鲜美滋味，来自谷氨酸这种氨基酸，具有活化大脑细胞、消除脑部疲劳的效果。

3 松茸菇中含有氨基酸中的赖氨酸、精氨酸、天门冬氨酸，对于修复组织、去除疲劳、促进成长发育有帮助，并有助消除运动后疲劳，代谢脂肪，强化肌肉。

4 松茸菇与其他菌菇类一样，含有多糖体，能抗氧化、防癌、提升免疫力。并含有硒，可分解已被氧化的脂肪，避免留存体内而加速老化，也可辅助多糖体、加强防癌效果。

松茸菇食用方法

1 松茸菇烹煮时间不宜太久，煮太久会使松茸菇缩水，且鲜美味道和口感容易流失，而其营养易溶于水中，连汤汁一起食用更佳。

2 松茸菇烹调的方式很多，炒、蒸、烩、煮火锅、煮汤都相当美味。

松茸菇饮食宜忌

松茸菇中的嘌呤含量较高，痛风患者宜少食。

茼蒿拌松茸菇

补钙养骨＋健胃整肠

■ 材料：
茼蒿200克，松茸菇125克，
高汤1/2杯，柴鱼片5克

■ 调味料：
柴鱼酱油1大匙

■ 做法：

1 茼蒿洗净，切段；松茸菇撕小朵。

2 高汤煮滚，加入柴鱼酱油调匀。

3 放入茼蒿段和松茸菇，烫熟后熄火捞起。

4 食用前拌入柴鱼片即可。

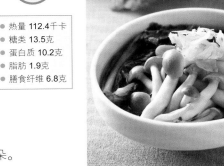

- 热量 112.4千卡
- 糖类 13.5克
- 蛋白质 10.2克
- 脂肪 1.9克
- 膳食纤维 6.8克

排毒养瘦功效

　　医学研究发现，松茸菇可以增进人体免疫力，抑制癌细胞产生，其丰富的膳食纤维有助排出毒素，并能促进排便。

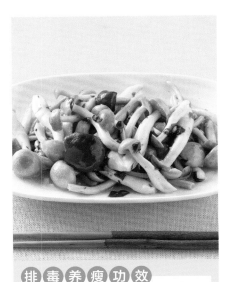

排毒养瘦功效

　　松茸菇与柳松菇都富含多糖体，能提升人体免疫力，增强巨噬细胞的能力；丰富的维生素B$_2$，也有助脂肪代谢，改善肥胖。

奶油炒双菇

抗癌防老＋整肠通便

■ 材料：
松茸菇、柳松菇各75克，
罗勒5克，大蒜3瓣

- 热量 159.5千卡
- 糖类 10.7克
- 蛋白质 5.3克
- 脂肪 10.6克
- 膳食纤维 6.0克

■ 调味料：
奶油2小匙，盐1/4小匙，黑胡椒适量

■ 做法：

1 松茸菇、柳松菇切去根部，洗净；大蒜和罗勒切末。

2 以奶油热锅，炒香大蒜末，加入松茸菇、柳松菇，炒至熟软。

3 加盐和黑胡椒调味，最后撒上罗勒末即可盛盘。

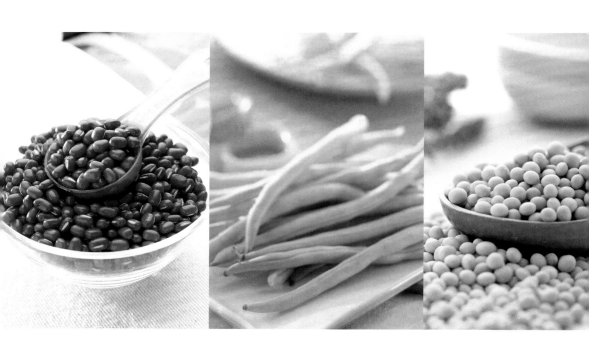

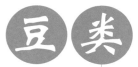

　　豆类的特色是有较高的蛋白质和糖类，所以热量也不算低，尤其黄豆、黑豆，因为脂肪含量较高，因此热量更高。但豆类的脂肪，通常是不饱和脂肪酸；其蛋白质是优质蛋白，都能帮助降低血脂，并可促进脂肪代谢。所以即使热量偏高，但只要控制食量，对人体还是有益的。

　　另外，豆类又含强大的抗氧化成分，如皂苷、花青素，能避免脂肪氧化与其他心血管疾病。其膳食纤维含量，则与绿色蔬菜类不相上下，所以也能促进肠道健康、预防便秘。

Point 清热降火，促进脂肪排出体外

绿豆 *Mung Bean*

排毒有效成分
膳食纤维
维生素、植物固醇

食疗功效
利尿解毒、降血压

- **别名：**青豆子、青小豆、文豆
- **性味：**性凉，味甘
- **营养成分：**
  蛋白质、糖类、膳食纤维、
  钾、钙、铁、磷、锌、维生素A、B族维生素、维生素C、维生素E

○ **适用者：**动脉硬化者、高胆固醇者、身体燥热者　✗ **不适用者：**体质虚冷者、肠胃虚弱者

绿豆为什么能排毒养瘦？

1 绿豆营养丰富，它脂肪很少、膳食纤维高，对于降低胆固醇、血脂很有帮助。有个缺点是热量偏高，每100克中有342千卡，减肥者宜控制食用量。

2 绿豆维生素B₂、烟碱酸的含量高，是糖类、脂肪代谢所需的基本营养素。另外又有丰富的维生素E，具抗氧化功效，能减少胆固醇被氧化的机率，避免相关疾病的发生。

3 绿豆的膳食纤维含量高，能有效预防便秘，又含植物固醇，可排除肠道中的胆固醇，对肠道排毒助益很大。

2 绿豆的铁含量高，有助造血。而钾含量高，几乎不含钠，能改善高血压。

3 绿豆对心血管有益，能排除多余水分、降低血液中胆固醇含量、增加血管弹性，是养生保健的好食材。

4 绿豆中的B族维生素含量丰富，能消除疲劳、补充体力；饮酒过量的人多吃绿豆，能帮助代谢。

5 绿豆所含的维生素A、B族维生素、维生素C和维生素E，具有养颜美容、预防老化的功效。

6 绿豆是碱性食材，有助于平衡体内的酸碱值，保护身体健康。

绿豆主要营养成分

1 绿豆每100克中的蛋白质高达23.4克，与肉类媲美；膳食纤维11.5克，是菠菜等常见蔬菜的3～5倍。维生素E、维生素B₁、维生素B₂、烟碱酸、钾、铁、锌含量也极丰。

2 钾钠比例很高，是营养价值高的食物。

绿豆食疗效果

1 绿豆的皮能清热，果仁能解毒，是夏季不可或缺的降火、利尿食物。

绿豆食用方法

绿豆能作成很多副食品，能作成绿豆饭、绿豆糕、绿豆粉、绿豆粥，而绿豆加米煮成绿豆饭，常吃能强化肝脏功能。

绿豆饮食宜忌

1 腹泻、肠胃虚弱的人不能吃太多。绿豆蛋白较难消化，多吃会加重肠胃负担。

2 绿豆性凉，因此体质偏寒、容易手脚冰冷者，不宜食用太多，以免造成不适。

159

高纤绿豆炒饭

帮助排毒 + 强健心血管

■ **材料：**

胡萝卜丁、芦笋丁、豌豆仁各10克，薏苡仁30克，葱花5克，糙米70克，绿豆40克

- 热量 580.2千卡
- 糖类 100.3克
- 蛋白质 19.8克
- 脂肪 11.1克
- 膳食纤维 8.4克

■ **调味料：**

橄榄油1/2大匙，盐、酱油各1/2小匙

■ **做法：**

1. 糙米、绿豆和薏苡仁洗净，泡水1小时，再放入电锅煮熟。
2. 胡萝卜丁、芦笋丁、豌豆仁分别放入沸水中汆烫，捞起沥干。
3. 热油锅，炒香葱花，加做法①中材料翻炒，再加做法②中材料、盐和酱油炒匀。

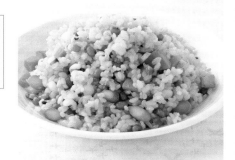

排 毒 养 瘦 功 效

　　糙米、绿豆、薏苡仁含有丰富的膳食纤维，有助肠道的蠕动，可以增强肠道的排毒速率，帮助体内环保。

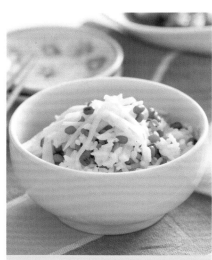

香笋绿豆饭

清热解毒 + 吸附油脂

■ **材料：**

新鲜竹笋50克，大米1杯，绿豆1杯

- 热量 987.8千卡
- 糖类 201.4克
- 蛋白质 39.2克
- 脂肪 2.8克
- 膳食纤维 13.6克

■ **做法：**

1. 竹笋洗净，去皮切丝备用。
2. 将所有食材洗净后，放入电锅内锅中。
3. 加水至锅中，以电锅煮熟即可。

排 毒 养 瘦 功 效

　　绿豆膳食纤维含量高，能有效预防便秘，又含植物固醇，能排除肠道中胆固醇，对肠道排毒助益很大。

红枣绿豆粥

抗氧化 + 清热利尿

■ **材料：**
绿豆20克，红枣5颗，大米50克

■ **调味料：**
红糖1大匙

■ **做法：**

① 材料洗净，红枣去核。

② 绿豆、大米和红枣放入锅中，加水煮沸，转小火熬煮约20分钟成粥。

③ 加红糖调味，即可熄火。

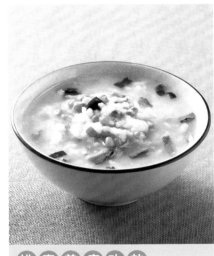

- 热量 339.8千卡
- 糖类 74.5克
- 蛋白质 8.8克
- 脂肪 0.7克
- 膳食纤维 3.7克

排毒养瘦功效

绿豆的皮能清热，果仁能解毒，是夏季常用来当成降火、利尿的食物。红枣中含有丰富的抗氧化植化素，有益人体排毒。

奶香绿豆沙

提高代谢力 + 平衡酸碱

■ **材料：**
鲜奶1/8杯，冰块100克，熟绿豆150克

■ **调味料：**
蜂蜜1.5大匙

■ **做法：**

① 将熟绿豆、冷开水、蜂蜜一起倒入果汁机中，打匀。

② 续加鲜奶、冰块，打成冰沙。

③ 把做法②中材料倒入杯中，即可食用。

- 热量 322.4千卡
- 糖类 61.9克
- 蛋白质 15.0克
- 脂肪 1.7克
- 膳食纤维 6.9克

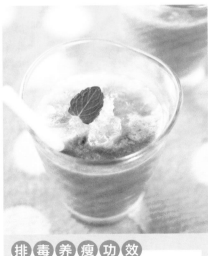

排毒养瘦功效

绿豆中B族维生素含量丰富，能减轻疲劳、补充体力；也能帮助提升体内的新陈代谢率，对于减重是有助益的，但食量需要控制。

红豆 *Red Bean*

排毒有效成分
膳食纤维、皂苷
B族维生素

食疗功效
降胆固醇
消除水肿

- **别名：** 赤豆、赤小豆、红小豆、小豆
- **性味：** 性平，味甘酸
- **营养成分：**
  蛋白质、糖类、膳食纤维、皂苷、
  钙、铁、钠、镁、钾、维生素B1、维生素B6、维生素E、烟碱酸

○ **适用者：** 女性生理期、高血压患者、脚部水肿者　✗ **不适用者：** 易胀气者、肠胃功能不佳者

🍎 红豆为什么能排毒养瘦？

1 红豆名列前几大受欢迎的减肥食物之一，有多管齐下的减肥效果。膳食纤维含量高，能清除肠道中的废物，并预防便秘。B族维生素含量丰富、种类多，能帮助糖类、脂肪代谢，避免热量囤积。另外钾钠比值高，能改善水肿型肥胖。

2 皂苷、膳食纤维能清除肠道、血液中的废物，有助胆固醇的排除，对向心型肥胖有较佳的改善效果，也能降低血脂的致命风险。

3 红豆热量较高，每100克中有332千卡，所以每次食用量不宜太多。优点是铁、B族维生素含量高，即使减肥时食用，也能保有好气色与活力。

☀ 红豆主要营养成分

红豆与绿豆有相近的营养，含量也相当丰富，而红豆的烟碱酸、钾、铁、锌含量又更多。蛋白质与膳食纤维、维生素E、维生素B1、烟碱酸、维生素B6、铁、钾、锌的含量都比绿豆更丰富，且脂肪含量不高；钾钠比例高，有利排除水肿。

🦷 红豆食疗效果

1 红豆中的皂苷能调节体内水分，又有丰富的钾，都有助排除水肿，对肝硬化所引起的水肿也有效。

2 B族维生素的含量高，能帮助糖类、脂肪、蛋白质代谢，又能消除疲劳物质、减轻肌肉酸痛，使人充满活力。

3 红豆为女性生理期的进补首选，含量超高的铁，能帮助造血与补血，对血液循环不良、新陈代谢差造成的手脚冰冷，有改善效果。

☀ 红豆食用方法

1 红豆在消化过程中易引起胀气，加些盐能避免胀气。

2 皂苷多存在红豆的外皮中，所以红豆沙的营养，不如红豆汤丰富。

⚕ 红豆饮食宜忌

1 煮红豆不宜用铁锅，红豆中的色素会与铁结合，变成黑色。

2 因为红豆有利尿效果，如果有尿频问题者，应尽量少吃红豆。

红豆山药汤

降胆固醇＋健脾养胃

■ **材料：**
红豆60克，山药100克

■ **调味料：**
红糖2大匙

■ **做法：**

❶ 红豆泡水4小时，山药去皮切小块。

❷ 红豆和4杯水倒入锅中，煮沸后转小火，再煮25分钟。

❸ 加山药块，转大火煮沸，再转小火续煮5分钟，熄火，闷15分钟。

❹ 加红糖调味即可。

● 热量 402.7千卡
● 糖类 79.6克
● 蛋白质 15.3克
● 脂肪 2.6克
● 膳食纤维 8.4克

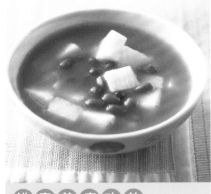

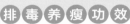 **排 毒 养 瘦 功 效**

　　红豆中的膳食纤维能清除肠道、血液中的胆固醇，对向心型肥胖有较佳的改善效果，也能降低血脂肪的致命风险。

香甜豆沙卷

稳定情绪＋排除水肿

■ **材料：**
面饼皮4张，红豆100克

■ **调味料：**
橄榄油1大匙，白糖2小匙

■ **做法：**

❶ 红豆洗净，浸泡6小时后沥干。

❷ 面饼皮放入油锅，煎至双面呈金黄色盛起。

❸ 红豆和水放入锅中，煮开后转小火，续煮30分钟，再加白糖拌匀成红豆泥。

❹ 把红豆泥铺在饼皮上，卷起，再切段即可。

● 热量 753.7千卡
● 糖类 90.5克
● 蛋白质 25.8克
● 脂肪 32.1克
● 膳食纤维 12.3克

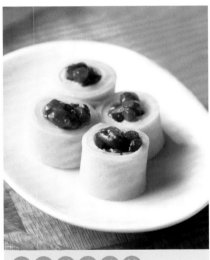

 排 毒 养 瘦 功 效

　　红豆中的皂苷，能调节体内水分，且钾的含量也高，都有助排除水肿，对于水肿型肥胖的人是相当好的食物。

黑豆 *Black Bean*

排毒有效成分
膳食纤维、皂苷
亚麻油酸、花青素

食疗功效
消除水肿
降血脂

● **别名：** 乌豆、黑大豆

● **性味：** 性平，味甘

● **营养成分：**
蛋白质、糖类、脂肪、膳食纤维、钙、铁、
钠、镁、钾、B族维生素、维生素E、烟碱酸、花青素

○ **适用者：** 高血压患者、贫血者、肥胖者　✗ **不适用者：** 过敏体质者

黑豆为什么能排毒养瘦？

1 黑豆所含的不饱和脂肪酸，具有降低低密度胆固醇的功效，能降低血脂，减少脂肪量。

2 黑豆中含皂苷，能抑制脂肪吸收，并可分解脂肪，预防肥胖。

3 黑豆的膳食纤维含量相当高，能预防便秘，并清除肠道中的胆固醇等废物。

黑豆主要营养成分

黑豆的营养相当丰富，含有蛋白质、脂肪、维生素A、维生素E、钾、铁、膳食纤维等，又有丰富的B族维生素；此外，矿物质钙、镁、磷、锌的含量也很高，是一种抗氧化、美容的好食材，但脂肪比例比红豆、绿豆高出许多，想减肥者不宜一次吃太多。

黑豆食疗效果

1 黑豆有多种抗氧化成分，包括异黄酮素、维生素E、花青素等，能清除体内自由基，并延缓老化。

2 黑豆对心血管健康也有帮助，黑豆含亚麻油酸等不饱和脂肪酸、维生素E、皂苷、钾及其他抗氧化物质，能减少血脂，避免血脂的氧化，又能清除多余水分，预防高血压、动脉硬化。

3 黑豆的钾钠比值相当高，具有良好的消除水肿效果。铁质含量也很高，能帮助造血、预防贫血。

黑豆食用方法

黑豆加水煮食，花青素会溶入水中，所以食用时，宜连水、汤一起吃，会更有营养。

黑豆饮食宜忌

1 黑豆不宜生食，黑豆中有多种成分会影响营养素的吸收。内含有胰蛋白酶抑制剂，会影响蛋白质吸收率，导致腹泻，另外，生食黑豆也会使甲状腺功能下降，甚或对肠道黏膜产生伤害。

2 食用黑豆时，不宜吃太多，否则会使铁质的吸收率大幅下降，成人每日的摄取量为20～30克。

(Point) 皂苷、β-麦胚固醇，可降低胆固醇

四季豆 *Kidney Bean*

排毒有效成分
膳食纤维、皂苷
β-麦胚固醇

食疗功效
利尿消肿
保健心血管

● **别名：** 敏豆、云豆、茅豆

● **性味：** 性平，味甘淡

● **营养成分：**
蛋白质、糖类、脂肪、膳食纤维、
钙、铁、钠、镁、钾、锌、B族维生素、维生素C

○ **适用者：** 一般人　✗ **不适用者：** 易胀气者

🍎 四季豆为什么能排毒养瘦？

1 四季豆含有皂苷，能吸收胆固醇、带出体外，也能间接降低血液中胆固醇。又有 β-麦胚固醇，能阻碍肠道吸收胆固醇，减少体内胆固醇含量，因此常吃四季豆能预防肥胖。

2 四季豆热量低，每100克中仅有34千卡，又含膳食纤维，能清除胆固醇，也可预防便秘。

🔵 四季豆主要营养成分

四季豆有B族维生素、维生素C及钾，而钠含量非常低，是忌盐患者的合适食材。

🦷 四季豆食疗效果

1 四季豆有皂苷、钾，都是有助于水分循环的营养素，因此能利尿消肿，避免水肿型肥胖。

2 四季豆含有维生素C与铁，维生素C能促进铁质吸收，有补血功能。

3 四季豆有优质蛋白质与皂苷，能增强免疫力，又能抗氧化。

4 四季豆含有钾、皂苷、β-麦胚固醇，对心血管的健康有帮助。能排除血管中多余水分、降低血脂，可预防高血压、动脉硬化等危险因子，保护心血管。

☀️ 四季豆食用方法

1 四季豆烹调前需先除去难以消化的豆筋，再煮熟食用。

2 四季豆必须熟食，不能生食，生食会导致中毒。烹调前可先以热水烫熟再快炒，这样不但能保持鲜脆，又能保留维生素C。

3 四季豆含丰富维生素A，烹调时添加油脂，有助于维生素A的吸收。

🚑 四季豆饮食宜忌

1 四季豆不宜与小鱼干一起烹煮食用，因四季豆中的草酸，易与小鱼干中的钙结合，形成草酸钙，对结石患者不利，也减低钙质的吸收量。

2 四季豆一定要煮熟食用，因属性平和，所以脾胃虚寒者、肠胃炎者也能吃，但易腹胀的人不能吃太多。

黄豆 *Soy Bean*

排毒有效成分
膳食纤维、皂苷
不饱和脂肪酸

食疗功效
降低血压
增强骨质

● **别名：** 大豆、黄大豆

● **性味：** 性平，味甘

● **营养成分：**
蛋白质、糖类、脂肪、维生素B1、维生素B2、
烟碱酸、膳食纤维、钾、钙、铁、磷、锌

○ **适用者：** 一般人　✗ **不适用者：** 尿酸过高者、痛风患者

黄豆为什么能排毒养瘦？

1 黄豆的脂肪量虽高，但其中有**85%**是油酸、亚油酸等不饱和脂肪酸，能滋润肠道、润肠通便，也能降低血液中脂肪含量，可预防肥胖、心血管疾病。

2 黄豆中的膳食纤维含量高，也具有清洁肠道、排除油脂的功效，能预防便秘，并间接降低血液中胆固醇。

3 黄豆中也含皂苷，能帮助代谢脂肪、水分，并具有清除自由基的效果，排毒功能很强。

黄豆主要营养成分

1 黄豆的蛋白质含量丰富，在每**100**克中高达**35.3**克，比肉类还丰富；脂肪也有**16.3**克，膳食纤维则是绿叶蔬菜的4～6倍，烟碱酸含量也颇丰。因为脂肪、蛋白质多，热量亦高达**394**千卡。

2 黄豆中钾、铁、磷、锌的含量高，在每**100**克黄豆中有**1570**毫克的钾，是绿叶蔬菜的5倍以上，补血的铁含量，超过每一成人一日所需的一半，有良好功效的锌也多，能满足每人一日所需的1/3。

黄豆食疗效果

1 黄豆含有多种能降低血脂、抗氧化、清除自由基的物质，包括皂苷、膳食纤维、植物固醇、卵磷脂、异黄酮素及不饱和脂肪酸等。

2 黄豆的铁含量高，有助造血。而钾钠比例相当高，能改善高血压与水肿问题。

黄豆食用方法

1 因为黄豆含有胰蛋白酶抑制剂，会影响蛋白质的消化，造成腹泻等不适症状，必须煮熟才能食用。

2 加工过后的黄豆食品虽然方便，但已大量流失水溶性纤维，营养价值不如整颗黄豆，所以直接烹调黄豆较佳。

3 黄豆若与米、面一起食用，蛋白质的种类变得完整，与肉类蛋白质的价值相近，是不错的搭配方法。

黄豆饮食宜忌

1 黄豆的嘌呤含量较高，对于尿酸较高或痛风患者不利，因此应该少吃。

2 黄豆含的草酸较高，结石患者不宜多吃，以免草酸钙使结石状况恶化。

黄豆魔芋粥

降胆固醇 + 代谢毒素

■ 材料：
黄豆30克，大米80克，魔芋100克

■ 调味料：
盐1/4小匙

■ 做法：

❶ 材料洗净。魔芋切块，黄豆泡水8小时。

❷ 大米和水倒入锅中，煮滚后加黄豆，转小火续煮15分钟。

❸ 加入魔芋块，煮5分钟，最后加盐调味即可。

- 热量 420.4千卡
- 糖类 75.5克
- 蛋白质 17.4克
- 脂肪 5.4克
- 膳食纤维 9.5克

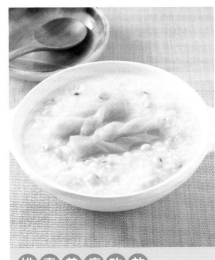

排毒养瘦功效

黄豆中的皂苷、异黄酮素和维生素E，可减少胆固醇沉积。魔芋中的膳食纤维，可帮助代谢脂肪和毒素。

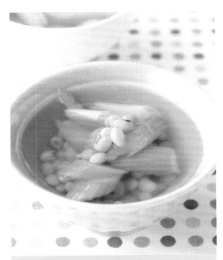

西芹黄豆汤

润肠通便 + 预防肥胖

■ 材料：
西芹60克，黄豆30克

■ 调味料：
盐1/4小匙

- 热量 131.4千卡
- 糖类 11.4克
- 蛋白质 11.0克
- 脂肪 4.7克
- 膳食纤维 5.3克

■ 做法：

❶ 西芹洗净，去硬梗切段；黄豆洗净，泡水2小时。

❷ 所有材料放入锅中，煮滚后转小火，再煮30分钟。

❸ 加盐调味，即可起锅。

排毒养瘦功效

黄豆含有的不饱和脂肪酸，能滋润肠道、润肠通便，也能降低血脂含量，具有预防肥胖和心血管问题的效果。

豆腐 *Bean curd*

排毒有效成分
卵磷脂、异黄酮素

食疗功效
抗氧化防癌
保健骨质

● **别名：**来其、小宰羊

● **性味：**性平，味甘

● **营养成分：**
蛋白质、膳食纤维、大豆异黄酮、
卵磷脂、钙、铁、镁、钾、锌、B族维生素、维生素E

○ **适用者：**停经后妇女、一般人、肥胖者　✗ **不适用者：**痛风患者

豆腐为什么能排毒养瘦？

1 豆腐是由黄豆制成，功效与黄豆类似。它的大豆蛋白能降低总胆固醇、低密度胆固醇、甘油三酯，并能减低血脂，有效预防肥胖。

2 豆腐含有卵磷脂，能促使血液中的脂肪被代谢利用，有降低血脂的功效。

3 豆腐的亚油酸，是一种不饱和脂肪酸，也是一种必需脂肪酸，适量摄取能降低血液中的胆固醇。

4 豆腐的热量不高，每100克中有88千卡，因质地柔软又具饱足感，可做为减肥餐的主食。

豆腐主要营养成分

1 以加工较少的传统豆腐来说，传统豆腐已经脱去黄豆的大量脂肪，所含热量较低，钙、铁、锌等矿物质的含量都不差，钾钠比例也高，是适合减重者食用的一种好食材。

2 豆腐中富含大豆蛋白，不含胆固醇，具有降低血脂的功效，并有助预防心血管疾病，并含有可抗氧化的卵磷脂。

3 豆腐已经不只是东方食物，而是全世界都公认的好食物。它的营养价值来自于优质蛋白质，含8种必需氨基酸，营养价值媲美肉类，是素食者摄取蛋白质的良好来源。并有大豆异黄酮、卵磷脂等抗氧化成分，对人体十分有益。

豆腐食疗效果

1 豆腐是对女性很"友善"的食物，因为它有类似雌激素的物质——异黄酮，是一种强大的抗氧化剂，能增强女性生理功能；对停经后女性的骨质、血液的保健，效果很好，能预防骨质疏松症，并保持肌肤的美丽与健康。据研究显示，也能预防乳癌、子宫颈癌、前列腺癌。

2 豆腐含多种抗氧化成分，如维生素E、异黄酮素、卵磷脂等，具有抗癌与活化大脑的作用，一般认为豆腐对脑部有益，能预防老年痴呆症、脑卒中。

3 根据调查，西方人比东方人罹患心血管疾病的比例高，与豆类制品的摄取量有关，黄豆制品是东方人常食用的食材，不但种类多，烹调的方式也很丰富，能降低患心血管疾病的概率。

☀ 豆腐食用方法

1 豆腐不宜与菠菜一起食用，因为菠菜中的草酸会与豆腐中的钙结合，形成草酸钙，容易在体内形成结石。所以若先把菠菜以水烫过，使草酸溶于水，则可减轻此现象。

2 豆腐若与肉类一起食用，蛋白质更加完整，是营养价值很高的搭配法。

3 挑选豆腐时，宜挑颜色微黄者，太过亮白的豆腐，多含人工添加物。

✚ 豆腐饮食宜忌

1 老年人食用豆腐不宜过量，尤其肾功能不佳者。因为豆腐有丰富的植物性蛋白质，会给老人虚弱的肾脏造成负担；所以，别因为豆腐容易咀嚼、营养价值又高，就让老年人吃太多。

2 痛风患者、肠胃功能不佳、易腹泻者，也不宜吃太多。过量的蛋白质对肠胃消化有负担，对痛风患者来说，过高的嘌呤则会使痛风恶化，宜多留意。

乳酪焗西红柿豆腐

加速代谢 + 消脂减肥

2 人份

■ 材料：

西红柿2个，
嫩豆腐60克，
乳酪丝25克，
罗勒4片

- 热量 280.2千卡
- 糖类 31.5克
- 蛋白质 10.4克
- 脂肪 12.5克
- 膳食纤维 4.1克

■ 调味料：

黑胡椒适量，橄榄油1小匙

■ 做法：

1 将烤箱预热到180℃。

2 西红柿洗净对切，摆在烤盘上备用。

3 豆腐去水，切4块，摆在西红柿上，撒上乳酪丝、黑胡椒和橄榄油，放入烤箱中烤15分钟，待乳酪融化后取出，最后撒上罗勒点缀即可。

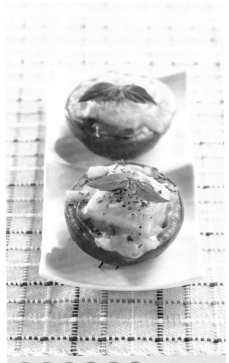

排 毒 养 瘦 功 效

豆腐含有卵磷脂，能促使血液中的脂肪被代谢利用，可降低血脂，相对的也能减重。西红柿中的茄红素具有抗氧化、排毒功能。

海带芽凉拌豆腐

增加饱足感＋降胆固醇

■ 材料：

海带芽20克，红甜椒丝50克，
豆腐半盒，芝麻少许

■ 调味料：

酱油膏、味醂各1小匙，白糖2小匙，冷开水
少许

* 热量 181.5千卡
* 糖类 26.5克
* 蛋白质 8.5克
* 脂肪 5.6克
* 膳食纤维 8.0克

■ 做法：

① 将海带芽、红甜椒丝氽烫沥干，备用。

② 把调味料混匀备用。

③ 将做法①中材料放在豆腐上，淋上做法②中
材料，再撒上芝麻即可。

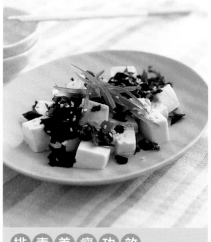

排 毒 养 瘦 功 效

　　豆腐有丰富的植物固醇，且
热量低，多食用豆腐有降低体内
胆固醇及控制体重的效果，可用
豆腐取代肉类作为蛋白质来源。

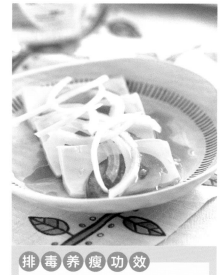

排 毒 养 瘦 功 效

　　豆腐的钙与西红柿中的钾能
促进肠道酸碱平衡，橄榄油能帮
助润肠通便。多吃这道色拉还能
美白养颜，使肌肤洁净光滑。

西红柿豆腐洋葱色拉

润肠通便＋美白养颜

■ 材料：

西红柿2个，豆腐1/2块，洋葱
1个

■ 调味料：

橄榄油、葡萄酒醋各2大匙

* 热量 532.2千卡
* 糖类 65.8克
* 蛋白质 21.9克
* 脂肪 21.7克
* 膳食纤维 8.5克

■ 做法：

① 西红柿洗净，去蒂，切薄片；豆腐洗净，切
薄片；洋葱洗净，去皮，切细丝。

② 将调味料混合拌匀。

③ 在盘中一片西红柿一片豆腐地交错放置，再
铺上洋葱丝，淋上做法②中材料即可。

红薯叶豆腐羹

排毒瘦身 + 防癌抗老

■ 材料：

红薯叶200克，豆腐1块，胡萝卜30克，高汤600克，淀粉5克

■ 调味料：

麻油2克，盐、胡椒粉少许

- ● 热量 159.4千卡
- ● 糖类 16.5克
- ● 蛋白质 15.4克
- ● 脂肪 4.8克
- ● 膳食纤维 7.6克

■ 做法：

❶ 红薯叶洗净，汆烫后切小段备用。

❷ 豆腐切小块；胡萝卜去皮切丁。

❸ 在锅中放入高汤煮沸，加入胡萝卜、豆腐煮沸，然后加入红薯叶略煮。

❹ 加入胡椒粉、麻油与盐调味，最后加淀粉勾芡即可。

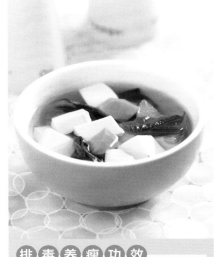

排 毒 养 瘦 功 效

红薯叶含丰富的维生素A与纤维质，有助整肠排便，排出体内毒素，豆腐的热量低、营养价值丰富，是可排毒瘦身的一道汤品。

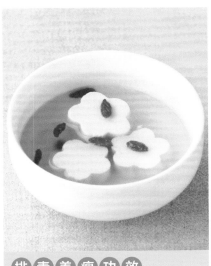

排 毒 养 瘦 功 效

豆腐热量低，营养丰富，亦含多种抗氧化成分，包括维生素E、异黄酮素、卵磷脂等，均能促进毒素排出及帮助脂肪代谢。

冰糖枸杞子豆腐盅

帮助代谢 + 延缓老化

■ 材料：

传统豆腐2块，枸杞子3克

■ 调味料：

冰糖1大匙

- ● 热量 226.2千卡
- ● 糖类 23.2克
- ● 蛋白质 15.1克
- ● 脂肪 8.1克
- ● 膳食纤维 2.8克

■ 做法：

❶ 豆腐洗净、切块。

❷ 将豆腐、枸杞子、水、冰糖放入碗中。

❸ 做法❷中材料移入蒸锅蒸熟即可食用。

豌豆 *Pea*

排毒有效成分
膳食纤维、皂苷

食疗功效
消炎抗菌
预防肠癌

● **别名：** 荷兰豆、荷莲豆、雪豆

● **性味：** 性平，味甘

● **营养成分：**
蛋白质、糖类、膳食纤维、钙、铁、钠、镁、钾、锌、维生素A、B族维生素

○ **适用者：** 一般人、产妇、高血压患者　　✗ **不适用者：** 易胀气者

🍎 豌豆为什么能排毒养瘦？

1 豌豆中的止杈酸、赤霉素、植物凝集素，能促进人体新陈代谢，并可消炎、抗菌。另外，豌豆也含皂苷，可抗氧化，并促进脂肪的代谢。

2 豌豆膳食纤维高，在每100克中有8.6克，而热量是167千卡，适量食用有益肠道健康，能排除胆固醇、预防便秘，也能控制热量摄取。

🌼 豌豆主要营养成分

豌豆的蛋白质含量占12%，在每100克中有钾400毫克，钾钠比例高，是一种能帮助排除多余水分的食物。而铁、锌含量也不差，有益于造血功能及细胞的生成。

🐨 豌豆食疗效果

1 豌豆的蛋白质营养价值高，含8种必需氨基酸，能增强体质、滋补肠胃。

2 豌豆中含有一种酶，能分解肠道内的亚硝胺，长期吃能预防肠道的癌变，预防肠癌。

3 中医认为，豌豆能补肾益气，《本草纲目》中则记载，豌豆能够除黑斑，帮助美白。

4 豌豆对脚气病、糖尿病、高血压及产后妇女乳汁不足，有改善功效。

5 豌豆所含膳食纤维较多，可以消除便秘，促进多余胆固醇排出，并可预防动脉硬化、糖尿病等疾病。

☀ 豌豆食用方法

1 豌豆跟许多豆类蔬菜一样，都不能生吃，它的皂苷、植物凝集素，若生吃会使人中毒，一定要煮熟再食用。

2 豌豆烹调时，不能与醋共煮，因为豌豆中的蛋白质易与醋酸类结合，使肠胃消化不良，而引发腹胀。

✚ 豌豆饮食宜忌

1 中西医都认为，豌豆的属性平和，即使脾胃虚弱者也能吃，可改善因脾胃虚弱所引起的腹胀，但食用量不宜太多，否则容易引发腹胀。

2 豌豆的嘌呤含量较高，痛风或肾脏疾病患者，应控制摄取量。

香蒜豌豆色拉

整肠通便 + 强脾健胃

■ **材料：**
豌豆50克，玉米30克，
洋葱1/4个，大蒜1瓣

■ **调味料：**
橄榄油4小匙，柠檬汁少许

- 热量 334.1千卡
- 糖类 30.5克
- 蛋白质 7.8克
- 脂肪 21.3克
- 膳食纤维 6.6克

■ **做法：**
① 豌豆放入锅中，加水煮软取出。
② 洋葱切碎，大蒜磨成泥。将橄榄油与柠檬汁混匀后，加入大蒜泥调成酱汁。
③ 将豌豆与玉米混合，放上洋葱碎，最后淋上做法②中材料即可食用。

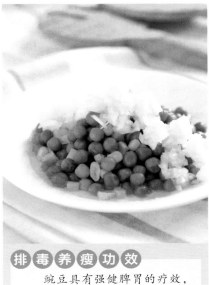

排 毒 养 瘦 功 效
豌豆具有强健脾胃的疗效，能有效防止肠胃虚弱所引起的腹胀与腹痛。豌豆中含有丰富膳食纤维，能有效整肠，改善便秘。

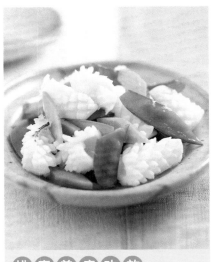

排 毒 养 瘦 功 效
豌豆角含丰富膳食纤维，可加速肠道废物排出；胡萝卜则含有丰富的维生素A，有助眼部保健与淡化黑眼圈。

豌豆炒墨鱼

排毒明目 + 消除黑眼圈

■ **材料：**
墨鱼60克（约半尾），
胡萝卜、豌豆角各20克

- 热量 174千卡
- 糖类 2.9克
- 蛋白质 7.0克
- 脂肪 15.3克
- 膳食纤维 0.8克

■ **调味料：**
盐1小匙，橄榄油1大匙

■ **做法：**
① 墨鱼切花；胡萝卜洗净，去皮切片；豌豆角去荚边老茎，洗净。
② 墨鱼汆烫至卷起，捞出备用。
③ 热锅加油，加入胡萝卜及豌豆角拌炒至熟，加入墨鱼快炒，加盐调味，拌炒均匀后即可盛盘端出。

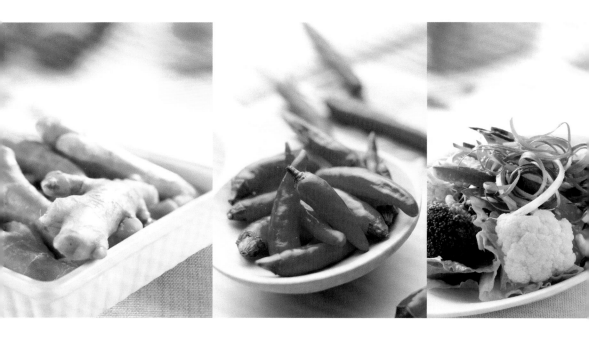

风味辛香料

辛香料有特殊气味，有些是来自芳香的精油成分，有些则是来自挥发油的刺鼻气味。这些刺激成分，能促进人体发汗，加速血液循环，效果强的还能燃烧脂肪，具有排毒、减脂的效用。

辛香料蔬菜主要成分是水，通常低卡、低脂、低蛋白；它的排毒效能，是来自其中的抗氧化成分，例如：辣椒的辣椒红素、大蒜的蒜素，姜的姜黄素等，它们的抗氧化力比维生素族群更强大；加上辛香料蔬菜也含有维生素A、维生素C与膳食纤维，更强化了抗氧化、防癌的效果，值得暂时忍耐刺鼻味，吃进更多健康元素！

Point 刺激发汗、加强新陈代谢的提味品

香菜 *Cilantro*

排毒有效成分
挥发油
维生素C

食疗功效
抗氧化
加强新陈代谢

● **别名：**香荽、芫荽、胡荽

● **性味：**性温，味辛

● **营养成分：**
膳食纤维、钙、铁、镁、钾、锌、
维生素A、B族维生素、维生素C

○ **适用者：**麻疹患者、消化不良者、食欲不佳者　✗ **不适用者：**胃溃疡者、有狐臭者

🍎 香菜为什么能排毒养瘦？

1 香菜有挥发油，会散发出刺激性香味，有些人无法接受，但此味道能促进人体血液循环，加快代谢速度，所以也容易使人发汗，有减肥与美容的双重效果。

2 香菜含有大量维生素A、维生素C等抗氧化剂，能清除自由基，避免体内脂肪被氧化，预防因肥胖引发的病变。

😊 香菜主要营养成分

1 香菜的维生素A，在每100克香菜中高达1033微克RE，而维生素C亦高达63毫克；其排毒、抗氧化的能力很强。

2 有助于排除多余水分的钾、补血的铁，芫荽中的含量都相当丰富。

🦷 香菜食疗效果

1 经实验的结果发现，食用香菜后排出的尿液中，含大量重金属物质，可见香菜对改善体内的重金属污染，有明显的效果。

2 近代医学认为，香菜能解肉类食物中的毒，也能帮助麻疹患者，将麻疹发透，避免毒素残留体内。

3 香菜中含有大量维生素A，维生素A具有改善眼睛疲劳、保护皮肤、抗氧化的功能。

4 香菜的维生素A、维生素C含量高，铁质含量也不低，能补血、保健皮肤、美白皮肤，是养颜美容的好食物。

5 中医认为，香菜有提高食欲、壮阳助性、提神醒脑等效果，所以也是修行僧侣禁食的食物之一。

☀ 香菜食用方法

1 香菜一般用在汤品、粥品中，可增加香味；或当海鲜汤、海鲜粥的提味佐料，能掩盖掉海鲜的腥味，具有画龙点睛的效果。

2 把香菜当成入浴剂或泡入水中再淋浴，能改善皮肤外层的血液循环，具有发汗、美肤的功能。

✚ 香菜饮食宜忌

患有狐臭、口臭或胃溃疡者，不宜常吃香菜。

大蒜 *Garlic*

排毒有效成分
类黄酮素
硫化物、硒

食疗功效
抗癌杀菌
预防心血管病

- **别名：** 蒜头、胡蒜、独蒜
- **性味：** 性温，味辛
- **营养成分：**
  硫化物、类黄酮素、
  钙、铁、硒、镁、钾、锌、B族维生素、维生素C

○ 适用者： 高脂血症患者、心血管疾病患者　　**✗ 不适用者：** 肝炎患者

大蒜为什么能排毒养瘦？

大蒜中的蒜素、硫化丙烯等物质，是其刺鼻味道的来源，两者都具有强大的抗氧化功能，能降低血液中的低密度胆固醇，增加高密度胆固醇，预防脂肪囤积、氧化。

大蒜主要营养成分

1 每100克大蒜中，含有31.2毫克的维生素C，与柑橘类水果相等；其矿物质含量亦丰，营养均衡。

2 大蒜含有30多种硫化物，例如蒜素、硫化丙烯，是它刺激性味道的来源；并有类黄酮素，包括槲皮素、杨梅素等等，抗菌、抗氧化、防癌功能很强。

大蒜食疗效果

1 大蒜能对抗幽门螺杆菌，预防胃炎、胃溃疡、胃癌；也能增强免疫力、对抗癌症，并可排出体内的重金属。

2 蒜素与维生素B$_1$结合后，会产生蒜硫胺，有增强胰岛素的功能，所以能改善糖尿病。另有杨梅素，能促进血糖被利用、形成肝糖原，也能改善糖尿病。

3 蒜素、硫化丙烯都有净化血液、减少低密度胆固醇的效果，能防止血栓形成，进而预防动脉硬化、心血管疾病。

4 大蒜中含有微量元素硒，是一种抗氧化剂，能有效抑制身体老化，还具有壮阳的效果。

大蒜食用方法

1 大蒜去膜、去皮后，要用力拍打，蒜氨酸才能与酶充分作用，产生蒜素，因此为了使人体充分吸收大蒜的营养，处理时不宜省略拍打步骤。

2 蒜素遇热容易失去效力，所以生吃大蒜，比熟食更能保留蒜素的营养价值。

大蒜饮食宜忌

1 大蒜的味道对肠胃有疾病、肠胃不适者，太过刺激，应少吃。

2 已患有肝病的人，不能过量食用大蒜，以免病情恶化。

3 生吃大蒜后，不宜立刻饮用热茶，以免刺激胃部。

蒜头鲜蚬汤

清热解毒 + 利尿排湿

- 热量 172.0千卡
- 醣类 18.5克
- 蛋白质 14.7克
- 脂肪 4.4克
- 膳食纤维 2.0克

■ 材料：
蚬200克，松茸菇50克，
大蒜10瓣，葱1根

■ 调味料：
盐1小匙，麻油1/4小匙

■ 做法：

① 蚬洗净，泡水约3小时吐沙后，捞起沥干；
大蒜压碎；松茸菇分小朵；葱切末。

② 水800毫升煮滚后，放入蚬、大蒜末，约煮
20分钟，待大蒜熟软后，加松茸菇、盐，续
煮到水再次沸腾。

③ 撒上葱末、淋上麻油即可。

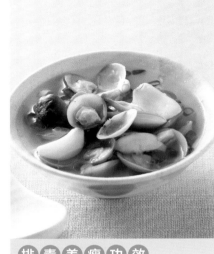

排毒养瘦功效
中的蒜素、硫化丙烯可净化
血液、减少低密度胆固醇，能防止
血栓形成，进而预防动脉硬化、
心血管疾病，也能减脂瘦身。

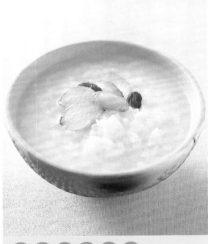

排毒养瘦功效
大蒜含有丰富的植化素，能
对抗幽门螺杆菌，预防胃炎、胃
溃疡、胃癌；也能强化免疫力、对
抗癌症，并可排出体内重金属。

排毒蒜香粥

排除毒素 + 加强免疫力

- 热量 355.0千卡
- 糖类 76.3克
- 蛋白质 8.2克
- 脂肪 1.0克
- 膳食纤维 0.5克

■ 材料：
大蒜2头，白米100克

■ 调味料：
盐1小匙

■ 做法

① 大蒜洗净，去皮切末。

② 白米洗净，锅中放水和白米，以大火煮滚。

③ 煮滚时，放入大蒜末拌匀，并改成小火熬煮
成粥。

④ 再次煮滚时，加盐调味即可食用。

Point 刺激发汗、降低血脂肪、促进代谢

葱
Welsh Onion

排毒有效成分
蒜素、硫化丙烯

食疗功效
抗氧化
促进发汗

● **别名**：葱仔、大葱、青葱、叶葱、火葱

● **性味**：性温，味辛

● **营养成分**：
膳食纤维、蒜素、钙、铁、镁、钾、锌、维生素A、B族维生素、维生素C

○ **适用者**：动脉硬化、高脂血症患者　✗ **不适用者**：扁桃腺易发炎者、汗多体味重者

🍎 葱为什么能排毒养瘦？

1 葱含有蒜素、硫化丙烯，能降低血液中胆固醇，又有多种抗氧化剂，能避免脂肪进一步被氧化、形成毒素，所以针对肥胖的人来说，有降低血脂、预防相关疾病的效果。

2 每100克的葱，仅含28千卡热量，又能促进血液循环，刺激发汗，是低卡又能排毒的食物。

🌞 葱主要营养成分

1 葱有92%是水分，在每100克葱中，含膳食纤维2.6克，维生素A 101.7RE微克。

2 葱富含硫化物，像是蒜素及黏稠液中的多糖体，都是较有特色的营养成分。

🦷 葱食疗效果

1 葱含蒜素，能消除疲劳，改善肩膀酸痛，帮助恢复精神和体力。

2 葱含硫化丙烯，有强大的杀菌作用，能抑制幽门螺杆菌，幽门螺杆菌是引发胃炎、胃溃疡、胃癌的细菌，吃葱能预防胃部相关疾病。

3 葱还能保养肝脏，因为葱含硫化丙烯，能保养肝脏，增强肝脏的解毒功能、增强人体免疫力。

4 葱保养心血管的功效也很好，因为它有多种抗氧化剂，包括维生素、蒜素、硫化丙烯等，又能降低血脂；并帮助血管正常扩张，促进末梢血液循环、抑制血小板凝集。因此能避免动脉硬化、预防心血管问题。

5 葱具有杀菌的功能，据研究，对金黄色葡萄球菌、链球菌有抑制效果。

☀ 葱食用方法

葱以往都被用来点缀主菜，但近年流行把葱当成主菜。例如切成葱段，先烫熟再凉拌或做成葱抓饼。随着葱的品种改良，烹调的变化也越来越丰富。

🧑‍⚕️ 葱饮食宜忌

1 有胃溃疡、肠胃疾病者不宜食用葱。

2 有狐臭、体味较重或容易发汗的人，不宜多吃葱。

3 葱含的草酸较多，不宜与钙含量较高的食物一起吃，以免形成结石。

蜜汁青葱拌彩椒

2 人份

保健血管＋改善循环

■ **材料：**
洋葱100克，彩椒200克，
葱1根

● 热量 154.7千卡
● 糖类 34.3克
● 蛋白质 2.6克
● 脂肪 0.8克
● 膳食纤维 5.6克

■ **调味料：**
水果醋、蜂蜜各1大匙，
黑胡椒1/2小匙

■ **做法：**
1. 所有材料洗净沥干，葱切细丝；洋葱去皮切薄圈；彩椒去蒂、去籽、切细丝。
2. 做法①中材料盛入容器中，淋上水果醋、蜂蜜，均匀搅拌后，再撒上黑胡椒即可。

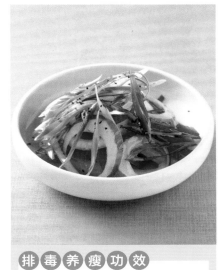

 排毒养瘦功效

　　葱含有多种抗氧化剂，能避免脂肪被氧化形成毒素。所以针对肥胖的人来说，有降低血脂、预防相关慢性疾病的效果。

低卡葱烧魔芋

2 人份

通便润肠＋补充体力

■ **材料：**
魔芋、豌豆角各100克，
辣椒1/2支，葱2根

● 热量 155.4大卡
● 醣类 15.8克
● 蛋白质 4.9克
● 脂肪 8.1克
● 膳食纤维 8.6克

■ **调味料：**
酱油、麻油、白芝麻各1小匙

■ **做法：**
1. 材料洗净。魔芋余烫；魔芋、辣椒切片；豌豆角去粗丝；葱切丝。
2. 热油锅，放入魔芋片煎至呈金黄色，再加入酱油、麻油、辣椒、豌豆角炒匀。
3. 起锅前撒上白芝麻和葱丝即可。

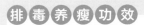 **排毒养瘦功效**

　　这道料理适合平时常吃大鱼大肉者、便秘者食用，可帮助通便润肠，改善便秘。这道料理的热量也不高，减肥者能安心食用。

姜 *Ginger*

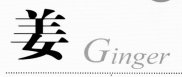

排毒有效成分
姜油酮、姜辣素
姜烯酚、姜醇

食疗功效
杀菌止吐
活血暖身

● **别名：** 生姜、姜仔、姜母、地辛、黄姜

● **性味：** 性热，味辛

● **营养成分：**
多酚类、维生素B2、维生素B6、维生素C、烟碱酸、钾、铁、锌

○ **适用者：** 一般人、呕吐者、咳嗽感冒者　✗ **不适用者：** 肾病患者、痔疮、易长青春痘者

🍎 姜为什么能排毒养瘦？

1 姜与鱼类等含不饱和脂肪酸多的食物一起吃，除了能去腥，也能保护不饱和脂肪酸不被破坏，使不饱和脂肪酸发挥降胆固醇之效。

2 姜的多种辛辣成分，能促进新陈代谢、减少脂肪囤积，据研究显示，可以明显降低胆固醇与甘油三酯含量。

3 姜能促进胆汁合成，胆汁合成需使用血液中胆固醇，能间接降低血中胆固醇。

姜主要营养成分

1 在每100克姜中，热量仅20千卡，亦含多种微量元素，其中以钾的量较高。

2 姜的特殊成分在于会引起辣味的植化素，包括姜油酮、姜辣素、姜醇等。

姜食疗效果

1 姜的营养成分并不丰富，功效却很多，姜的辛辣成分是姜油酮、姜辣素，能去腥、杀菌、促进排汗、缓解感冒初期咳嗽、发烧的症状。

2 姜醇、姜辣素能帮助止晕，对于晕车、晕船造成的呕吐，有缓解效果。

3 姜辣素还能抑制关节的发炎，舒缓关节炎的疼痛、肿胀现象，所以对关节扭伤、关节炎的不适，有改善效果。

4 姜含有蛋白质分解酶，能促进蛋白质消化，避免肉类消化不良，可常常食用。

☀ 姜食用方法

　　姜买回后，通常有泥土残留在表皮，可先泡水几分钟，再用刷子清洗。老姜可放在阴凉通风处保存，嫩姜则密封后，放入冰箱冷藏。

🏥 姜饮食宜忌

1 腐坏的姜不能食用，因为姜腐坏后易产生致癌物质，不要勉强食用。

2 体质偏燥热、易长青春痘者或痔疮患者，不宜常吃姜，食用量也不宜太多。

3 姜、酒皆属温热、辛辣刺激的食物，一起料理容易引起火热内盛大、便秘等不适反应；体质燥热的人，不宜食用加姜烹调的滋补料理。

姜炒时蔬

调和脏腑 + 安定情绪

4 人份

- 热量 291.1千卡
- 糖类 26.4克
- 蛋白质 6.4克
- 脂肪 17.8克
- 膳食纤维 8.2克

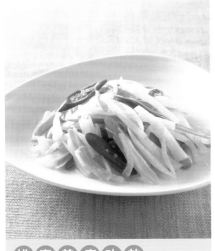

■ 材料：

姜10克，四季豆200克，
白萝卜80克，辣椒1个，
洋葱100克

■ 调味料：

橄榄油1大匙，盐、酒各1小匙，蚝油、麻油各
1/2小匙

■ 做法：

❶ 姜、白萝卜、洋葱洗净切丝；辣椒、四季豆
切斜片。

❷ 热油锅，姜丝、辣椒丝爆香，加入白萝卜、
四季豆、洋葱丝、盐、酒、蚝油拌炒。

❸ 起锅前，加麻油调味即可。

排 毒 养 瘦 功 效

　　姜的独特辛辣味，由于含有
姜油酮、姜辣素等植化素，可去
腥、杀菌、促进排汗，尚有缓解
感冒初期咳嗽、发烧的功能。

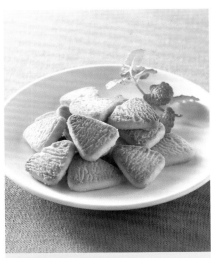

排 毒 养 瘦 功 效

　　姜的多种辛辣成分，能促进
新陈代谢、减少脂肪囤积，对
于瘦身有一定的功效。据研究显
示，还可减少胆固醇与甘油三酯。

杏仁姜饼

止咳平喘 + 预防感冒

4 人份

- 热量 746.8千卡
- 糖类 101.1克
- 蛋白质 7.8克
- 脂肪 34.6克
- 膳食纤维 1.3克

■ 材料：

姜20克，杏仁片60克，
低筋面粉25克，蛋白3个

■ 调味料：

奶油、白糖各2大匙

■ 做法：

❶ 姜磨成泥；低筋面粉过筛后，加白糖、奶
油、杏仁片、姜泥拌匀。

❷ 蛋白打到起泡，加做法❶中材料拌匀成面
糊。

❸ 以模型将面糊做成三角造型，放到烤纸上，
放入预热180℃的烤箱中，约烤15分钟，即
可用刮刀将饼刮下，放凉即可食用。

辣椒 *Chili*

排毒有效成分
辣椒红素
辣椒碱、维生素C

食疗功效
防老、抗氧化
强化代谢

● **别名：** 番椒、辣子、辣茄、
尖椒

● **性味：** 性热、味辛

● **营养成分：**
膳食纤维、辣椒红素、钙、铁、
镁、钾、锌、维生素A、维生素B$_1$、维生素B$_2$、烟碱酸、维生素C

○ **适用者：** 一般人　✗ **不适用者：** 胃溃疡者、痔疮患者

辣椒为什么能排毒养瘦？

辣椒的刺激性很强，会刺激人体的神经中枢，促使能量代谢加快，吃下辣椒不久后，会促使人体脂肪被燃烧、使用。

辣椒主要营养成分

1 辣椒的营养素丰富，而且适合减肥。在每100克中，膳食纤维、维生素A效力、烟碱酸含量都较多，其维生素C高达141毫克，是柑橘类水果的4倍以上，是草莓的2倍以上。钾、铁含量亦相当丰富。

2 辣椒的排毒成分中，除了维生素、矿物质以外，还有辣椒红素等功能强大的植化素。

辣椒食疗效果

1 辣椒所含的辣椒红素，抗氧化能力与茄红素差不多，是β-胡萝卜素的1.5倍，又有维生素A、维生素C等抗氧化维生素，能协同发挥抗氧化效果。据研究发现，辣椒能抑制癌变细胞，促进信息传导的能力，可对抗癌症。

2 辣椒红素能避免血液中低密度胆固醇被氧化、黏着于血管壁上，并能增加高密度胆固醇，预防动脉硬化。

3 适量食用辣椒，会刺激唾液、肠胃消化液的分泌，可增进食欲，促进肠胃蠕动，并消除积聚的胀气。

4 辣椒中的铁、维生素C含量都相当高，能预防贫血、补血、美白皮肤。

5 辣椒会提高人体的新陈代谢速度，进而加快热量的消耗，达到减重之效。

辣椒食用方法

1 若想摄取辣椒中丰富的维生素C，加热时间不宜太久，以免维生素C被破坏。

2 辣椒切碎外敷于皮肤上，能使局部血管扩张，舒缓冻疮、风湿、酸痛的不适。但外敷的时间不宜太长，以免皮肤红肿或起水疱。

辣椒饮食宜忌

辣椒刺激性强，每次不宜吃太多；尤其是肠胃不适者、痔疮患者尤要避免。

凉拌蒜味苦瓜

清肝解毒 + 增强免疫力

■ **材料：**
苦瓜300克，大蒜30克，辣椒10克

● 热量 92.6千卡
● 糖类 15克
● 蛋白质 2.6克
● 脂肪 3.1克
● 膳食纤维 6.4克

■ **调味料：**
胡椒粉1/4小匙，白糖、醋、香油各1/2小匙

■ **做法：**

❶ 苦瓜去籽洗净，切薄片，浸泡冰水备用。

❷ 辣椒切成细末，大蒜拍碎，加上调味料搅拌均匀。

❸ 苦瓜片沥干装盘，淋上调味料即可食用。

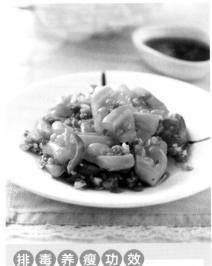

排 毒 养 瘦 功 效

辣椒具刺激性，能刺激人体的神经中枢，促使能量代谢速率加快。吃下不久后，即会促使脂肪被燃烧，对瘦身是有帮助的。

葱爆辣子鸡丁

促进排毒 + 加强循环

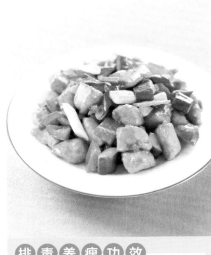

排 毒 养 瘦 功 效

辣椒能刺激唾液及肠胃消化液的分泌，可增进食欲，促进肠胃蠕动，消除积聚的胀气，排出体内的毒素。

■ **材料：**
鸡胸肉200克，大蒜2瓣，葱1根、辣椒各1个，小黄瓜1根

● 热量 436.0千卡
● 糖类 13.0克
● 蛋白质 50.5克
● 脂肪 20.2克
● 膳食纤维 2.1克

■ **调味料：**
橄榄油、米酒各1大匙，豆瓣酱、白糖各1/2大匙

■ **腌料：**
酒、淀粉各1/2大匙，盐1/4小匙

■ **做法：**

❶ 材料洗净。鸡胸肉切块，用腌料腌10分钟；葱切段；小黄瓜切小块；大蒜拍碎切末。

❷ 热油锅，爆香葱段、大蒜末，加豆瓣酱、白糖、米酒、鸡胸肉块、辣椒、小黄瓜块翻炒，炒熟后即可起锅。

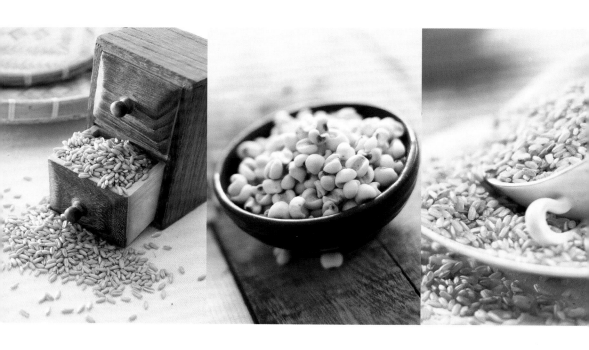

五谷杂粮类

　　五谷杂粮的营养成分中，有高达**60%～70%**成是糖类，所以热量很高，减肥者必须控制食用量。五谷杂粮可降低血脂，有益心血管健康，因为五谷杂粮中，常含不饱和脂肪酸、植化素，能清除血脂、避免脂肪氧化，进而预防动脉硬化。若长期吃五谷杂粮类，可改善肥胖和高血压。

　　五谷杂粮的质地较粗硬，能有效清除肠道中的废物、预防便秘；但对肠胃功能不佳的人来说，负担较大。若与大米混煮或预先泡水使其变软，就能预防肠胃不适。

Point 补血、安神、抗氧化的粗纤维食物

紫米 *Purple Rice*

排毒有效成分
花青素
膳食纤维

食疗功效
养颜补血
抗氧化

● **别名:** 黑糯米、紫糯米

● **性味:** 性温,味甘

● **营养成分:**
糖类、蛋白质、脂肪、膳食纤维、
钙、铁、镁、钾、锌、维生素A、B族维生素、维生素C、花青素

○ **适用者:** 一般人　✗ **不适用者:** 消化不良者、易胀气者

🍎 紫米为什么能排毒养瘦?

1 紫米又称"药壳",因为其膳食纤维的质地较粗硬,能充分清洁肠道、预防便秘。对减肥者来说,能彻底清除肠道中积累的脂肪、胆固醇、毒素,可降低脂肪、宿便对身体的毒害。

2 紫米有维生素C、花青素等抗氧化剂,能清除自由基,避免体内油脂被氧化,避免因肥胖而引发病变。

🌻 紫米主要营养成分

在每100克紫米中含362千卡热量。主要成分有70%是糖类、1%的水分。膳食纤维、维生素B₁、烟碱酸、维生素E含量颇丰,钾、铁、锌亦相当丰富。

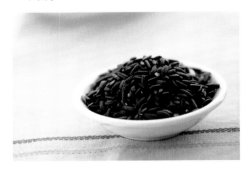

🐻 紫米食疗效果

1 紫米中的维生素C、离氨酸、铁、叶酸,能预防贫血、帮助造血,是孕妇产后常食用的补血食材。

2 《本草纲目》指出,紫米有健脾暖肝、明目活血的功能。食用紫米,可以补充营养、体力,提高免疫力、提高睡眠品质,并缓解类风湿性关节炎的症状。中医认为,紫米还有镇静安神、养胃润肺等功效。

☀ 紫米食用方法

1 如果担心紫米不易消化,可加入莲子、白米或其他较易消化的五谷杂粮,混煮成主食,既有营养又易消化。

2 紫米常与红枣、红豆或桂圆一起煮成甜粥点心,煮粥前,先将紫米泡水1小时,能增加紫米的口感。

🏥 紫米饮食宜忌

紫米需煮熟,营养才能充分被吸收,不够熟烂的紫米,对肠胃功能不佳的人,是很大的负担,所以紫米一定要煮到软再食用。

糙米 *Brown Rice*

排毒有效成分
多酚类
硒、膳食纤维

食疗功效
强身健体
清肠、防便秘

● **别名：** 玄米

● **性味：** 性平，味甘

● **营养成分：**
糖类、蛋白质、脂肪、膳食纤维、
钙、铁、镁、钾、锌、B族维生素、维生素E

○ **适用者：** 一般人、高血糖者、高脂血症者　✗ **不适用者：** 肾功能不全者、肠胃功能不佳者

🍎 糙米为什么能排毒养瘦？

1 糙米跟大米的不同之处，在于保留了胚芽、外皮，且尚未经过精制，所以纤维质地较粗，能清除肠道积累的毒素、脂肪，并促进胆固醇排出，改善高脂血症。

2 糙米的胚芽含B族维生素，能促进脂肪、糖类代谢，降低胆固醇，避免体内脂肪囤积。

🍚 糙米主要营养成分

1 每100克糙米中有354千卡的热量，主要成分是73.1克的糖类。以植物食材来看，膳食纤维、蛋白质含量均不低，而脂肪含量与全脂牛奶相近。又含大量的烟碱酸与丰富的钾、铁、锌，是略含脂肪、营养素种类多元的食材。

2 糙米比白米更有营养，膳食纤维、维生素B_1、维生素E、铁、磷的含量，都是大米的好几倍。

😋 糙米食疗效果

1 糙米含有硒及多酚类物质，能清除自由基，避免体内组织氧化。

2 糙米因为含等泛酸、叶酸B族维生素等，能促进糖类等营养素代谢，有消除疲劳、增强体力的效果。

3 糙米含铬，能促进糖类代谢，帮助血糖被细胞利用；又含膳食纤维，能减缓肠道吸收糖分的速度，可改善糖尿病、高血糖。

☀ 糙米食用方法

1 糙米的外皮有较多植酸，会影响人体对矿物质的吸收，所以宜在清洗后，以温热水浸泡约30分钟，这样可以去除大量植酸。

2 如果想使糙米更柔软易消化，不妨在烹调前先泡水一晚，可帮助肠胃的消化、吸收。

3 糙米比大米更容易引虫蛀食，宜在密封之后，放置干燥处或冰箱冷藏，能保存较久。

🧢 糙米饮食宜忌

肠胃功能不佳者，不宜多吃糙米，以免引起腹胀。

黄豆糙米南瓜粥

整肠健胃＋减少脂肪合成

■ **材料：**

黄豆50克，糙米100克，南瓜120克，小排骨240克

- 热量 1220.4千卡
- 糖类 107.2克
- 蛋白质 71.1克
- 脂肪 56.2克
- 膳食纤维 12.3克

■ **调味料：**

盐适量

■ **做法：**

1. 黄豆洗净，泡水3～4小时；糙米洗净泡水约1小时；南瓜洗净去皮切块。

2. 取锅，加入黄豆和6杯水，用中火将黄豆煮至酥软。

3. 加入糙米及南瓜块，以大火煮开后，再转小火慢煮至黄豆变软即可。

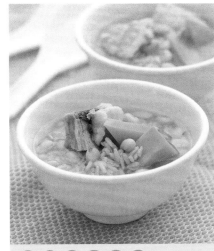

排毒养瘦功效

糙米属于低GI（低升糖指数）食物，不会造成脂肪的合成率快速提升；丰富的膳食纤维，可增加饱足感，减少对食物的摄取。

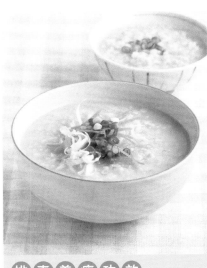

排毒养瘦功效

糙米保有胚芽中丰富的维生素，有益肠胃蠕动，帮助消化，且其富含膳食纤维，是追求窈窕身材者的最佳帮手。

鲜蔬糙米粥

帮助消化＋助肠蠕动

■ **材料：**

圆白菜80克，葱1/2根，胡萝卜45克，水5杯，糙米120克

- 热量 473.1千卡
- 糖类 98.9克
- 蛋白质 11.2克
- 脂肪 3.6克
- 膳食纤维 6.7克

■ **调味料：**

盐1/4小匙

■ **做法：**

1. 材料洗净。糙米泡温水30分钟；圆白菜、胡萝卜切丝；葱切末。

2. 锅中加水，放入糙米、圆白菜丝、胡萝卜丝，煮滚后转小火，继续煮1小时，至米粒熟烂。

3. 起锅前加盐调味，并撒上葱末。

薏苡仁 *Coix Seed*

排毒有效成分
膳食纤维
蛋白质、薏苡仁素

食疗功效
养颜美肤
利尿消肿

● **别名**：薏米、薏仁、苡仁、米仁

● **性味**：性凉，味甘

● **营养成分**：
糖类、蛋白质、脂肪、膳食纤维、
钙、铁、镁、钾、锌、硒、B族维生素

○ **适用者**：癌症患者、胆结石患者、水肿者　　✗ **不适用者**：孕妇、肠胃功能不佳者

🍎 薏苡仁为什么能排毒养瘦？

1　薏苡仁中的薏苡仁素、精氨酸、离氨酸，使薏苡仁拥有很强的代谢功效，能消除疲劳、修复组织、强化肌肉、促进脂肪燃烧，使新陈代谢更顺畅，从而达到预防肥胖的效果。

2　薏苡仁中的水溶性膳食纤维，能吸附胆汁中的胆盐，会使肠道对脂肪的吸收率下降，减少发胖的概率。

3　薏苡仁可促进体内水分的代谢和血液循环，具有利尿、消除水肿等功效，也能预防水肿型肥胖。

4　薏苡仁含有的油酸、亚麻油酸，属于不饱和脂肪酸，摄取适量，能降低血液中低密度胆固醇，可避免动脉硬化。

☀ 薏苡仁主要营养成分

1　每100克薏苡仁中，有373千卡的热量，主要成分是62.7克的糖类，而膳食纤维、钾、铁、锌的含量都颇为丰富。另外，还有硒、铜、锰等微量元素。

2　薏苡仁还含有油酸、亚麻油酸及酸性多糖、薏苡仁多糖和挥发油。

🦷 薏苡仁食疗效果

1　薏苡仁中含硒，能抑制癌细胞繁殖，对抗癌症，减少癌症发病的概率。

2　薏苡仁有排除水分的作用，适量食用能清热利尿。

3　薏苡仁有薏苡仁脂与多糖体，具有强化免疫力、抗氧化、抗癌的效果。

☀ 薏苡仁食用方法

1　薏苡仁常与红豆一起煮成甜汤，是一道具补血效果的佳肴。

2　薏苡仁水能清热，把薏苡仁加水煮到软透，加糖即可饮用。中医常建议喂成长中的婴儿喝薏苡仁水，能清除婴儿身体的火热。

🎓 薏苡仁饮食宜忌

1　薏苡仁会使孕妇胎中的羊水减少，有流产风险，孕妇应避免食用。

2　薏苡仁的糖类质地较黏，较不易消化，肠胃功能不佳者，别食用太多。

3　薏苡仁的热量偏高，欲减肥者别因为其功效丰富，就过量食用。

薏苡仁木耳炒牛蒡

利水消肿＋降低血脂

■ 材料：
薏苡仁、洋葱各100克，
牛蒡50克，黑木耳20克

■ 调味料：
橄榄油、柠檬汁各2大匙，
盐1小匙，胡椒适量

- ● 热量 751.2千卡
- ● 糖类 88.5克
- ● 蛋白质 16.4克
- ● 脂肪 36.8克
- ● 膳食纤维 8.5克

■ 做法：
1. 薏苡仁洗净，泡水2小时，再用水煮20分钟使薏苡仁软化，备用。
2. 牛蒡洗净，去皮切丝；黑木耳洗净，撕小朵；洋葱洗净，去皮切末，备用。
3. 热锅加油，放入牛蒡丝翻炒，续加薏苡仁、洋葱末、黑木耳续炒，洋葱熟透后，再加入柠檬汁、盐、胡椒，拌炒均匀即可盛盘。

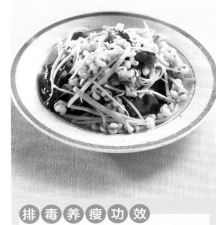

排 毒 养 瘦 功 效

薏苡仁为低卡高纤食物，可帮助维持身材，且因薏苡仁具利水消肿之效，经常食用，对消除水肿和肌肤保养都有不错功效。

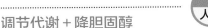

薏苡仁糙米茶

1 人份

调节代谢＋降胆固醇

■ 材料：
糙米、薏苡仁各6克

- ● 热量 43.6千卡
- ● 糖类 8.1克
- ● 蛋白质 1.3克
- ● 脂肪 0.6克
- ● 膳食纤维 0.2克

■ 做法：
将糙米与薏苡仁洗净，放入杯中。冲入滚水，约5分钟后即可饮用。

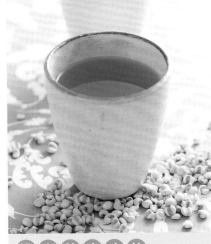

排 毒 养 瘦 功 效

薏苡仁可降低体内的甘油三酯和胆固醇；糙米的B族维生素则可协调体内能量代谢，且两者皆含膳食纤维，瘦身效果优。

Point 降低胆固醇、抗氧化，避免高血脂

燕麦 *Oat*

排毒有效成分
膳食纤维、皂苷
卵磷脂、植物固醇

食疗功效
保健心血管
消除疲劳

● **别名：**野麦、雀麦、玉麦

● **性味：**性温，味甘

● **营养成分：**
糖类、蛋白质、脂肪、膳食纤维、
钾、镁、磷，铁、锌、B族维生素、维生素E

○ **适用者：**一般人　✗ **不适用者：**肾功能不全者、麦麸过敏者

🍎 燕麦为什么能排毒养瘦？

1 燕麦中的膳食纤维含量丰富，能清除肠道中脂肪及其他毒素。其中，水溶性膳食纤维含量高，能吸附肠道中胆汁酸，将胆汁酸排出体外，这样会迫使肝脏利用血液中的胆固醇，来合成新的胆汁酸，因此可降低胆固醇。

2 β-葡聚糖使燕麦在近年颇具名声，β-葡聚糖是种水溶性膳食纤维，降低低密度胆固醇的成效已受肯定。

3 燕麦含卵磷脂、亚麻油酸，也能降低血液中的胆固醇量，帮助排除低密度胆固醇，避免心血管疾病的危险。

4 燕麦有植物固醇，它在肠道中，会与胆固醇互相竞争吸收的管道，因此在肠道中就可减少胆固醇的吸收量，剩下的会被排出体外，可避免胆固醇浓度上升。

🍙 燕麦主要营养成分

1 燕麦的营养相当丰富，在每100克燕麦中，热量402千卡，最丰富的成分是66%的糖类，另外还有11%的蛋白质、10%的脂肪。

2 含量次多的营养有膳食纤维、维生素E、维生素B1与烟碱酸。而矿物质中，含量高的有钾、镁、磷、铁、锌，脂肪含量略高。整体看来，营养素种类多元丰富。

🦷 燕麦食疗效果

1 燕麦的蛋白质含量，比其他谷物类多，其中离氨酸、色氨酸的含量较多，能够帮助消除疲劳、减轻精神压力、缓和焦躁情绪。

2 燕麦含有锌、锰，对于人体的生长发育、细胞生成有帮助，适合发育中的儿童。另外锌、锰也有益于维持性功能。

3 燕麦含多种成分，能降低血脂，又有维生素E、皂苷等抗氧化剂，能避免脂肪被氧化，而形成动脉硬化。所以对心血管疾病，有不错的预防效果。

4 燕麦的水溶性膳食纤维，对稳定血糖也有帮助，在肠道中能包覆食物，延缓糖类的吸收，保持血糖稳定。又有微量元素铬，对糖尿病有防治作用。

5 燕麦还有褪黑激素，能帮助睡眠，使皮肤美白、淡斑，所以燕麦也能养颜美容、帮助安眠。

☀ 燕麦食用方法

1 燕麦常与其他五谷杂粮一起混煮，建议依个人需求制作成五谷杂粮饭。

2 西方人习惯将燕麦片当成早餐，但东方人不将燕麦当成主食。近年来燕麦奶成为流行饮品之一，建议减肥者在摄取其营养的同时，也注意热量，以免不小心发胖。

3 市面上常见的燕麦片，是经过加工后的燕麦，仍能保留胚芽和部分麸皮，营养价值不受影响。

☎ 燕麦饮食宜忌

1 燕麦的植酸含量高，会影响人体对钙、铁、磷的吸收，所以一次不宜吃太多。

2 有消化性溃疡或体质燥热者，不宜吃太多燕麦。

3 燕麦的热量高、脂肪高，减肥者每次不宜吃太多。

4 燕麦的磷含量偏高，因此末期肾脏病患和需血液透析者，必须特别留意并控制燕麦的食用量。

鸡丁西蓝花粥

帮助排便 + 加强代谢

■ **材料：**
燕麦100克，
鸡胸肉30克，
西蓝花50克，
红甜椒10克

- 热量 442.7千卡
- 糖类 66.8克
- 蛋白质 20.5克
- 脂肪 10.4克
- 膳食纤维 6.0克

■ **调味料：**
盐1/4小匙

■ **做法：**

❶ 材料洗净。鸡胸肉切碎；西蓝花汆烫切小块；红甜椒去蒂去籽，切丝备用。

❷ 燕麦加水煮成粥，加盐调味。

❸ 把鸡肉碎放入粥中煮熟，再加入西蓝花块、红甜椒丝煮熟即可。

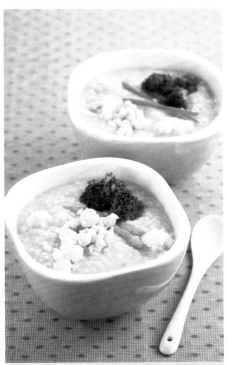

排 毒 养 瘦 功 效

燕麦营养丰富，容易煮熟，可去除体内的低密度胆固醇，加强身体代谢。且富含膳食纤维，能促进肠胃蠕动，帮助排便。

红枣燕麦饭

有益减重 + 防肠道病变

■ 材料：
燕麦、大米各50克，
红枣15克

■ 做法：
1. 材料洗净。燕麦泡水2小时；红枣去核。
2. 所有材料放入内锅中，加水220毫升，放入电锅中烹煮成饭，即可食用。

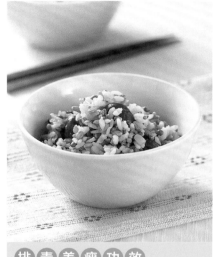

- ● 热量 447.8千卡
- ● 糖类 87.6克
- ● 蛋白质 10.7克
- ● 脂肪 5.6克
- ● 膳食纤维 4.9克

排 毒 养 瘦 功 效

　　燕麦含有多量的膳食纤维，有促进肠道蠕动、帮助排除肠道积食的效果；所含的非水溶性膳食纤维，能帮助减轻体重。

花生燕麦粥

加强代谢 + 清除宿便

- ● 热量 310.3千卡
- ● 糖类 31.7克
- ● 蛋白质 11.0克
- ● 脂肪 15.5克
- ● 膳食纤维 6.6克

■ 材料：
燕麦、花生各30克

■ 调味料：
冰糖1小匙

■ 做法：
1. 将花生洗净，加水3碗，以小火煮。
2. 花生煮软后，加入燕麦再煮5分钟，最后加冰糖调味即可食用。

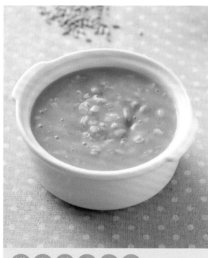

排 毒 养 瘦 功 效

　　燕麦能去除体内的低密度胆固醇，加强身体代谢，而且丰富的膳食纤维，能润滑肠道，使排便顺畅，清除宿便。

Point 降血脂肪、保健血管，使血流顺畅

荞麦 *Buckwheat*

排毒有效成分
芸香素
蛋白质

食疗功效
保健血管
整肠健胃

● **别名**：乌麦、荍麦、花荞、甜荞

● **性味**：性微凉，味甘

● **营养成分**：
糖类、蛋白质、脂肪、膳食纤维、钙、铁、
钠、镁、钾、锌、B族维生素、维生素E、类黄酮素

○ **适用者**：一般人　✗ **不适用者**：对荞麦过敏者

🍎 荞麦为什么能排毒养瘦？

1 荞麦含有多种必需氨基酸、亚麻油酸、烟碱酸、芸香素等，具有降低血脂的功能。

2 荞麦中的芸香素，属于抗氧化能力强大的类黄酮物质，能避免胆固醇囤积于血管中，降低血管中的脂肪，并避免其氧化，而引发其他疾病。

😊 荞麦主要营养成分

　　每100克荞麦中，有70克的糖类、10.8克的蛋白质和3克的脂肪。还有丰富的维生素E、烟碱酸。矿物质方面，有较高的钾、磷、铁、锌。故荞麦是一种脂肪含量不高、又可补血、有益人体代谢、细胞生长的食材。

🐨 荞麦食疗效果

1 荞麦保护心血管的效果很强，它含有烟碱酸、芸香素、必需氨基酸、亚麻油酸，能降低血脂；又有维生素P，能保持血管的韧性，使血液循环顺畅，可抗寒冬、保持身体温暖。

2 肠胃闷胀、消化不良、食欲不振者，都能食用荞麦来改善。

3 荞麦含有的芸香素，是很强的抗氧化剂，能延缓老化，并对抗癌症。

4 荞麦中的芸香素还能促使胰岛素分泌正常，对糖尿病有改善效果。

☀ 荞麦食用方法

1 荞麦可保护血管，所以在冬天中风、消化性溃疡出血的好发期，可多吃荞麦以强化血管弹性。

2 荞麦与维生素C多的食物一起吃，对毛细血管的保护力更强。

3 芸香素溶于水，煮荞麦的水最好喝掉。

👁 荞麦饮食宜忌

1 荞麦虽好，食用过量也会引起消化不良。而荞麦能清肠胃的热，易腹泻者宜吃加热后的荞麦食品。

2 有些人食用荞麦后，会引发皮肤红肿、起红疹、对光敏感等过敏症状，甚至引发耳、鼻、喉的炎症，此时应立即停食荞麦。

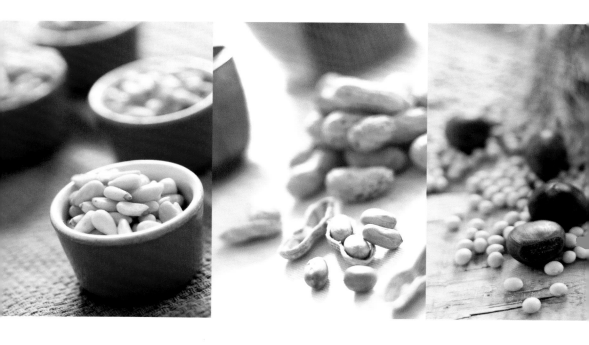

坚果种子类

　　坚果种子类食物的脂肪量偏高，不过，脂肪多不代表减肥者应禁食，据欧美研究建议，每人每日最好都能摄取适量坚果。坚果可预防心血管疾病，是因为坚果类中的脂肪多属不饱和脂肪酸，能降低血脂、净化血液、避免中风。

　　坚果含有大量维生素E，是抗氧化的珍贵成分，它能养颜美容、活化大脑细胞，并避免脂肪氧化，阻止肥胖可能引发的病变。所以，减肥者也能通过食用坚果来降低血脂、保健心血管，只要别过量。另外，除了维生素E，坚果也含大量的铁，对女性来说是美容的好成分。

Point 脂肪含量逾4成，却能降低血脂

花生 *Peanut*

排毒有效成分
膳食纤维、类黄酮
卵磷脂、植物固醇

食疗功效
强健体质
降低胆固醇

● **别名：** 生果、番果、地豆、长生果

● **性味：** 性平，味甘

● **营养成分：**
蛋白质、脂肪、膳食纤维、类黄酮、
钙、铁、镁、钾、锌、B族维生素、维生素E

○ **适用者：** 一般人、营养不良者　✗ **不适用者：** 胆功能不佳者、肠胃功能不佳者

🍎 花生为什么能排毒养瘦？

1 花生含卵磷脂、不饱和脂肪酸，能降低血液中的胆固醇；又含植物固醇，能阻止肠道吸收胆固醇，减少胆固醇进入人体，而未被吸收的胆固醇，则由丰富的膳食纤维带出体外。虽然花生本身脂肪量很高，但能帮助降低血脂。

2 因为花生富含B族维生素，代谢脂肪、糖类的能力，也比一般食物强，能加强营养素的利用，避免囤积成脂肪。

😊 花生主要营养成分

1 每100克花生中，有553千卡的热量，蛋白质接近30%、脂肪超过40%，是种高脂肪、高热量、高蛋白质的食材。而所含的氨基酸有8种，是人体无法自行合成的必需氨基酸，营养价值很高。

2 花生的维生素E、维生素B$_1$、烟碱酸、维生素B$_6$含量也相当高，可抗氧化、帮助代谢。

3 花生的铁含量相当高，30～40克的花生就能满足一个成人一日铁的需求量。锌的营养也很丰富，100克花生就可满足一人一日所需的1/3～1/2。

😬 花生食疗效果

1 花生中的木樨草素，属于类黄酮物质，能改善血管硬化，可降血压、避免心血管疾病。

2 花生营养丰富、均衡，对营养不良、病后体虚的人，有补充营养、改善体质的效果。

3 花生维生素E的含量高，能活化大脑细胞、延缓老化、预防老年痴呆症。

☀ 花生食用方法

1 花生不宜生吃，因其含有蛋白酶抑制剂，生吃会影响蛋白质的消化吸收。

2 烹调花生时，最好连富含营养素的花生仁包衣一起食用，以完整摄取花生中的营养。

🩺 花生饮食宜忌

1 花生发霉、变黑就不能食用，发霉后的黄曲霉菌会产生黄曲霉毒素，有致癌性。

2 花生热量高、脂肪高，正在减肥的人不能多吃。

核桃 *Walnut*

排毒有效成分

膳食纤维
不饱和脂肪酸

食疗功效

降低血脂
健脑健体

● **别名：** 胡桃、合桃

● **性味：** 性温，味甘

● **营养成分：**
膳食纤维、蛋白质、脂肪、B族维生素、维生素E、钙、镁、铁、锌、钾

○ **适用者：** 一般人、高血压者、高脂血症患者　✗ **不适用者：** 肾功能不全者、易腹泻者

🍎 核桃为什么能排毒养瘦？

1. 核桃的膳食纤维含量高，能排除肠道的毒素、胆固醇，也能间接降低血液中的胆固醇。

2. 核桃中的亚麻油酸，能降低血液中的胆固醇、避免血栓的形成，能预防血脂过高，造成健康上的危害。

⚙ 核桃主要营养成分

1. 在每100克核桃中，热量高达685千卡，其中有15%的蛋白质，71%的脂肪和少量的糖类。核桃是高脂肪食物，不过其脂肪是不饱和脂肪酸，对心血管有益，不过量食用是有益处的。

2. 核桃含有丰富的维生素E、维生素B1。矿物质中，含量高的有钾、磷、铁及锌。

🦷 核桃食疗效果

1. 核桃的营养素，具有强身健体、活化大脑细胞的功效。不饱和脂肪酸、B族维生素能帮助身体消除疲劳、促进养分代谢，维持身体功能的正常运作；另外对于大脑的健康、神经组织的稳定也有帮助。

2. 核桃的维生素E含量高，能避免身体组织的氧化，与不饱和脂肪酸皆能避免血脂被氧化，进而预防动脉硬化、心血管疾病。

3. 核桃的含铁量高，也有补血的效果。

4. 核桃中的维生素B1，可促进糖类的代谢、恢复体力、增强记忆力，使人保持良好的体力和精神状态。

☀ 核桃食用方法

1. 为了避免核桃中的脂肪氧化，使核桃变质，在开封后应尽速食用完毕，保存时宜密封冷藏。

2. 把核桃切碎成细末，当作食物的配料，不但能增加食物的香气，也能避免不小心吃进太多油脂，还能吸收其多元的营养素，是两全其美的方法。

🧑‍⚕️ 核桃饮食宜忌

1. 核桃所含油脂超过70%，有腹泻现象者、减肥中的人都不宜吃太多。

2. 核桃不宜与黄豆、黄豆制品一起吃，会引起消化不良。

乳酪核桃鸡肉卷

清肠排毒 + 降胆固醇

■ **材料：**

鸡胸肉50克，核桃、胡萝卜、玉米粒各30克，欧芹1根，大蒜4瓣，乳酪2片

■ **调味料：**

奶油2大匙

- 热量 687.2千卡
- 糖类 22.8克
- 蛋白质 20.8克
- 脂肪 57.0克
- 膳食纤维 2.9克

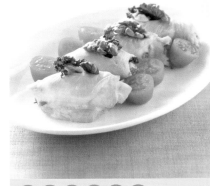

■ **做法：**

① 鸡胸肉洗净用肉槌敲薄片；大蒜切末；胡萝卜洗净切小块；核桃压碎；欧芹洗净切碎。

② 大蒜末、胡萝卜块、玉米粒、核桃碎和乳酪拌匀。

③ 摊开鸡胸肉片，包入内馅，卷起，表面抹上奶油，撒上欧芹碎。

④ 鸡肉卷放入165℃的烤箱中，烤40分钟取出即可。

排毒养瘦功效

核桃中的膳食纤维含量高，能排除肠道中的毒素、胆固醇，也能间接降低血液中的胆固醇，帮助清洁血液，减少血栓的形成。

三宝藕粉

抗氧化 + 增加饱足感

■ **材料：**

核桃、花生各6克，红枣2颗，莲藕粉8克

- 热量 178.9千卡
- 糖类 26.7克
- 蛋白质 2.7克
- 脂肪 6.8克
- 膳食纤维 1.3克

■ **调味料：**

冰糖1大匙

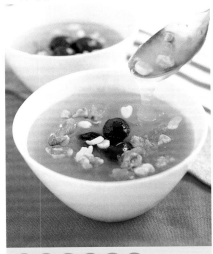

排毒养瘦功效

花生与核桃富含维生素E，能避免身体组织被氧化。莲藕粉中的水溶性膳食纤维，能与有毒物质结合，将它们排出体外。

■ **做法：**

① 将花生、核桃拍碎，红枣用小火蒸10分钟。

② 取锅加水，水煮滚后转小火，加入莲藕粉拌匀，熄火，待凉。

③ 饮用前加入红枣、核桃和花生。

松子 *Pine Nut*

排毒有效成分
不饱和脂肪酸、膳食纤维、维生素E

食疗功效
补血润肤
预防肥胖

- **别名**：松子仁、松仁、松米

- **性味**：性温，味甘

- **营养成分**：
糖类、蛋白质、脂肪、膳食纤维、B族维生素、维生素E、钾、磷、镁、钙、铁、锌

○ **适用者**：一般人、老年人　✗ **不适用者**：肾功能不全者

🍎 松子为什么能排毒养瘦？

1 松子所含的脂肪中，有50%以上是多元不饱和脂肪酸，能降低甘油三酯、胆固醇，改善高脂血症。另外，膳食纤维也能促进肠道排出毒素、多余脂肪。

2 松子的不饱和脂肪酸，能润滑肠胃、预防便秘；加上有膳食纤维，对肠道产生很好的清洁效果，可以避免宿便产生。

3 据研究显示，每日食用适量坚果类，不但不会发胖，还有减重、健身之效。

⚙ 松子主要营养成分

1 每100克松子中，脂肪也高达70%，蛋白质则有16%，此外，维生素E含量已能满足一人一日所需；而烟碱酸含量也高，能促进食物在体内的代谢。矿物质方面，较高的有钾、镁、磷、铁、锌，所以只需100克的松子，就能满足一日锌需求量的1/2。

2 松子是脂肪高、热量高的食物，其钾钠比例有利排除多余水分。

🦷 松子食疗效果

1 松子的锌含量很高，能促进精子的活动、增强免疫力、强化大脑的学习力。

2 松子的不饱和脂肪酸含量高，能降低血脂，再加上有丰富维生素E，对动脉硬化、高血压的预防很有帮助，能减少血管内的致命危机。

3 松子的铁含量也相当高，能补血、预防贫血；加上它又含油脂，两者结合能美容养颜、润滑皮肤。

☀ 松子食用方法

1 选购松子时，外表油腻者可能已氧化，宜选择颜色白净、外皮干燥、有香气、尝起来无异味者。

2 为了避免松子暴露于空气中，容易氧化变质，可密封后放冰箱冷藏。

⚕ 松子饮食宜忌

松子含油量高，易腹泻者、正在减肥中的人，不要食用过量。

和风松子鸡肉色拉

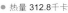

2人份

抗氧化＋保护心血管

■ **材料：**
鸡肉100克，松子20克，甜豆荚、彩椒各40克

■ **调味料：**
和风酱1大匙

- 热量 312.8千卡
- 糖类 12.0克
- 蛋白质 28.4克
- 脂肪 16.8克
- 膳食纤维 5.1克

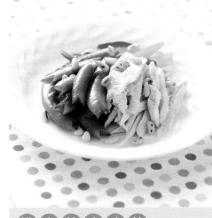

■ **做法：**

❶ 鸡肉洗净烫熟，沥干切丝；甜豆荚洗净去头尾和粗丝，用水汆烫后沥干。

❷ 彩椒洗净去籽，切丝；松子放入烤箱，以150℃烤10分钟。

❸ 将所有材料盛盘，淋上和风酱即可食用。

排毒养瘦功效

松子富含维生素E，具有抗氧化效能，能减少自由基对组织的氧化破坏；鸡肉高蛋白、低脂肪，是很适合瘦身者的蛋白质来源。

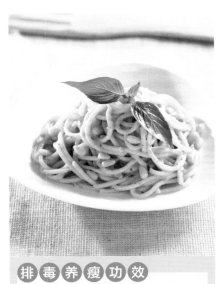

松子青酱意大利面

3人份

预防便秘＋消除自由基

■ **材料：**
乳酪粉、松子各15克，罗勒50克，大蒜5克，意大利面300克

- 热量 1388.7千卡
- 糖类 233.4克
- 蛋白质 46.8克
- 脂肪 29.8克
- 膳食纤维 12.5克

■ **调味料：**
橄榄油1大匙，盐少许

■ **做法：**

❶ 将意大利面以外的材料和盐，放进食物料理机中打碎。

❷ 意大利面放入加盐的沸水中，煮8～10分钟，沥干后与做法①的材料拌匀即可。

排毒养瘦功效

松子的不饱和脂肪酸，能润滑肠胃、预防便秘；加上富含膳食纤维，能产生很好的整肠效果，帮助肠道排出有毒废物。

杏仁 *Almond*

排毒有效成分
膳食纤维、维生素E、不饱和脂肪酸

食疗功效
抗氧化
提升免疫力

- **别名：**杏实、杏子、杏核仁

- **性味：**性平，味甘

- **营养成分：**
  蛋白质、脂肪、膳食纤维、B族维生素、维生素E、钾、磷、镁、钙、铁、锌

○ 适用者：心脏病患者　　**✗ 不适用者：**肾功能和肠胃功能不佳者

杏仁为什么能排毒养瘦？

1 杏仁中的脂肪，大多属于亚麻油酸等不饱和脂肪酸，能降低血液中的胆固醇和血脂。又有较多的烟碱酸，也能降低体内胆固醇。

2 因为杏仁中的B族维生素、镁含量丰富，代谢脂肪、糖类的能力强，能促进营养素转换成热量被使用掉，不易形成脂肪，所以能避免肥胖。

3 杏仁还含有丰富的类黄酮、多酚，这些强大的抗氧化成分，能降低体内的胆固醇含量。

4 杏仁常被用作中药，有止咳化痰、通便润肠的功用，对慢性便秘者来说，有良好的通便效果。

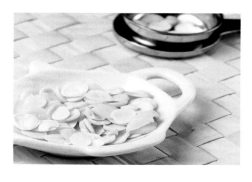

杏仁主要营养成分

1 在每100克杏仁中，有664千卡热量，蛋白质有20%、脂肪亦高达57%。是高脂、高热量、高蛋白的食材。

2 杏仁维生素E含量已超过一人一日所需，而烟碱酸、铁、锌含量也很高。矿物质方面，铁、锌的含量很丰富。

杏仁食疗效果

1 杏仁中维生素E、维生素B2、铁的含量高，能维持皮肤、黏膜组织的健康，并有养颜美容之效。

2 杏仁的磷、钙比值很低，当其比值越接近1，对维护骨质健康越有帮助，但一般食物的磷钙比值都很高，相较之下杏仁较能维持骨骼健康。

3 杏仁的镁含量高，能预防心脏病；又含有类黄酮、多酚类物质，能抗氧化、避免血脂氧化，进而保健心血管。所以长期适量摄取杏仁，能降低心脏病的发病率。

4 杏仁是保健强身的食物，含有大量B族维生素、维生素E、精氨酸，能提升免疫力、促进代谢、活化大脑细胞。

5 杏仁对于老年人来说，特别有益，能强力抗氧化、延缓老化、抵抗癌细胞及保持脑力，还能预防老年人因体弱造成的便秘。

6 有种杏仁具有苦味，中医用来祛痰、止咳或治疗气管疾病，苦杏吃太多会中毒，吃苦杏前应咨询医师。

杏仁食用方法

1 杏仁含50%以上的脂肪，所以开封后，需密封放入冰箱冷藏，以避免氧化导致变质。

2 杏仁能磨成粉、烤、油炸，做成点心食用，变化很多。连褐色的外膜一起整颗吃，比其他吃法更能摄取到膳食纤维。

杏仁饮食宜忌

1 杏仁分成甜味、苦味两种，对减肥者来说，甜杏热量高，需留意热量问题；而苦杏在肠胃中会释出毒素，可能导致晕眩、呕吐等症状，所以每次不能吃太多。

2 阴虚咳嗽、易腹泻者不宜吃杏仁，以免导致症状恶化；而婴儿也宜谨慎食用。

山药杏仁色拉

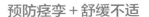

预防痉挛 + 舒缓不适

4 人份

■ **材料：**
山药200克，杏仁果50克，小黄瓜2根，小西红柿少许

- 热量 700.7千卡
- 糖类 52.4克
- 蛋白质 18.8克
- 脂肪 46.2克
- 膳食纤维 22.0克

■ **调味料：**
橄榄油1大匙，酱油1小匙，蜂蜜2小匙

■ **做法：**

1 山药洗净，去皮切块；起油锅，放入山药块略炒后，起锅待凉。

2 杏仁果放入烤箱中稍烤，取出待凉后捣碎；小黄瓜洗净切块，小西红柿洗净对半切开。

3 将做法①、②的材料、酱油、蜂蜜，放入容器中，搅拌均匀即可。

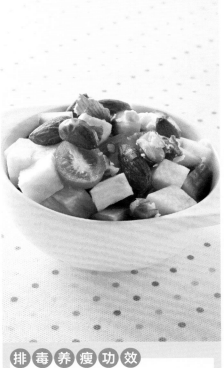

排 毒 养 瘦 功 效

　　杏仁中的不饱和脂肪酸，具有和胃润肠的功效，可帮助毒素的排出。山药含有丰富的水溶性膳食纤维，能产生饱足感，有利瘦身。

杏仁炒鸡丁

消脂减重＋提升免疫力

- **■ 材料：**
  鸡胸肉80克，干香菇3朵，杏仁、豌豆仁各30克

- **■ 调味料：**
  橄榄油1大匙，盐1/4小匙，淀粉、米酒各2小匙

- **■ 做法：**
  ❶ 干香菇泡水，去蒂切块；豌豆仁放入滚水中烫熟。
  ❷ 鸡胸肉洗净，切块，用淀粉、米酒和盐腌约20分钟。
  ❸ 热油锅，炒香香菇块，加鸡肉块和豌豆仁炒熟。最后撒上杏仁即可。

- 热量 461.1千卡
- 糖类 12.4克
- 蛋白质 29.4克
- 脂肪 32.7克
- 膳食纤维 13.8克

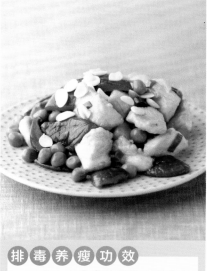

排 毒 养 瘦 功 效

杏仁含丰富的抗氧化成分类黄酮、多酚，能避免脂肪的氧化，降低体内胆固醇，对消脂减重有相对功效。

草莓杏仁冻

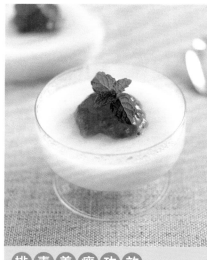

保护血管＋延缓老化

- **■ 材料：**
  杏仁粉、草莓酱各30克，琼脂5克

- **■ 做法：**
  ❶ 杏仁粉、琼脂放入锅中，加水煮滚，放凉后倒入模型杯内，移至冰箱冷藏。
  ❷ 食用前，从冰箱拿出凝固的杏仁冻，倒于碗中，再淋上草莓酱即可。

- 热量 214千卡
- 糖类 49.1克
- 蛋白质 1.2克
- 脂肪 1.7克
- 膳食纤维 4.2克

排 毒 养 瘦 功 效

杏仁粉含B族维生素、镁，能促进营养素转换成热量被使用，进而避免肥胖。琼脂的膳食纤维也能吸附有毒物质。

Point 低卡、低脂、高糖类，能当作主食

栗子 *Chestnut*

排毒有效成分
不饱和脂肪酸
膳食纤维、维生素

食疗功效
强肾、止泻
降血脂

- **别名：**栗果、板栗、大栗

- **性味：**性温，味甘

- **营养成分：**
糖类、蛋白质、脂肪、水分、膳食纤维、
B族维生素、维生素C、维生素E、钾、磷、镁、钙、铁、锌

○ **适用者：**一般人　✗ **不适用者：**婴幼儿、风湿病患者、消化功能不佳者

🍎 栗子为什么能排毒养瘦？

1 栗子是低脂高纤，又富含水分、糖类的食材。在每100克栗子中热量是183千卡，比米饭、五谷杂粮热量低，是减肥者代替米食的好选择。

2 栗子含有不饱和脂肪酸和膳食纤维，有助于清除肠道中多余的脂肪，并能降低血脂。

☀ 栗子主要营养成分

　　栗子主要是由水分与糖类组成。在每100克栗子中，有53克水分、41.5克的糖类和极少的脂肪。维生素方面，有28.6毫克的维生素C，已接近柑橘类水果的维生素C含量。矿物质方面，含量较高的有钾、铁。

🦷 栗子食疗效果

1 《本草纲目》记载，身体虚寒，粪便常呈水状者，吃栗子能改善腹泻症状。

2 唐代名医孙思邈说："栗，肾之果也，肾病宜食之。"指出肾脏虚弱者，吃栗子能强健肾脏。

3 栗子中含不饱和脂肪酸、维生素E、大量维生素C、钾，能够清除血管内多余的胆固醇、水分，并避免脂肪氧化，达到净化血液的效果，可以预防心血管疾病的发生。

4 除了净化血液之外，栗子中的维生素C还能加强铁质的吸收，有补血、活血的效果。中医认为，栗子生吃能止血，熟食能活血。

☀ 栗子食用方法

　　栗子淀粉多，能代替米、面作主食，为避免吃太多而胀气，与米、杂粮混煮也是不错的方法。

🧑‍⚕ 栗子饮食宜忌

1 栗子吃多了易引起消化不良，所以一次别吃太多，特别是消化功能不佳者。

2 栗子含糖量高，糖尿病患者宜控制食量；婴幼儿、有风湿病者，宜少食。

3 已变质、发霉的栗子不能食用，会导致中毒。

Point 营养含量超高，适量食用可强身健体

芝麻 *Sesame*

排毒有效成分
不饱和脂肪酸
木质素、维生素E

食疗功效
清洁肠道
预防动脉硬化

- **别名：** 胡麻、脂麻、油麻

- **性味：** 性平，味甘

- **营养成分：**
  糖类、蛋白质、脂肪、膳食纤维、
  B族维生素、维生素E、钾、磷、镁、钙、铁、锌

○ **适用者：** 头发早白者　✗ **不适用者：** 容易腹泻者

芝麻为什么能排毒养瘦？

1 芝麻的不饱和脂肪酸含量丰富，能降低血液中的胆固醇、甘油三酯。膳食纤维能清洁肠道，间接降低血中的胆固醇。

2 芝麻富含B族维生素、优质蛋白质，有助营养素代谢，促进身体利用养分，避免多余营养囤积形成脂肪，预防肥胖。

芝麻主要营养成分

1 不论黑芝麻或白芝麻，都是高热量、高脂、高蛋白，富含维生素E、B族维生素，并含高钾、高镁、高磷的食物。

2 芝麻中油脂有40%～50%，多是亚油酸、亚麻油酸等有益心血管的不饱和脂肪酸。

3 每100克黑芝麻中，含545千卡热量，其脂肪亦高达47%，有18%的蛋白质、16.8%的膳食纤维及丰富的维生素E、B族维生素和矿物质，是一种高脂肪、高蛋白质、高纤维的食物。

4 白芝麻与黑芝麻成分相近，但膳食纤维、钙、铁较少，脂肪较多，所以整体看来黑芝麻的营养较丰富。

芝麻食疗效果

1 芝麻含有芝麻木质素，是一种很强大的抗氧化成分，不但能抗氧化，还能保护维生素E，避免其变质，能强化抗氧化力，延缓老化、抗癌。

2 芝麻的不饱和脂肪酸种类多，能降低血脂，还能预防血小板凝集成血栓。且钾钠比值高，能改善高血压，预防心血管疾病。

3 芝麻也是能强身健体的一种食物。丰富的维生素E能防衰老；铁能补血；优质蛋白质、B族维生素能促进代谢、补充能量；而黑芝麻的钙含量高，能预防骨质疏松症。

芝麻食用方法

芝麻的脂肪含量高，很容易变质，因此理想的保存方式是，先密封，再放入冰箱冷藏。

芝麻饮食宜忌

芝麻脂肪含量较多，欲减肥者宜留意摄取量。

芝麻拌甜豆

稳定血压＋降胆固醇

4 人份

■ **材料：**
甜豆500克，大蒜末5克，白芝麻、姜末各10克，葱2根

- 热量 427.2千卡
- 糖类 52.0克
- 蛋白质 18.1克
- 脂肪 16.3克
- 膳食纤维 14.4克

■ **调味料：**
酱油、麻油、蜂蜜各2小匙，盐、黑胡椒各少许

■ **做法：**
① 热锅炒香白芝麻；甜豆洗净，氽烫后沥干；葱洗净切末，备用。
② 将葱末、大蒜末、芝麻和调味料拌匀，淋在甜豆上即可。

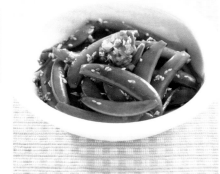

排毒养瘦功效
　　芝麻所含的木质素，会增加脂肪酸氧化酶的活性，具有促进脂肪代谢的功能，可有效分解体内多余的热量。

芝麻炒牛蒡

解毒保肝＋防病抗老

2 人份

■ **材料：**
牛蒡200克，大蒜2瓣，黑芝麻15克

- 热量 360.9千卡
- 糖类 52.1克
- 蛋白质 7.8克
- 脂肪 13.5克
- 膳食纤维 15.9克

■ **调味料：**
橄榄油、酱油、米酒、白糖、醋各1小匙，盐1/2小匙

■ **做法：**
① 大蒜拍碎。牛蒡洗净、切丝，放入滚水中氽烫后捞起。
② 热油锅，炒香大蒜碎，加牛蒡丝略炒，再加入所有调味料炒匀。
③ 加黑芝麻一起翻炒，即可起锅。

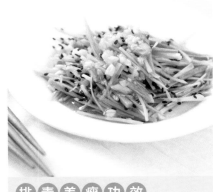

排毒养瘦功效
　　中医认为，黑芝麻有滋补、通便、乌发及解毒之效，但因黑芝麻的热量较高，应避免食用过多，以免造成肥胖。

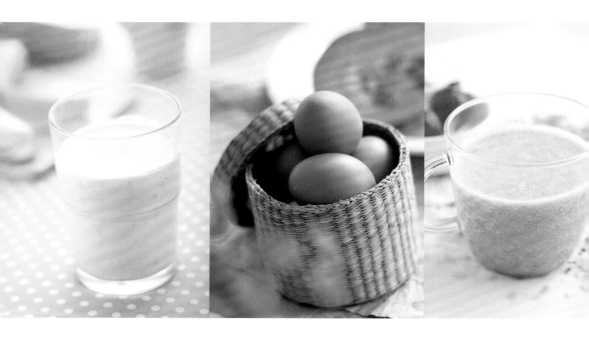

营养奶蛋类

奶蛋类有优质的蛋白质营养，在日常生活中容易获得，又容易消化，不易造成肠胃的负担。然而，需要留意的是，研究结果显示，1周的鸡蛋摄取量不宜超过7个，长期过量食用，容易诱发心血管疾病。

牛奶的优点是营养丰富，能补充蛋白质、钙质，又容易消化。减肥者的钙质摄取量常不足，牛奶能有效补充营养、强身健体。而优酪乳是帮助消化的补充品，虽然它的营养比不上牛奶，但其特有的乳酸菌对肠道帮助很大。

Point 卵磷脂可降低血中胆固醇、帮助代谢

鸡蛋 *Egg*

排毒有效成分
卵磷脂
B族维生素

食疗功效
帮助代谢
强身健体

● **别名**：鸡卵

● **性味**：性温，味甘

● **营养成分**：
糖类、蛋白质、脂肪、水分、
维生素A、B族维生素、维生素E、铁、钾、磷、镁、钙、锌

○ **适用者**：一般人　✗ **不适用者**：易胀气者、心血管疾病患者

🍎 鸡蛋为什么能排毒养瘦？

1 鸡蛋中的卵磷脂有种生物乳化剂的效果，能将血液中的脂肪乳化，可避免心血管疾病、脂肪肝等疾病。

2 鸡蛋可促进血液循环、新陈代谢，所含营养素包括卵磷脂、B族维生素，有促进代谢的作用，能帮助糖类、脂肪的代谢，将废物排出体外，并将养分输送到全身，使体内积累的毒素减少。养分也能被器官充分利用，代谢越顺畅，越不容易发胖。

🔬 鸡蛋主要营养成分

1 在每100克鸡蛋中，有125千卡热量和高达76%的水分，并有蛋白质12%、脂肪9.9%及胆固醇。而维生素A、维生素B₁₂、铁的含量也丰富。

2 鸡蛋的卵磷脂，是存在于蛋黄中的一种脂肪，约占蛋黄的30%比重，对人体有多重功效，是鸡蛋的重要营养素。

🦷 鸡蛋食疗效果

1 鸡蛋中含有优质蛋白质，其中8种是必需氨基酸，能为人体内主要器官提供养分，令人保持活力与精神。

2 鸡蛋可以使人变聪明，因为卵磷脂是制造乙酰胆碱的原料。乙酰胆碱是大脑的神经传导物质，充足的乙酰胆碱能帮助大脑中枢神经的发育，并且能预防老年痴呆症。

3 鸡蛋也有养颜美容效果，因为它含有维生素A、维生素B₁₂、维生素E，能保健皮肤，使人年轻。又含有铁，能帮助造血、预防贫血，是女性特别适合的食物。

☀ 鸡蛋食用方法

　　鸡蛋半熟时，是人体肠胃吸收营养的最佳状态，全熟的消化时间反而更长，所以吃半熟蛋更有利吸收营养。

🏥 鸡蛋饮食宜忌

1 鸡蛋有胆固醇，所以患有高血压、高脂血症的人，不宜吃太多。

2 鸡蛋富含蛋白质，而醋含有醋酸，两者若一起食用，会产生不利人体消化的物质，容易造成肠胃不适。

鲜蔬蛋色拉

消除疲劳＋抑菌排毒

- 热量 139.1千卡
- 糖类 1.8克
- 蛋白质 7.5克
- 脂肪 11.3克
- 膳食纤维 0.6克

■ 材料：

水煮蛋1个，西芹30克，辣椒1个，葱1根

■ 调味料：

水果醋20毫升，盐适量，橄榄油1小匙

■ 做法：

① 葱洗净切段；西芹洗净切块；辣椒洗净切片；水煮蛋切块，备用。

② 加水200毫升煮沸，加水果醋、盐稍微拌匀，再加入葱段，马上熄火。

③ 葱夹起盛盘，撒上蛋块与西芹块，再淋上橄榄油、些许做法②的酱汁，最后加辣椒片点缀即可。

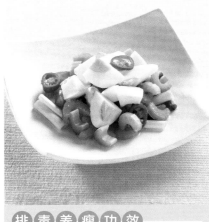

排毒养瘦功效

水煮蛋配合西芹中的膳食纤维，除了能促进肠道蠕动，将废毒物排出体外，也能提高肠道的吸收能力。

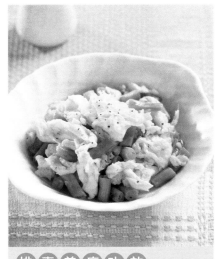

鲜甜四季豆炒蛋

促进造血＋抗氧化

- 热量 358.3千卡
- 糖类 10.7克
- 蛋白质 17.9克
- 脂肪 27.1克
- 膳食纤维 4.2克

■ 材料：

四季豆150克，鸡蛋2个，大蒜5瓣

■ 调味料：

橄榄油1大匙，盐1/2小匙，温开水2小匙，米酒1小匙

■ 做法：

① 四季豆洗净，去粗丝和头尾，切丁，以滚水烫熟；鸡蛋打散，加入温开水和米酒拌匀。

② 以1小匙橄榄油热锅，倒入蛋液，翻炒至熟，盛起。

③ 倒余油爆香大蒜末，加四季豆丁炒熟，再加盐调味，最后倒入蛋液炒匀。

排毒养瘦功效

鸡蛋含维生素A、维生素E，能保健皮肤，使人年轻。还具有抗氧化的功效，减少自由基、毒素的侵害；铁质还能帮助造血、预防贫血。

奶香鸡肉蒸蛋

2 人份

乳化脂肪＋增强体力

■ **材料：**

鸡蛋2个，低脂牛奶1.5杯，鸡
胸肉50克，葱1根

■ **调味料：**

盐1/2小匙

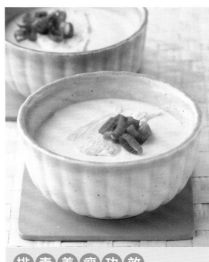

- 热量 352.2千卡
- 糖类 15.8克
- 蛋白质 35.7克
- 脂肪 16.3克
- 膳食纤维 0克

■ **做法：**

❶ 将鸡蛋打成蛋液，和盐一起加入低脂牛奶
中，拌匀。

❷ 葱洗净，切末。

❸ 鸡胸肉洗净，切小块，放入做法①的材料
中，用大火蒸至表面变色，转中火再蒸约30
分钟。

❹ 最后，撒上葱末即成。

排 毒 养 瘦 功 效

鸡蛋中的卵磷脂具有乳化脂
肪的功效，可加速脂肪的代谢。
低脂牛奶与鸡肉都是低脂食物，此
料理非常适合瘦身期的人食用。

芦笋焗蛋

1 人份

减轻疲劳＋帮助代谢

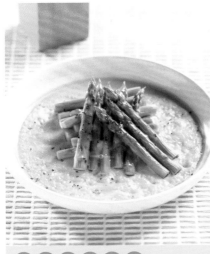

■ **材料：**

鸡蛋1个，芦笋3根

■ **调味料：**

盐、胡椒、奶油各少许

- 热量 143.9千卡
- 糖类 0.9克
- 蛋白质 7.0克
- 脂肪 12.5克
- 膳食纤维 0.3克

■ **做法：**

❶ 芦笋洗净，去尾端切段，以盐水汆烫后，捞
起沥干，备用。

❷ 热锅加奶油，加入做法①的材料翻炒，再加
少许盐、胡椒调味。

❸ 在耐热容器中打入鸡蛋，铺上做法②的
材料，放进烤箱，以200℃烤10～12分钟
即可。

排 毒 养 瘦 功 效

鸡蛋中丰富的B族维生素，
有助糖类、脂肪的代谢，能将
废物排出体外，将养分输送到全
身，使体内积累的毒素减少。

牛奶 *Milk*

排毒有效成分
钙
共轭亚麻油酸

食疗功效
强健骨质
保健心血管

● **别名：** 牛乳、鲜奶、鲜乳

● **性味：** 性平，味甘

● **营养成分：**
共轭亚麻油酸、蛋白质、脂肪、
钙、磷、铁、钾、镁、锌、维生素A、B族维生素

○ **适用者：** 一般人、病后体虚者　✗ **不适用者：** 乳糖不耐症者

牛奶为什么能排毒养瘦？

1 牛奶不含膳食纤维，但热量在每100克牛奶中仅有67千卡，而低脂鲜奶则仅有40～50千卡，对人体不易造成负担。

2 牛奶中有共轭亚麻油酸（CLA），能降低血液中的胆固醇。近年也有些研究认为，钙质能促进脂肪代谢。

3 牛奶对减肥中的人很好，据研究显示，减肥者容易缺乏钙质，多摄取牛奶能有效补充钙质，并保持体力。

牛奶主要营养成分

每100克全脂牛奶中，热量约67千卡，其中3克蛋白质、3～4克脂肪。而脱脂牛奶的脂肪含量多在1克以下，低脂牛奶在1～2克。想限制脂肪摄取量者，挑选时可多留意食品标示。

牛奶食疗效果

1 牛奶强健骨骼的效果，是因钙的吸收率最高。人体对牛奶的钙质吸收率约60％，因牛奶的乳蛋白能分解出很小的物质"肽"，"肽"有助钙质吸收。且牛奶的磷钙比值接近1，有利钙的吸收。

2 因为钙质吸收良好，所以牛奶也能降低高血压、镇定情绪、帮助安眠，并强健体质。

3 牛奶含钾、钙、油酸，能预防动脉硬化、心血管疾病。牛奶中的钙、钾能促进肾脏、血管中多余的水分排出，改善高血压。牛奶脂肪中有1/3的油酸，是种稳定的不饱和脂肪酸，它能去除血液中的低密度胆固醇，不会影响高密度胆固醇，也不会被氧化，所以不会因氧化而容易致癌。

牛奶食用方法

1 牛奶杀菌后可饮用，可冷饮、热饮，制成冰棒、点心，入菜或做成酸奶等乳类制品，是全球化的食物。

2 若要将鲜奶加热饮用，只要加热至温热即可，以免加热超过100℃影响牛奶本身的营养价值。

牛奶饮食宜忌

有乳糖不耐症的人，无法消化牛奶中的乳糖。若能将牛奶加热、渐次增加食用量，便能逐渐改善症状。

香浓木瓜牛奶

补充营养＋预防便秘

■ **材料：**
木瓜200克，鲜奶1/2杯

- 热量 195.7千卡
- 糖类 32.9克
- 蛋白质 5.6克
- 脂肪 4.6克
- 膳食纤维 3.4克

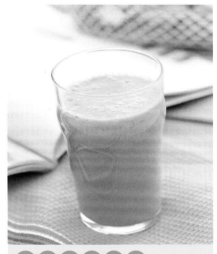

■ **做法：**
1 木瓜洗净去皮和籽，切小块。
2 木瓜块和鲜奶倒入果汁机中打匀，倒入杯中即可饮用。

排 毒 养 瘦 功 效
　　木瓜能帮助食物中蛋白质的分解，有助消化，搭配牛奶食用，更利人体吸收。此道饮品容易消化，亦能帮助排便。

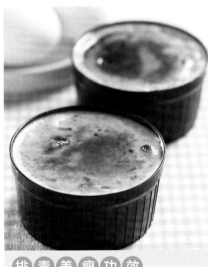

排 毒 养 瘦 功 效
　　牛奶中有共轭亚麻油酸（CLA），具有降低血液中胆固醇的功效。近年也有些研究认为，钙质能促进脂肪的代谢，避免发胖。

焦糖布丁

降胆固醇＋强化脑力

■ **材料：**
鸡蛋2个，蛋黄2个，牛奶2杯

■ **调味料：**
白糖4大匙，香草粉1小匙

- 热量 978.4千卡
- 糖类 81.4克
- 蛋白质 47.9克
- 脂肪 51.2克
- 膳食纤维 0.0克

■ **做法：**
1 将4大匙白糖倒入锅中，静置以小火煮成深褐色后熄火，加2大匙热水拌匀，倒入容器。
2 鸡蛋、蛋黄与香草粉放在大盆中拌匀，备用。
3 把牛奶与焦糖混合，倒入锅中，以小火煮至糖溶化后熄火。
4 将做法3的材料边搅拌边倒入做法2的材料中，过筛后倒入做法1的材料中，放进烤箱，以150℃烤30分钟。

211

酸奶 *Yoghourt*

排毒有效成分
乳酸菌、锰、钙

食疗功效
强化骨质
保持肠道健康
预防肠癌

● **别名：** 发酵乳、优酪乳、酸乳酪

● **性味：** 性平，味甘

● **营养成分：**
糖类、脂肪、水分、蛋白质、
维生素A、维生素B₂、维生素B₁₂、烟碱酸、矿物质、乳酸菌

○ **适用者：** 乳糖不耐症患者、一般人　✗ **不适用者：** 无

酸奶为什么能排毒养瘦？

1 酸奶的热量不高，在每100克中约74千卡，又含乳酸菌能帮助肠道蠕动，是有益减肥的食品。

2 酸奶虽不含膳食纤维，但本身的饱足感很强，能减少进食的欲望，可当作正餐时的点心，补充营养又帮助消化。

酸奶主要营养成分

1 每100克酸奶中，脂肪仅有1.3克、蛋白质有2.8克，糖类有13克，又含丰富烟碱酸，对于排毒减重者来说是不错的乳制品选择。

2 市售酸奶有菌种上的分别，不同的菌种有其不同特性与肠胃接受度。对于想排毒变瘦的人来说，它低脂、保健肠道的特点，优于其他乳制品。

酸奶食疗效果

1 酸奶中的乳酸菌，能对抗肠道中的有害菌，使肠道内有益菌多于有害菌，刺激肠道蠕动、保持粪便湿润，能预防便秘，长期持续饮用能预防肠癌。

2 酸奶中含锰，能促进人体吸收钙，强健骨质、牙齿，并预防骨质疏松症。

3 有乳糖不耐症的人，可以喝酸奶，乳酸菌能将乳糖分解为半乳糖，不会引发肠鸣不适的问题。

4 酸奶经证实，能抗癌、增强免疫力。另外还有研究指出，饮用酸奶会使体内胆固醇下降，但停喝后可能回复正常水平。

酸奶食用方法

1 将酸奶当成色拉酱，淋在蔬菜水果上制成色拉，可补足奶类中不足的膳食纤维、维生素。这样吃不但热量低，还可降胆固醇，保健肠胃。

2 早餐前空腹喝酸奶，能彻底清除肠道中的废物，若担心胃部不适，可在喝酸奶前，先喝杯温开水。

酸奶饮食宜忌

1 胃肠道手术后的病人、1岁以下婴儿及腹泻者，尽量别喝酸奶。

2 酸奶不宜与烧烤肉类、腊肉、腌渍肉类同吃，否则易提高致癌概率。

葡萄酸奶

整肠健胃＋通便排毒

■ 材料：
葡萄300克，
原味酸奶200毫升

■ 调味料：
蜂蜜1/2小匙

■ 做法：

① 葡萄洗净去蒂头和籽，和原味酸奶一起放入果汁机中，转高速充分搅拌均匀。

② 将搅拌好的做法①的材料，放入滤网滤渣后，加蜂蜜拌匀即可饮用。

- 热量 366.7千卡
- 糖类 75.1克
- 蛋白质 7.7克
- 脂肪 3.2克
- 膳食纤维 1.8克

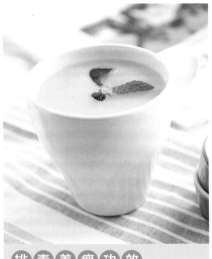

排 毒 养 瘦 功 效

酸奶中的有益菌能促进肠道蠕动，缩短粪便在肠道中停滞的时间，同时带走代谢时产生的废物，做好体内环保。

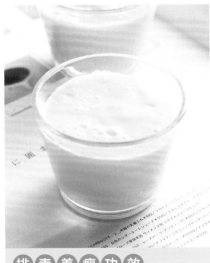

排 毒 养 瘦 功 效

酸奶中的有益菌能预防便秘；芦荟中的胶质能帮助代谢、活化细胞，并且提高身体的消化作用、排除体内毒素。

芒果芦荟酸奶

活化细胞＋帮助消化

■ 材料：
芒果1个，低脂酸奶1瓶，
芦荟叶1片

■ 调味料
蜂蜜适量

- 热量 337.6千卡
- 糖类 79克
- 蛋白质 4.4克
- 脂肪 2.9克
- 膳食纤维 3.2克

■ 做法：

① 芒果洗净去皮去核，切块。

② 芦荟洗净去皮，取出果肉放入果汁机中，加入芒果块、酸奶与蜂蜜，打成果汁即可饮用。

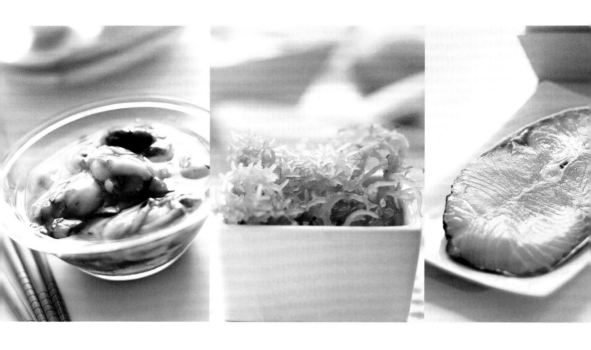

海菜海鲜类

　　牛磺酸与不饱和脂肪酸，是海鲜能降低脂肪的两大利器。牛磺酸能促进胆汁酸分泌，使血中胆固醇被充分利用，进而减少胆固醇；不饱和脂肪酸能抑制肝脏合成脂肪，所以也能预防肥胖。虽然海鲜含胆固醇，但同时也能降胆固醇，在正常食用状况下，不必太忧虑胆固醇过量。

　　海藻是海里的蔬菜，有不饱和脂肪酸及优质膳食纤维，又以黏质的水溶性膳食纤维最具特色，能有效清润肠道、预防便秘、降低血脂。海藻含碘，可促进新陈代谢，但甲状腺功能亢进者，不宜多吃。

Point 水中的蔬菜，能降脂排毒、抗氧化

海藻类 *Seaweed*

排毒有效成分
不饱和脂肪酸
膳食纤维、碘

食疗功效
预防便秘
降血脂

● **别名：** 海草

● **性味：** 性寒，味甘咸

● **营养成分：**
蛋白质、膳食纤维、维生素A、B族维生素、
维生素E、钙、钾、钠、磷、镁、铁、锌、碘

○ **适用者：** 糖尿病、心血管疾病患者　✗ **不适用者：** 体质虚寒者、甲状腺功能亢进者

🍎 海藻类为什么能排毒养瘦？

1 海藻类常含胶状的膳食纤维，是种水溶性纤维，能在肠道中变成凝胶状，吸附并带走多余的养分、低密度胆固醇，能清洁废物、预防肥胖、降血脂。有效成分包括：海带、裙带菜中的褐藻胶及洋菜中的洋菜胶等。另外，紫菜虽不含胶类纤维，其膳食纤维也有很强的清肠效果。

2 海藻类也含有丰富的碘，碘是甲状腺素的合成元素之一。足够的甲状腺素，能帮助代谢脂肪、糖类、蛋白质，可避免肥胖。

3 海藻类几乎不含脂肪，热量很低。其中紫菜、海带含不饱和脂肪酸、紫菜有牛磺酸，能发挥降血脂的效果，所以常吃能避免肥胖。

⊙ 海藻类主要营养成分

1 紫菜除膳食纤维外，还含丰富的铁、维生素E，是高钾、低钠的食物，不过钾、钠含量都比一般食物高出许多。又含有牛磺酸、DHA、EPA等有益人体的养分。

2 海带含大量膳食纤维、铁、维生素E，与紫菜不同的是，海带是钠高、钾少的食物，所以味道偏咸。

🐨 海藻类食疗效果

1 海藻类多属高钾、低钠食物，能利水、利尿，即便如钠含量较多的海带，也有甘露醇，能利尿消肿。

2 海藻中的海带、发菜、洋菜，含丰富钙质，钙比磷含量高，更有益于钙的吸收，能预防骨质疏松症，对于骨骼、牙齿发育有益。

☀ 海藻类食用方法

海藻类性质偏寒，入菜时可加入胡椒、麻油、葱、大蒜等调味品，能平衡寒性，对脾胃虚寒者尤其有益。

⊙ 海藻类饮食宜忌

1 紫菜的钠含量很高，有肾脏疾病者，需控制食用量。

2 甲状腺功能亢进者，不能吃太多碘，需少吃海藻。

酸辣海带

排除毒素 + 保健肠道

■ 材料：
海带80克，芹菜20克，
辣椒2个，大蒜末少许

■ 热量 85.4大卡
■ 醣类 8.5克
■ 蛋白质 1.5克
■ 脂肪 5.5克
■ 膳食纤维 4.7克

■ 调味料：
香油1小匙，酱油、醋各少许

■ 做法：

① 所有材料洗净。海带切丝；芹菜切碎；辣椒切细丝。

② 海带丝汆烫后取出，沥干放凉。

③ 将所有的调味料混匀，再放入海带丝、大蒜末、芹菜碎、辣椒丝拌匀，放入冰箱冰镇后，即可食用。

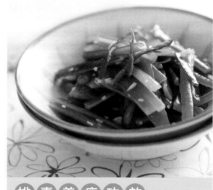

排 毒 养 瘦 功 效

海带中含胶质，能排除肠道中的金属毒素；芹菜中含有丰富膳食纤维，能增强肠道抵抗力，帮助消化。

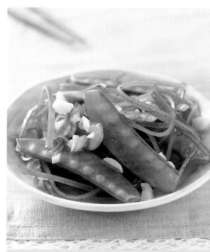

海带炒豌豆

帮助消化 + 稳定血糖

■ 材料：
海带70克，豌豆角200克，
大蒜5克

■ 热量 91.9千卡
■ 糖类 6.1克
■ 蛋白质 3.5克
■ 脂肪 5.9克
■ 膳食纤维 4.7克

■ 调味料：
盐1/4小匙，胡椒粉1/6小匙

■ 做法：

① 海带洗净切丝；豌豆角洗净去老茎；大蒜切碎备用。

② 热锅加油，爆香大蒜末，再加入海带丝、豌豆角拌炒，最后加盐及胡椒粉炒匀即可。

排 毒 养 瘦 功 效

海带中的胶质能减少有毒物质对人体的伤害；豌豆含丰富纤维质。两者均能促进肠胃蠕动，是具有清肠排毒功效的料理。

银鱼紫菜蛋花汤

高钙健骨 + 改善贫血

2 人份

■ 材料：
干紫菜10克，姜1片，
鲔仔鱼150克，鸡蛋1个，
高汤2杯

- 热量 204.7千卡
- 糖类 9.3克
- 蛋白质 25.3克
- 脂肪 7.4克
- 膳食纤维 2.3克

■ 调味料：
盐、白糖、麻油各1/4小匙

■ 做法：
1. 紫菜泡水、沥干；鸡蛋打散；姜切丝；鲔仔鱼洗净。
2. 高汤倒入锅中煮滚，加鲔仔鱼煮滚，再加紫菜、姜丝。
3. 倒入蛋液、盐、白糖，拌匀。起锅前撒上麻油即可。

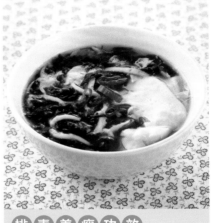

排 毒 养 瘦 功 效
　　紫菜含有膳食纤维，能清除肠道中的顽强废物，预防痔疮和便秘；亦富含铁质，能养血补身，改善贫血。

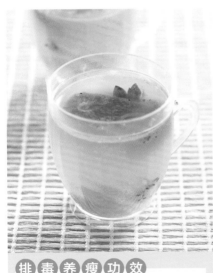

高纤果冻

高纤减重 + 润肠通便

1 人份

■ 材料：
猕猴桃1/2个，草莓2个，
琼脂3克，柳橙汁200毫升

- 热量 200.5千卡
- 糖类 47.8克
- 蛋白质 1.1克
- 脂肪 0.5克
- 膳食纤维 3.8克

■ 做法：
1. 猕猴桃去皮切小丁；草莓洗净，去蒂对切，备用。
2. 热锅加水200毫升煮滚后熄火，加入琼脂拌匀，让琼脂完全溶解。
3. 趁做法②的材料仍热时，倒入柳橙汁和做法①的材料拌匀，放冷即成果冻。

排 毒 养 瘦 功 效
　　果冻进入肠胃后，能增加肠道的湿润度，软化粪便，让排便更顺畅，进而降低毒素囤积在肠道中的概率。

鳕鱼 *Codfish*

排毒有效成分
牛磺酸
不饱和脂肪酸

食疗功效
降低血脂
保护心血管

- **别名**：大头青、大口鱼、明太鱼、大头鱼
- **性味**：性平，味甘
- **营养成分**：
蛋白质、脂肪、维生素A、B族维生素、维生素D、维生素E、钙、钾、钠、磷、镁、铁、锌

○ **适用者**：骨质疏松症患者、心血管疾病患者　✗ **不适用者**：痛风患者、尿酸过高者

鳕鱼为什么能排毒养瘦？

1 鳕鱼的脂肪中含DHA、EPA等不饱和脂肪酸，能降低胆固醇、甘油三酯，预防肥胖。

2 鳕鱼的蛋白质成分中含有牛磺酸，牛磺酸可降低血压、胆固醇。常吃含牛磺酸的食物，能减少血脂。

鳕鱼主要营养成分

　　每100克鳕鱼含141千卡的热量，其中有75%是水分，另含胆固醇。其中维生素D的含量，占一人一日所需的70%，有益于骨骼健康；又含有丰富的烟碱酸与铁。

鳕鱼食疗效果

1 因为鳕鱼中有维生素D，能帮助钙的吸收，所以可改善骨质疏松症。

2 鳕鱼富含蛋白质，肉质又柔软、易消化，是肠胃不适者及1岁以上儿童，摄取蛋白质的良好来源。

3 鳕鱼含DHA、EPA等不饱和脂肪酸与牛磺酸，是优质的降血脂食物，能预防动脉硬化与血栓，避免中风、心肌梗死、冠心病及其他心血管疾病。

4 中医认为，鳕鱼可以治疗跌打损伤、脚气病、便秘等。

鳕鱼食用方法

1 鳕鱼的保存期限较短，不宜存放太久，购买前，需先确认没有过重味道的，才是新鲜的鳕鱼。当一次购买较多时，宜分成多份，放在冷冻库中保存，每次只要解冻一小包。

2 若想让鳕鱼肉质更紧实，烹调前，可先将鱼表面水分擦净，撒点食盐再煮食，也能使味道更鲜美。

鳕鱼饮食宜忌

　　鳕鱼含有胺，应避免与香肠、火腿、腊肉等含亚硝酸盐的食物一起吃，以免在肠道产生亚硝胺，增加罹癌机会。

清蒸核桃鳕鱼

滋补肝肾 + 乌发润肤

②人份

■ 材料：

鳕鱼150克，松子10克，核桃40克，葱1根，姜2片

- 热量 641.0千卡
- 糖类 6.8克
- 蛋白质 38.5克
- 脂肪 51.1克
- 膳食纤维 4.3克

■ 调味料：

橄榄油1大匙，酱油1/2大匙，米酒1小匙

■ 做法：

❶ 将葱、姜洗净切丝；核桃捣碎与松子放入油锅中炒香。

❷ 鳕鱼洗净装盘，淋上米酒，撒上姜丝，放入蒸笼蒸约10分钟。

❸ 倒去做法②的汤汁，撒上核桃和松子，淋上酱油，再放上葱丝即可。

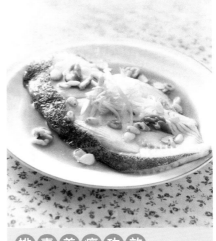

排 毒 养 瘦 功 效

鳕鱼是肉质细嫩、脂肪含量低的优质蛋白质来源，其中的牛磺酸能协助肝脏代谢脂肪，故对瘦身者是良好的食材之一。

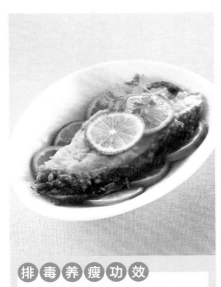

排 毒 养 瘦 功 效

鳕鱼含DHA、EPA等不饱和脂肪酸与牛磺酸，有益脂肪代谢。除可预防动脉硬化与血栓形成外，对减重者也具有辅助的功效。

柠檬鳕鱼

改善水肿 + 促进循环

②人份

■ 材料：

鳕鱼200克，鸡蛋1个，柠檬1/4个

- 热量 258.2千卡
- 糖类 2.5克
- 蛋白质 47.5克
- 脂肪 6.5克
- 膳食纤维 0.0克

■ 调味料：

盐、胡椒粉、低筋面粉少许，橄榄油2小匙

■ 做法：

❶ 柠檬洗净切薄片；鳕鱼洗净沥干，用盐和胡椒粉涂抹鱼身，略腌15分钟。

❷ 将鸡蛋打入碗中，搅拌均匀后涂于鳕鱼上，再抹上低筋面粉。

❸ 热锅加油，以小火将鳕鱼煎呈金黄色。

❹ 取1张锡箔纸，先铺上柠檬片，放上做法③的材料，放进预热150℃的烤箱烤20分钟，食用前淋上少许柠檬汁即可。

三文鱼 *Salmon*

排毒有效成分
维生素
不饱和脂肪酸

食疗功效
保健心血管
降胆固醇

- **别名：** 大麻哈鱼、鲑鱼
- **性味：** 性平，味甘
- **营养成分：**
  脂肪、蛋白质、维生素A、B族维生素、维生素D、维生素E、烟碱酸、钙、钾、钠、磷、镁、铁、锌

○ **适用者：** 心血管疾病患者、用脑过度者　✗ **不适用者：** 痛风患者、尿酸过高者

三文鱼为什么能排毒养瘦？

1 三文鱼中含丰富的不饱和脂肪酸，能降低血液中的胆固醇、甘油三酯，减低血脂。

2 三文鱼的维生素B_6含量丰富，能帮助蛋白质、脂肪的代谢，使多余养分被顺利分解为热量而使用掉，预防发生过敏或脂肪肝等问题。

三文鱼主要营养成分

1 三文鱼的脂肪含量有16%，并有少量胆固醇，接近20%的蛋白质，算是中等脂肪、高蛋白质的食材，其脂肪多为不饱和脂肪酸的优质脂肪。

2 三文鱼含丰富的烟碱酸与维生素B_{12}。其烟碱酸含量接近一人一日所需，能调节过度饮酒、饮食过量的代谢障碍问题。而维生素B_{12}则是一人一日所需的5倍，能调节脑功能，调整夜晚睡眠不良、白天精神不佳的生物规律。

3 三文鱼中维生素D含量是一人一日所需的13倍，维生素E也相当丰富。

三文鱼食疗效果

1 三文鱼含有ω－3多元不饱和脂肪酸，对小孩的脑部发育有益，也能提升学习专注力，并降低气喘的发生率。

2 DHA的功能很多，除了能活化大脑细胞、使人变聪明之外，也能防治阿兹海默症、老年痴呆症。另外，维生素B_{12}对于老年痴呆症也有防治效果。

3 DHA、EPA能对抗癌细胞，避免癌细胞扩散转移到其他部位。

三文鱼食用方法

1 三文鱼整条都能够入菜，以煮汤、火锅或生鱼片最为常见。而鱼眼睛富含DHA，因此发育中的儿童常被鼓励多吃鱼眼睛。

2 含量丰富的维生素B_6，不耐高温烹煮，否则容易流失，所以吃生鱼片最能保存维生素B_6的营养价值。

三文鱼饮食宜忌

　　三文鱼的甲基汞含量较高，长期食用过量易导致神经病变，每周食用量不宜超过200克。

彩蔬炒三文鱼

2人份

舒缓酸痛＋排除毒素

■ **材料：**

西蓝花、胡萝卜各50克，三文鱼100克

- 热量 366.4千卡
- 糖类 6.2克
- 蛋白质 22.5克
- 脂肪 28.0克
- 膳食纤维 2.7克

■ **调味料：**

橄榄油2小匙，盐1/2小匙，麻油1/4小匙

■ **做法：**

❶ 三文鱼切块，胡萝卜洗净切块；西蓝花洗净切小朵。

❷ 西蓝花和胡萝卜块，分别放入滚水中氽烫，再捞起。

❸ 热油锅，放入三文鱼煎至八分熟，再加蔬菜、盐和麻油炒匀即可。

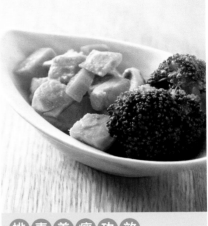

排毒养瘦功效

　　三文鱼丰富的不饱和脂肪酸及橄榄油的单元不饱和脂肪酸，不仅对心血管疾病有预防功效，还能润肠通便，帮助体内毒素排出。

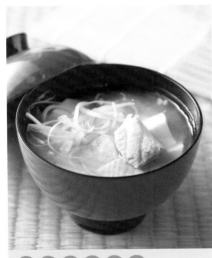

排毒养瘦功效

　　三文鱼中丰富的不饱和脂肪酸，能降低血中胆固醇、甘油三酯，故能降低血脂，对减重者血脂的减少也是有助益的。

三文鱼豆腐味噌汤

2人份

防衰抗老＋降血脂

■ **材料：**

三文鱼片200克，葱1根，豆腐1块（约80克），姜3片

- 热量 292千卡
- 糖类 9.8克
- 蛋白质 55.1克
- 脂肪 3.6克
- 膳食纤维 1.0克

■ **调味料：**

盐1/2小匙，味噌1大匙

■ **做法：**

❶ 材料洗净。三文鱼和豆腐切小块；葱切丝。

❷ 水倒入锅内，放入三文鱼块和姜片，煮沸，再放豆腐块、盐和味噌，煮滚，最后撒上葱丝。

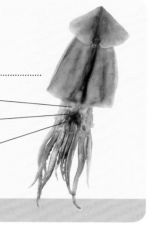

Point 低卡、低脂，牛磺酸可降低血脂

鱿鱼 *Calamary*

排毒有效成分	● **别名：** 柔鱼、枪乌贼
DHA、EPA 牛磺酸	● **性味：** 性平，味甘
食疗功效	● **营养成分：**
活化脑细胞 强化肝脏	糖类、脂肪、蛋白质、B族维生素、烟碱酸、钙、钾、钠、磷、镁、铁、锌

○ **适用者：** 幼儿、老人　　✗ **不适用者：** 皮肤过敏者、消化不良者

🍎 鱿鱼为什么能排毒养瘦？

1 鱿鱼的成分中胆固醇虽很高，但大部分储藏在其内脏中，而非平常食用的躯干，所以不必太担心食用鱿鱼会使胆固醇上升。其中所含的DHA、EPA等不饱和脂肪酸，能降低血脂，避免脂肪堆积于血管壁，可避免高脂血症的发生。

2 鱿鱼的热量不高，脂肪量也不高，而其丰富的蛋白质中，富含牛磺酸。牛磺酸能降低血压、降低血液中的总胆固醇，协助脂肪代谢。

😊 鱿鱼主要营养成分

1 鱿鱼富含极高的蛋白质及胆固醇，在每100克鱿鱼中，有60%成是蛋白质。

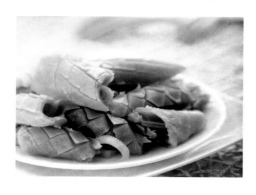

2 一天吃100克的鱿鱼，就能摄取到充足的维生素E，此外，烟碱酸、钾、铁、锌的含量都很高。

🐨 鱿鱼食疗效果

1 鱿鱼的牛磺酸、钾含量高，能改善因盐分摄取太多而导致的高血压。另外，不饱和脂肪酸能降低血脂，避免动脉硬化。鱿鱼还能够清血，保护心血管。

2 牛磺酸能强化肝脏功能，促进胆汁酸分泌、肝细胞再生，并预防胆结石。

3 DHA的含量丰富，能帮助儿童智力发育、预防老年痴呆症、增强视力。

☀ 鱿鱼食用方法

1 市面上常见冷冻新鲜鱿鱼、鱿鱼干。新鲜鱿鱼必须先去除内脏、外膜，才能煮食；而鱿鱼干表面常见一层白色粉状物质是牛磺酸，不必刻意除去。

2 鱿鱼一定要煮熟，食用未完全熟透的鱿鱼，易影响肠胃功能。

🍲 鱿鱼饮食宜忌

过敏体质的人，尽量别吃鱿鱼。

凉拌葱花鱿鱼

消除疲劳 + 降低辐射

4 人份

■ **材料:**

鱿鱼300克，葱2根，姜15克，辣椒1个

- 热量 766.0千卡
- 糖类 73.7克
- 蛋白质 47.4克
- 脂肪 31.3克
- 膳食纤维 0.5克

■ **调味料:**

橄榄油、酱油各2大匙，盐1/2小匙，白糖1大匙

■ **做法:**

① 材料洗净。鱿鱼切片，以热水烫熟后，沥干水分待凉；葱、姜、辣椒切末。

② 热油锅，放入葱末、姜末、辣椒末、盐、酱油、白糖，快炒至香味出来后，熄火后加鱿鱼片搅拌均匀。

③ 做法②的材料放入冰箱冷藏1小时后，即可取出。

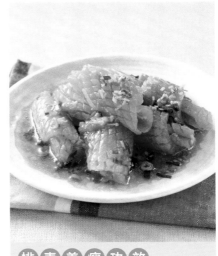

排毒养瘦功效

　　鱿鱼属于高蛋白、低脂肪的食材，脂肪含量只有1%，只要去除胆固醇较高的内脏不吃，就非常适合食用。

韭菜炒鱿鱼

避免水肿 + 促进发育

2 人份

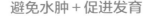

■ **材料:**

韭菜120克，大蒜3瓣，葱1根，辣椒1/2个，水发鱿鱼60克

- 热量 268.7千卡
- 糖类 19.0克
- 蛋白质 11.8克
- 脂肪 16.2克
- 膳食纤维 2.9克

■ **调味料:**

橄榄油1大匙，酱油1小匙，米酒1/2小匙，白糖1/4小匙

■ **做法:**

① 所有材料洗净。大蒜、辣椒切片；韭菜、葱切段。

② 鱿鱼洗净，切刀纹后切片，再用滚水略烫，捞起沥干。

③ 热油锅，炒香大蒜片、葱段和辣椒片，加鱿鱼片、韭菜段、酱油、米酒和白糖，炒熟即可食用。

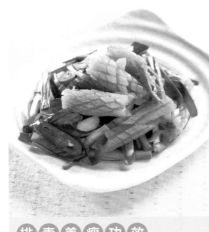

排毒养瘦功效

　　鱿鱼脂肪含量低、钾含量高，能改善因盐分摄取过量导致的高血压。也能协助水分代谢，减少水分在体内潴留，避免水肿型肥胖。

牡蛎 *Oyster*

排毒有效成分
牛磺酸
维生素A

食疗功效
造血补血
增强免疫力

- **别名：** 生蚝、蚵子、海蛎子、蛎蛤
- **性味：** 性微寒，味咸
- **营养成分：**
  蛋白质、脂肪、牛磺酸、维生素A、B族维生素、维生素E、钙、钾、钠、磷、镁、铁、锌

○ **适用者：** 贫血者、体虚者、糖尿病患者、高脂血症者　　✗ **不适用者：** 痛风患者

牡蛎为什么能排毒养瘦？

1 牡蛎含牛磺酸，具有降低血压、胆固醇之效。

2 牡蛎热量低，每100克中仅77千卡，又是低脂食物，不会造成身体的负担。而且其所含的胆固醇不会使人发胖，营养素对代谢有帮助，是减肥者能摄取的补血、保肝食材。

牡蛎主要营养成分

1 牡蛎的维生素B_{12}、锌含量很高，在每100克牡蛎肉中，有40微克的B_{12}及7.1毫克的锌，比一般食物多很多。因为牡蛎营养丰富，在西方被称为"海洋中的牛奶"。

2 牡蛎的脂肪含量很低，蛋白质亦丰富，又含丰富的铁，铁含量是一人一日所需的1/2，并有微量元素铜与锰。

牡蛎食疗效果

1 牡蛎的锌含量高，对于伤口愈合、免疫力提升有帮助，也能帮助生殖系统的发育，所以对男性、发育中儿童、体虚者来说，都很适合。

2 牡蛎富含铁、铜，对造血有帮助，铜能促进铁的吸收，并促使铁与血红蛋白结合，达到预防贫血的效果。又含大量维生素B_{12}，能预防恶性贫血。

3 牡蛎的牛磺酸本身有保肝、利胆的作用，能预防胆结石，促进胆汁酸分泌、肝细胞再生，也能改善孕妇的胆汁淤积现象。

4 牡蛎能帮助胰岛素的分泌与利用，对糖尿病有益，也有抑制癌细胞的效果。

5 牡蛎中丰富的维生素A，可以增加身体的免疫力、促进视力健康。

牡蛎食用方法

1 新鲜的牡蛎，置于冷藏库中约可保存2天。烹调前可浸泡在浓盐水中清洗，易洗掉黏液、污垢。

2 因为牡蛎富含铁，生吃牡蛎时，可以滴些柠檬汁一起食用，柠檬中的维生素C可促进铁质的吸收。

牡蛎饮食宜忌

牡蛎的嘌呤含量较高，痛风患者、高尿酸血症者皆应避免食用。

牡蛎炒蛋

提升免疫力＋排除毒素

4 人份

■ **材料：**
牡蛎200克，韭菜4棵，鸡蛋4个

- 热量 727.2千卡
- 糖类 12.2克
- 蛋白质 47.6克
- 脂肪 54.2克
- 膳食纤维 1.0克

■ **调味料：**
盐、胡椒粉各1/2小匙，橄榄油2大匙

■ **做法：**

1 牡蛎洗净，用滚水氽烫；韭菜洗净，切段。

2 将韭菜段、盐、胡椒粉，放入碗中，打入鸡蛋，均匀搅拌。

3 起油锅，加入牡蛎，并将做法②的蛋液均匀倒入锅内，转中火，待下层蛋液凝固后，再翻面煎熟即可。

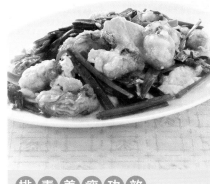

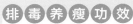
排 毒 养 瘦 功 效

　　牡蛎含有丰富牛磺酸，可降低胆固醇，调节肝脏功能，使人体顺利将体内废物排出体外，维持身体健康。

莲子牡蛎汤

补钙抗老＋加强代谢

2 人份

■ **材料：**
牡蛎120克，莲子30克，姜2片，葱1/2根

- 热量 194.4千卡
- 糖类 23.4克
- 蛋白质 20.1克
- 脂肪 2.3克
- 膳食纤维 2.8克

■ **调味料：**
盐1/2小匙

■ **做法：**

1 莲子去心，泡温水1小时；葱洗净切丝。

2 水、莲子、姜片放入锅中，煮滚后转小火，续煮20分钟。

3 加牡蛎煮熟后再加盐调味，最后撒上葱丝即可食用。

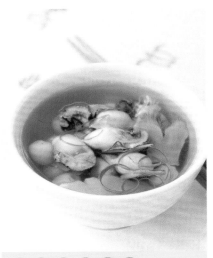

排 毒 养 瘦 功 效

　　牡蛎是低脂食物，不会造成身体的负担，所含丰富的营养素对代谢有帮助，是减肥者补血、保肝的优质食材。

225

Point 热量低、不含脂肪，降血脂又强身

海参 *Sea Cucumber*

排毒有效成分
牛磺酸
酸性黏多糖

食疗功效
美容养颜
增强免疫力

● **别名：** 海瓜、海鼠、沙粪

● **性味：** 性温，味甘咸

● **营养成分：**
水分、蛋白质、维生素B12、
维生素E、钙、钾、钠、磷、镁、铁、锌、硒、钒

○ **适用者：** 高钾血症患者、肾功能衰竭者　✗ **不适用者：** 急性肠胃炎者、感冒患者、咳痰者

海参为什么能排毒养瘦？

1 海参的热量很低，几乎不含脂肪，是肥胖者、高脂血症、心血管疾病患者的优良食物。

2 海参的酸性黏多糖，能抑制血管中的不正常凝血，抗血栓，也能改善高脂血症。

3 海参蛋白质中的精氨酸，能促进脂肪代谢、强化肌肉。海参也有牛磺酸与超微量元素钒，能促进脂肪代谢、降低血中的胆固醇，适合减肥者食用。

海参主要营养成分

1 海参的水分占了90%以上，因此热量很低，在每100克中仅有28千卡，与蔬菜类相近。而蛋白质有6.9克，几乎不含脂肪与胆固醇。在维生素方面，仅有少量维生素B12及维生素E。

2 海参在矿物质方面，含量普遍都不高，微量元素则有硒与钒。

海参食疗效果

1 海参高蛋白质、低脂肪，且零胆固醇，适合高脂血症和心血管疾病患者食用。

2 海参具有美容养颜的效果，因为它含有丰富的胶质。胶质的功效很多，可以保健皮肤、养颜美容、补充体力，还有强健筋骨之效。

3 海参的蛋白质营养价值高，其中含有精氨酸、牛磺酸、胶原蛋白，有益人体的生长发育、受损组织的修复，能提高人体免疫力。

4 海参温和滋补的功效很强，举凡高血压、冠心病、糖尿病患者都能食用，虚劳羸弱、气血不足、营养不良、病后、产后体虚的人都很适合吃。

海参食用方法

海参通常是以干海参泡水泡发，泡发后剖开外皮，去除内脏才能烹调。泡发好的海参最多只能冷藏3天，且须浸泡于水中，一天要换水2次或3次。

海参饮食宜忌

1 海参不能与甘草、醋一起吃。

2 急性肠胃炎及感冒、咳痰的人，都不宜吃海参。

凉拌海参

修复血管＋延缓衰老

2人份

■ **材料：**
海参100克，小黄瓜60克，辣椒30克，姜10克

- 热量 174.0千卡
- 糖类 11.9克
- 蛋白质 18.0克
- 脂肪 6.1克
- 膳食纤维 1.6克

■ **调味料：**
白糖、酱油、辣椒酱、芝麻油各1小匙

■ **做法：**
1. 海参除去沙肠，洗净切块；小黄瓜洗净切块；辣椒洗净切碎；姜切薄片；所有调味料混合，备用。
2. 小黄瓜块余烫后捞起，放入姜片、海参块煮2分钟后，捞起备用。
3. 将海参块、小黄瓜块、辣椒碎和做法①的酱汁拌匀，即可食用。

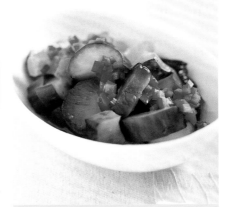

排毒养瘦功效
海参中所含的胶质，可让皮肤滑润有光泽，再搭配富含膳食纤维的蔬菜，可以促进有害物质排出体外。

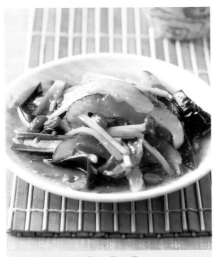

排毒养瘦功效
海参富含胶质，可以养颜美容、降低血脂，且零胆固醇，是控制体重者和高胆固醇血症者不错的蛋白质食物来源。

竹笋烩海参

降低血脂＋消炎止血

2人份

■ **材料：**
海参200克，竹笋丝50克，葱1根，老姜3片，枸杞子5克，干黑木耳10克

- 热量 244.0千卡
- 糖类 8.7克
- 蛋白质 15.7克
- 脂肪 15.3克
- 膳食纤维 3.8 克

■ **调味料：**
胡麻油1大匙，米酒1小匙，盐1/4小匙，蚝油1/2小匙，高汤3大匙，淀粉水1小匙

■ **做法：**
1. 材料洗净。海参切长条，滚水余烫，捞出；葱切段；干黑木耳用水泡软，切片。
2. 胡麻油倒入锅中烧热，爆香葱段和姜片，加海参条、笋丝、黑木耳片和枸杞子拌炒。
3. 倒入米酒、蚝油、盐和高汤焖煮10分钟，加淀粉水勾芡即可。

227

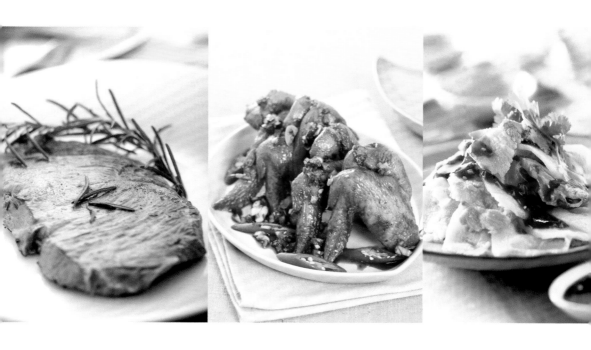

滋补肉类

　　肉类理论上不适合减肥，因为它的热量偏高，但日常生活中很难完全不吃肉，尤其肉类含有丰富的蛋白质，是人体必需的营养素。所以减肥者宜选择瘦肉食用，并可用烤、涮、炖煮等方式烹调，以降低脂肪的摄取量。

　　鸡肉含有不饱和脂肪酸、热量中等，又含胶原蛋白，可美肤养颜、补充体力。牛肉则有吸收率很高的血红素铁，可以补足人体易缺乏的铁质，又含有很高的锌，能促进生长与发育。而猪肉中的B族维生素，能促进代谢、镇定神经。只要烹调得当，食用量控制有度，就不必担心发胖。

Point 低脂、低卡的滋补肉品，还能美肤

鸡肉 *Chicken*

排毒有效成分

不饱和脂肪酸
维生素A、维生素
C、钾

食疗功效

补气强身
消炎抗癌

● **别名：** 家鸡肉

● **性味：** 性温，味甘

● **营养成分：**
脂肪、蛋白质、维生素A、B族维生素、
维生素C、钙、钾、钠、磷、镁、铁、锌

○ **适用者：** 一般人、病后体虚者、产妇　✗ **不适用者：** 痛风、肾脏疾病、尿毒症患者

🍎 鸡肉为什么能排毒养瘦？

1 减肥者应需要适量食用肉类。鸡肉的脂肪比其他肉类低，能够供给品质优良的蛋白质，又能相对减少热量，是减肥者的首选肉品。

2 鸡肉的脂肪多属不饱和脂肪酸，比其他肉类更能降低血脂、预防心血管疾病，对肥胖或高脂血症的人，较无健康上的负担。

😊 鸡肉主要营养成分

1 鸡肉各部位营养含量差异很大，整体看来鸡胸肉、里脊肉、鸡腿肉是脂肪、胆固醇含量较少的部位，且蛋白质含量较高，在20%以上。而鸡翅膀、鸡屁股、鸡心含较多油脂、胆固醇，蛋白质含量也略低，在10%～20%之间，欲减肥者多选择前者较为理想。

2 鸡肉含有维生素A、维生素C和丰富的烟碱酸，维生素B$_{12}$的含量也颇丰。

3 鸡胸的脂肪、胆固醇含量，比其他部位低，每100克中热量也仅115千卡，几乎是所有肉类中最低者。

🐻 鸡肉食疗效果

1 鸡肉有养颜美容的功效，因为含有维生素A、维生素C、维生素E。鸡翅中又有丰富胶原蛋白，能保健、美白皮肤，保持皮肤弹性，并促进血液循环。

2 鸡肉自古就是滋补体力、消除疲劳的食材，它的脂肪少、蛋白质高，肉质又易消化，不论是需要大量蛋白质的运动员，或病后、产后体虚的人，都能从中获益。

☀ 鸡肉食用方法

1 怕胖的人可选择鸡胸肉食用，烹煮鸡汤时，也可将表面的浮油捞起。

2 在处理鸡肉时，可先去掉脂肪、鸡皮，或以蒸、烤、烫的方式烹调，可避免摄取过多油脂。

⚕ 鸡肉饮食宜忌

1 肾脏疾病或尿毒症、痛风患者，不宜食用太多鸡肉。

2 鸡汤会促进胃酸分泌，所以胆结石、胆囊炎、胃溃疡患者，都应少喝。

柚香鸡肉色拉

排除毒素 + 抗氧化

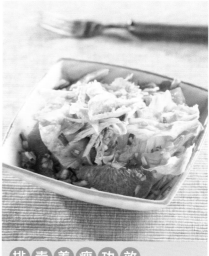

● 热量 358.0千卡
● 醣类 14.2克
● 蛋白质 70.8克
● 脂肪 2.0克
● 膳食纤维 2.8克

■ **材料：**

葡萄柚1个，鸡胸肉300克，生菜数片，洋葱1个

■ **调味料：**

柠檬汁、和风酱各1小匙

■ **做法：**

❶ 葡萄柚对切，挖出果肉；鸡胸肉洗净煮熟剥丝；生菜洗净撕小块；洋葱半个去皮切碎，半个磨成泥，备用。

❷ 取一平盘，铺上做法❶的材料，最后淋上柠檬汁和和风酱即可。

排 毒 养 瘦 功 效

鸡肉中含有维生素A、维生素C、维生素E，具有抗氧化功效，除了能养颜美容、帮助消化外，也可帮助体内毒素的排除。

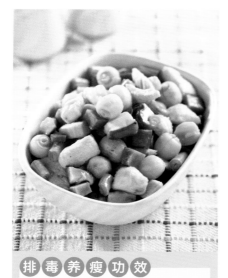

莲子鸡丁

促进消化 + 增强记忆力

● 热量 940.2千卡
● 糖类 74.7克
● 蛋白质 150.9克
● 脂肪 4.2克
● 膳食纤维 12.1克

■ **材料：**

鸡胸肉500克，莲子120克，干香菇、火腿、四季豆各20克，蛋白2个

■ **调味料：**

淀粉、米酒、盐各1小匙

■ **做法：**

❶ 鸡胸肉洗净切丁，以淀粉、蛋白、米酒、盐腌渍；干香菇泡软切丁；火腿与四季豆切丁；莲子去心蒸熟，备用。

❷ 先将鸡丁炒至7分熟，加莲子、四季豆丁、香菇丁、火腿丁续炒熟，起锅前加盐调味即可。

排 毒 养 瘦 功 效

鸡胸肉的脂肪含量低、蛋白质含量高，是减重过程中摄取蛋白质的良好来源，搭配莲子、香菇、四季豆的膳食纤维，有益瘦身。

蒜香鸡肉

降低血脂＋修护肌肤

■ **材料：**
鸡肉125克，大蒜3瓣，辣椒1根

- 热量 184.0千卡
- 糖类 0.1克
- 蛋白质 28.8克
- 脂肪 7.6克
- 膳食纤维 2.8克

■ **调味料：**
橄榄油1小匙，酱油1/2小匙，米酒1/4小匙

■ **做法：**

❶ 材料洗净。鸡肉、大蒜和辣椒均切片。

❷ 热油锅，爆香大蒜片、辣椒片，再加入鸡肉片拌炒至熟。

❸ 起锅前，加其余调味料略炒即可。

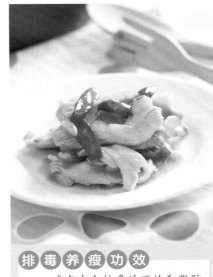

排 毒 养 瘦 功 效

鸡肉中含较多的不饱和脂肪酸，具降血脂、预防心血管疾病之效。对肥胖或高脂血症的人，选择鸡肉较无健康上的负担。

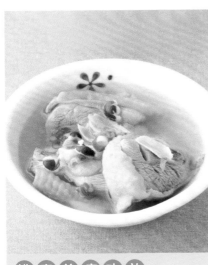

排 毒 养 瘦 功 效

鸡腿肉蛋白质含量高，脂肪低，是减重期间蛋白质供应的好食材。配合芡实，能促进肠胃消化功能，提升代谢率。

百合芡实鸡汤

益气健脾＋提升代谢

■ **材料：**
鸡腿肉150克，姜3片，干百合30克，芡实25克

- 热量 320.3千卡
- 糖类 41.1克
- 蛋白质 37.2克
- 脂肪 0.8克
- 膳食纤维 4.1克

■ **调味料：**
盐1小匙

■ **做法：**

❶ 鸡腿肉洗净切块，以滚水略烫，再用冷水冲净。

❷ 干百合泡冷水5分钟至软。

❸ 所有材料放入锅中，煮滚后转小火，续煮约20分钟。

❹ 熄火，加盐调味即可食用。

牛肉 *Beef*

排毒有效成分
维生素A、维生素E、铁

食疗功效
补血、强健体质
促进生长发育

● **别名：** 无

● **性味：** 性温，味甘

● **营养成分：**
水分、脂肪、蛋白质、维生素A、B族维生素、维生素E、烟碱酸、钙、钾、钠、磷、镁、铁、锌

○ **适用者：** 一般人、发育中儿童　✗ **不适用者：** 皮肤病、肝病、肾脏疾病、肠胃功能不佳者

牛肉为什么能排毒养瘦?

1 对减肥者来说，牛肉中的脂肪属于饱和脂肪酸，摄取过多，易造成肥胖及心血管问题。所以食用牛肉，宜选择牛的腿腰等脂肪少的部位。

2 据研究显示，常减肥的人容易缺乏铁质，可食用牛肉的低脂部位来补充。

牛肉主要营养成分

1 牛肉各部位的营养成分差异很大，最适合减肥者吃的是腿部的瘦肉。腿瘦肉热量中等，营养丰富，有蛋白质、维生素A、维生素E、维生素B12、烟碱酸和铁、锌等。

2 牛肉其他部位的脂肪、热量较高，其他营养素相对较少，减肥者宜慎食。每100克牛肉中的热量，牛小排是390千卡，牛腩是331千卡、后腿股肉是153千卡，牛腱则是123千卡。

牛肉食疗效果

1 牛肉含血红素铁，有别于植物中的非血红素铁，非血红素铁人体仅能吸收5%左右，而血红素铁人体最多可吸收20%。因此牛肉补血、预防贫血的效果很好。

2 牛肉的维生素B12含量也较高，在每100克中有1.1～2.2毫克，能预防恶性贫血，又有益于神经的功能，可有效地恢复生物规律，避免生理时钟紊乱。

3 牛肉富含蛋白质与锌，可补充精力和体力。蛋白质是肌肉、皮肤组成不可或缺的原料；锌能帮助生长，加速伤口愈合，强化免疫系统功能。

4 牛肉有维生素A、B族维生素、维生素E，又有吸收率佳的铁质及蛋白质，能抗氧化、避免贫血、促进血液循环，使皮肤更健康。

牛肉食用方法

1 维生素C与铁一起食用，能大幅提高铁的吸收率，所以吃牛肉可搭配柳橙汁或其他含维生素C的食物，效果更好。

2 牛的腰部、腿部瘦肉含较少脂肪、较高蛋白质，较适合减肥者。若以烤或涮的方式烹调，可减少20%以上的脂肪。

牛肉饮食宜忌

1 牛肉的纤维较粗，肠胃消化功能不佳的人、老年人、幼儿都不宜多吃。

2 皮肤病、肝病、肾脏病患者宜少吃牛肉。

元气牛肉贝果

美肤补气＋抗氧化

2 人份

- 热量 332.4千卡
- 糖类 30.4克
- 蛋白质 13.9克
- 脂肪 17.2克
- 膳食纤维 0.9克

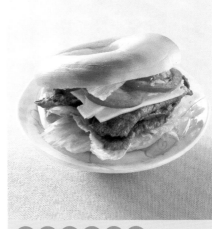

■ **材料：**

洋葱末5克，贝果1个，
牛肉片、乳酪片各20克，
西红柿片10克，西生菜1片

■ **调味料：**

奶油1小匙

■ **腌料：**

黑胡椒粉、盐各1/4小匙

■ **做法：**

① 西生菜洗净撕片；牛肉片洗净以腌料腌20
   分钟。

② 热锅加奶油，把牛肉片煎熟。

③ 贝果对切，放上牛肉片、洋葱末、西生菜、
   乳酪片、西红柿片，盖上贝果，放入烤箱烤
   5分钟即可。

排 毒 养 瘦 功 效

牛肉中所含的维生素A、B族
维生素和维生素E，具有抗氧化之
效。另外，牛肉中丰富的铁质，
可以让肌肤红润、气色更佳。

芒果牛肉卷

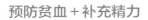

预防贫血＋补充精力

2 人份

- 热量 294.3千卡
- 糖类 12.7克
- 蛋白质 18.1克
- 脂肪 19.0克
- 膳食纤维 2.4克

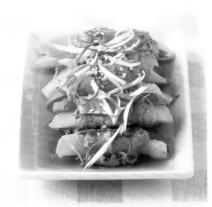

■ **材料：**

芒果75克，牛肉80克，
红甜椒50克，葱1根，
白芝麻5克

■ **调味料：**

橄榄油2小匙，和风酱1大匙

■ **做法：**

① 材料洗净。牛肉切薄片；葱切丝；芒果、红
   甜椒切粗条备用。

② 牛肉薄片摊平，放芒果条和红甜椒条后
   卷起。

③ 热锅加油，放入牛肉卷煎熟后盛起摆盘。

④ 将葱丝撒在做法③的材料上，淋上和风酱，
   再撒白芝麻。

排 毒 养 瘦 功 效

牛肉中含丰富的蛋白质与铁
质，有助改善减重期易缺乏铁而
造成的贫血。搭配含维生素C高的
芒果、甜椒，更有助铁质的吸收。

土豆烩牛肉

减轻焦虑 + 美颜润色

- 热量 344.6千卡
- 蛋白质 24.3克
- 脂肪 17.7克
- 糖类 22.2克
- 膳食纤维 2.6克

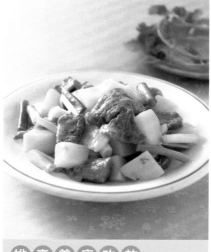

■ 材料：
土豆120克，葱2根，
牛肉100克，姜2片

■ 调味料：
橄榄油2小匙，米酒、盐各1/2小匙

■ 做法：
1. 打拌洗净。土豆去皮切块；葱切段；牛肉切块，放入滚水中烫1分钟，捞起。
2. 热油锅，爆香姜片和葱段，加牛肉块炒2分钟，再加土豆块、水和其余调味料。
3. 煮30分钟至土豆块熟软，即可。

排 毒 养 瘦 功 效

　　牛肉丰富的蛋白质，是人体每日所需之营养素，但减重者易因偏食而缺乏，故牛肉是适合减重者的优质食材。

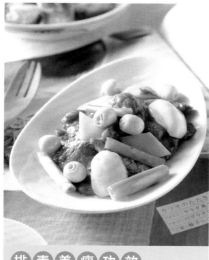

百合莲子炒牛肉

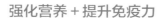

强化营养 + 提升免疫力

- 热量 651.7千卡
- 糖类 49.7克
- 蛋白质 51.9克
- 脂肪 17.3克
- 膳食纤维 2.06克

■ 材料：
牛肉片200克，
葱段、姜片各10克，
新鲜百合、新鲜莲子各30克

■ 调味料：
盐1/2小匙，蚝油1小匙，高汤100毫升，
橄榄油1.5大匙，酱油、米酒各1小匙

■ 做法：
1. 以酱油、米酒腌牛肉片，放热油中过油盛盘。
2. 续用同一锅，爆香葱段、姜片，接着放入百合、莲子、其余调味料，煮至汤汁略收。
3. 放入做法①的材料，拌炒至牛肉熟即可。

排 毒 养 瘦 功 效

　　选择油脂含量较少的牛肉片，可吃到美味，也减少了易导致肥胖的油脂。搭配莲子高膳食纤维的食材，也可吸附油脂，将其排出体外。

Point 选择瘦肉、烹调得法，吃了也不发胖

猪肉 *Pork*

排毒有效成分
B族维生素、维生素E、不饱和脂肪酸

食疗功效
强身健体
镇定神经

- **别名：** 豕、豚、彘
- **性味：** 性平，味甘咸
- **营养成分：**
  水分、脂肪、蛋白质、维生素B1、维生素B2、维生素B6、维生素B12、维生素E、烟碱酸、钙、钾、钠、磷、镁、铁、锌

○ **适用者：** 一般人　✗ **不适用者：** 无

🍎 猪肉为什么能排毒养瘦？

1 猪肉每个部位的营养成分不同，脂肪、热量较低的是里脊肉、腿瘦肉、脸颊肉等部位，每100克中含110～190千卡热量，较适合减肥者食用。

2 猪肉有亚麻油酸类的不饱和脂肪酸，在肉类中是比例较高的，具有减少血脂的功能。

3 里脊肉、腿瘦肉、脸颊肉等部位，含有丰富B族维生素，对于代谢体内糖类、蛋白质、脂肪都有帮助，能预防多余热量囤积而形成脂肪，并避免因B族维生素缺乏而引起的病症。

猪肉主要营养成分

1 较适合减肥者食用的，是里脊肉、脸颊肉、腿瘦肉，而其他部位如猪脚、蹄膀、五花肉等，每100克中有200～400千卡的热量。

2 里脊肉、脸颊肉、腿瘦肉，其脂肪含量都低于10%，蛋白质19%～20%，其维生素以B族维生素含量最丰，并有维生素E。矿物质方面，钾含量都大幅超过钠，在每100克中，钾有300～400毫克，而铁含量则有0.6～1.3毫克。

🦷 猪肉食疗效果

1 猪里脊肉、脸颊肉、腿瘦肉的维生素B1、维生素B2、维生素B6、维生素B12、烟碱酸等，含量皆丰富，能帮助营养素代谢，使营养更易被人体吸收、利用，能帮助生长发育、强健肌肉，并可安定神经。

2 里脊肉、脸颊肉、腿瘦肉的铁、锌含量也不低。铁属于血红素铁，吸收率高，能避免缺铁性贫血，还可养颜美容；而锌则可帮助细胞生成，促进伤口愈合。

3 猪蹄膀、猪脚的热量虽高，但有丰富胶原蛋白，是缺乏胶原蛋白的人可补充的食物，有美容皮肤的功效。

☀ 猪肉食用方法

1 猪肉烹调前不宜以热水清洗，其中的一些蛋白质易被溶解，营养会流失。

2 猪肉经过较久的炖煮，会使脂肪、胆固醇下降，是值得参考的烹调方式，但别连炖汁一起喝下。

🛡 猪肉饮食宜忌

吃猪肉不宜大量喝茶，否则容易使肠胃蠕动变慢，而引起便秘。

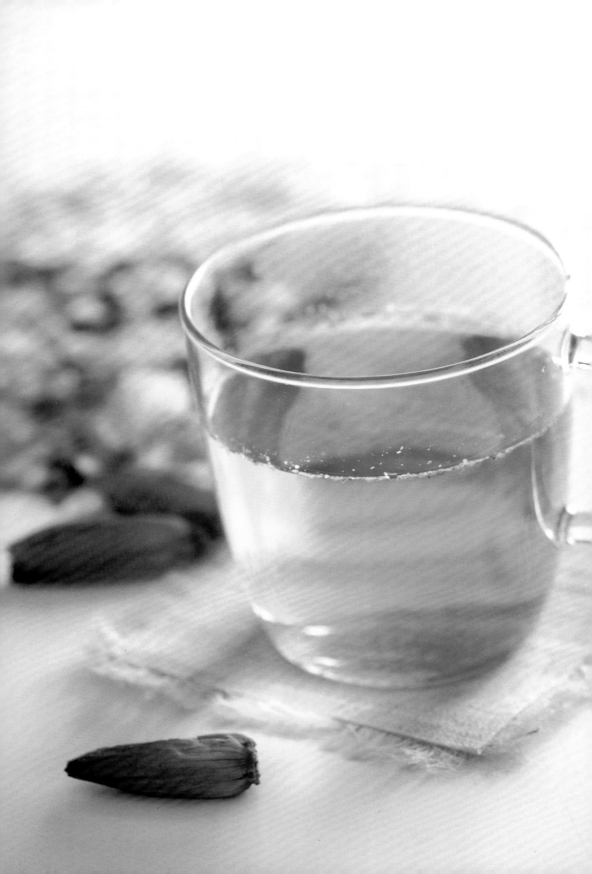

Chapter 3
体内环保 常保健康

了解毒素入侵的管道和排出的方式，
更能掌握排毒的要诀。
体内积累毒素会引发各种疾病，
本章整理出常见疾病的调理方式，
控制病情的同时，
也能吃出健康。

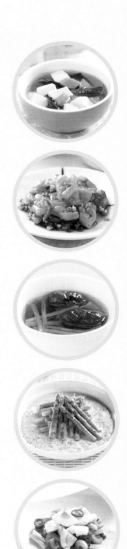

让毒无所遁形

毒从哪里来？

毒素的来源，可分为人体新陈代谢产生的废物及外在因素。

环境

水质、土壤、空气都是人类生长所不可欠缺的要素，随着社会发展，环境污染越来越严重。最后人体承受着各种污染，进而导致疾病发生或身体不适。

习惯

现代人的生活节奏快，缺乏休闲活动的调适及规律的生活作息，违反了生理时钟，也造成了身体及心理的负担，是许多文明病发生的重要原因之一。

食物

食物进入人体内，经过消化代谢后产生各种废物，这些废物会经由排便、流汗等各种方式排出体外。若是没有及时排出，会对人体产生毒害，其中又以下列几种食物最为常见：

腌制食品： 大部分腌制品因防腐、保鲜需要，可能添加亚硝酸盐等防腐剂，摄取过量会产生毒性。若食用富含胺类的食物（如某些海鲜和水果），其中的胺类会转变为高致癌性的亚硝胺，引起肠胃不适甚至癌症。

含铅食品： 摄取含有过量铅的食物，会造成人体的记忆力衰退、反应迟缓，例如含有过量铅的皮蛋。

霉变食品： 全谷类、豆类、鱼类、坚果类（如花生）及油脂类食品，发霉后会产生大量细菌及黄曲霉毒素，造成身体不适，甚至导致肝癌。

高温油烟： 高温油炸、烧烤、煎烤等烹调方式，会产生致癌物质——多环芳香族碳氢化合物（PAH）。

烟熏制食物： 烟熏类的致癌物质来自燃烧的材料，如甘蔗、稻谷，其中含有PAH及芳香胺类等致癌物质。

药物残留

❶ 鸡、猪、牛肉中残留的抗生素、激素，养殖海产类残留的重金属杀菌剂、除藻剂及抗生素等，都可能与癌症的发生有关。避免吃肥肉、鸡皮、动物内脏等药物及毒素容易堆积的部位。

❷ 蔬菜和水果残留过量的农药，也会伤害人体健康或产生致癌物质。

烟酒制品

摄取过量酒精易伤肝，点燃的香烟含有4000多种对人体有害的化学物质，且会导致多种癌症。

食品添加物

❶ 零食、素食、腌制食品、蜜饯类都可能被添加有毒的色素。

❷ 丸类添加硼砂增加脆感，豆类食品加双氧水漂白，都会导致癌症。

自生

人体经过新陈代谢后会产生废弃物，就是所谓的"毒"，又以下列几种对人体影响最大：

自由基： 自由基为人体代谢氧化之后产生的物质，对于人体内细胞具有攻击性，也是危害健康的最大凶手。身体内的自由基时时刻刻都在产生，数量一旦过多，便会产生强大的氧化作用，造成人体老化和导致癌症。

宿便： 需排出体外的废物，停留在肠道中超过12～24小时仍未排出，就会产生毒素。若超过3～5日不解会变成宿便，产生的毒素会危害人体。

胆固醇： 肝脏会合成胆固醇，其余的胆固醇由食物中摄取。胆固醇是人体生长发育的重要物质，过量的胆固醇则会沉积在血管壁上，造成血管变窄硬化、血液中的胆固醇浓度升高，引起心血管疾病。

乳酸： 长时间运动后，人体会产生乳酸，反应在生理上会发生肌肉酸痛、疲倦、四肢无力等情况。

尿酸： 人体代谢后产生的产物，由肾脏排出。若尿酸过多或肾脏功能不全，则会使尿酸沉积在人体软组织及关节处。

痛风形成6部曲

❶ 尿酸的产生和排泄失衡

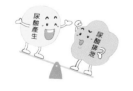

❷ 体内积累过多尿酸

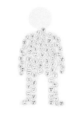

❸ 尿酸和钠结合，形成尿酸钠盐结晶

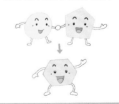

❹ 尿酸钠盐结晶沉积在大脚趾关节处

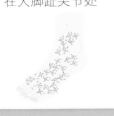

❺ 白细胞引发强烈炎症反应

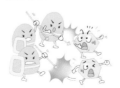

❻ 关节发炎，痛风发作

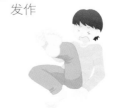

认识体内排毒机制

头发 1%

可检测出人体内血液3个月前各物质的平衡状态，排毒情况良好时，能排出相当多毒素。

汗 3%

即使没有运动，人体每日也会排出1000毫升的汗。排毒的出口中，皮脂腺排出的毒素更胜汗腺。

指甲 1%

和头发一样，能测出之前体内的血液循环状况，也可通过指甲的按摩促进排毒。

食物消化后的废物、有害物质及气体多由粪便排出。若没有及时排出或囤积过久，会变成细菌的温床，更可能被人体所吸收，成为病源。

粪便 75%

尿液 20%

肾脏是人体第二重要的排毒出口。血液在肾脏内循环时，会排出一些有毒物质及代谢废物，最后会和水分一起随尿液排出体外。若没有正常排尿，则可能发生水肿或炎症。

人体内脏的排毒功能

人体有6个主要排毒器官，它们各司其职，保护人体内各项物质的平衡。

肝脏

有毒物质经肝脏的解毒酶氧化为中间代谢物质，与肝脏中的物质结合成尿或胆汁再排出。

肝功能警戒： 全身无力、恶心想吐、巩膜变黄、尿色黄浊等现象。

排毒对策： 维持规律的生活作息、不酗酒、不熬夜、摄取均衡的营养素。

肠胃

胃及小肠吸收食物养分，其余水分被大肠黏膜吸收，废弃物质以粪便形式排出。

肠胃功能警戒： 皮肤粗糙、恶心想吐、便秘、食欲不振、腹痛等现象。

排毒对策： 三餐定时、定量，多吃含膳食纤维的食物，按时排便。

淋巴

淋巴吸收人体已无用或死亡的细胞，经淋巴管排出废物、用淋巴过滤毒素，并由血液运送到身体各器官排出。

淋巴功能警戒： 体重减轻、关节及肌肉痛、淋巴结肿大或疼痛等。

排毒对策： 泡热水澡促进淋巴回流，保持运动习惯及规律的生活作息。

皮肤

皮肤通过汗水排出水分、乳酸及尿素。

皮肤功能警戒： 长痘痘、皮肤斑点颜色变深、皮肤干燥、容易过敏、皮肤颜色变黄且暗淡无光泽。

排毒对策： 通过运动排汗以排出体内毒素、加强防晒等保养步骤。

肾脏

主要工作为排出代谢废物，每天喝足量的水有助肾脏排毒，且不要憋尿，以减少膀胱的感染。

肾功能警戒： 关节痛、下肢或眼皮水肿、血压升高、少尿或多尿、尿中带血等。

排毒对策： 不憋尿，并充分喝水，一天喝水2000毫升以上，以促进新陈代谢、稀释毒素在血液中的浓度。

肺脏

空气中的微尘及有害气体经呼吸进入肺脏，肺脏则经由呼气来排出这些毒素。

肺功能警戒： 呼吸困难、胸痛、阵发性咳嗽、恶心等现象。

排毒对策： 多呼吸新鲜空气，进行有氧运动以增加吸入的氧气量，促进体内新陈代谢。

排毒器官最佳排毒时间

器官	最佳排毒时间
淋巴	21：00～23：00
皮肤	22：00～2：00
肝脏	23：00～1：00
肺脏	3：00～5：00
大肠	5：00～7：00
小肠	7：00～9：00

体内宿便清光光

宿便产生的毒素，会危害人体健康

恼人宿便

忙碌社会中的现代人，因日常生活经常处于紧张、压力的情绪下，加上饮食习惯日渐西化，蔬菜及水果的摄取量普遍严重缺乏，而经常以肉食为主，且每天的运动量不足，使得肠道蠕动减缓，造成排便不顺。长久停留在大肠中而无法排出体外的粪便，称为"宿便"。

摄取的食物时，并不是一次全部进入大肠形成粪便，而是进入胃后，经过胃的慢慢消化，再持续不断地进入肠道，在小肠及大肠前段将可吸收的营养及水分吸收完后，才形成粪便，最后由肛门排出。食物要顺利排出人体，身体才会健康。

宿便对人体的影响

宿便留在37℃的大肠内，超过24小时或48小时以上，便会衍生致病毒素，再经由肠壁吸收，毒化肝脏，造成肝脏及其他器官功能降低，使血液酸化，时间一久，许多慢性疾病、癌症就会形成。宿便除了会导致疾病，也会导致皮肤粗糙、暗疮、粉刺等问题。

消除宿便

❶ 养成正确的如厕习惯

养成每天如厕的习惯，医师建议排便时间最好控制在5分钟内。最好在感觉到有便意时，马上如厕，固定每天上厕所的时间，当身体养成习惯，就能每天定时排便。

❷ 摄取有利排便的食物

每天早上起床喝250～500毫升的蔬果汁或白开水，以利肠道蠕动。不加工、粗制、自然且富含纤维的食物，如当令蔬果、粗谷类、坚果类等，能消除便秘，控制体重。

❸ 养成运动习惯

适量的运动，可增加肠胃蠕动的能力，进而顺利排便。多做下肢运动，如游泳、骑自行车、慢跑、爬山等，可提高肠胃道蠕动能力。有便秘困扰者，可尝试做仰卧起坐或腹部按摩，以增加腹壁肌肉的收缩力，进而帮助排便顺畅。

肠道健康最基本有效的方法

❶ 饮用充足水分
❷ 摄取足够膳食纤维
❸ 固定运动习惯

体内排毒好处多

扫除毒素，从里到外都健康美丽

想过轻松又充满活力的生活，就从排毒做起。只要稍微留意生活中的小细节，好好地贯彻实行，你会发现不需要花大钱美容、不用刻意减肥，身体将告诉你什么是最完美的状态。

提高肌肤再生力，使肌肤回春

在保养品成分或抗老化的整容手术中，玻尿酸相当常见。玻尿酸存在于肌肤的真皮层中，可保持肌肤弹性与光泽。然而玻尿酸无法从肌肤直接吸收，要预防肌肤干燥或形成肌肤保护膜的效果，须依赖其在人体内不断地生成供给。体内囤积的汞会影响玻尿酸生成，若将汞排出体外，玻尿酸的生成量会逐渐恢复，肤质自然好。

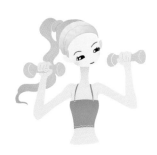

健康减重

排除毒素后，循环系统会正常运转，新陈代谢也会变好，基础代谢率增加，体重自然下降。毒素常堆积在脂肪里，因此排毒就具有一定的减重效果。

改善肩背酸痛、手脚冰冷

身体的不适症状，如腰酸背痛、手脚冰冷等慢性症状，是体内毒素逐渐积累到身体快要不能忍受的极限时，所发出的生理警讯。此时若能进行排毒，就能立即有效地改善这些症状。

原本带着毒物的血液、体液，经过体内排毒后也会变得清澈干净，体内循环也会变顺畅，连水肿也随之消失，整个人变得清爽有活力。

肠胃净化，提高免疫力

肠道是具有免疫功能的器官之一，肠道内环境的好坏，会直接影响身体自然净化系统的机制。因此进行体内排毒使肠道细胞活性化，增加肠内有益菌的数量，抑制有害菌，不仅能告别便秘，还能提升身体的免疫力。

头脑清醒，心情安适稳定

焦躁不安以及郁闷等负面情绪，和体内毒素积累有一定程度的关系，这可从许多研究数据得到证明。排除体内毒素后，脑内所需的养分便可顺畅运作，有助调整自律神经的平衡。

小心血液黏稠带来的危机

血液浓稠，毒素难以排出

血液浓稠成因

血液浓稠代表血脂过高，会造成血液变浓且黏稠，导致血管容易阻塞，易罹患心血管疾病和脑卒中。因此要预防血管疾病，首先要把血脂当成最重要的控制指标。此外，导致血液黏稠的原因，还有以下4点：

❶ 低密度胆固醇

低密度胆固醇容易在受伤的血管壁堆积，与纤维蛋白原、血小板、巨噬细胞等作用，形成血管粥状硬化块，久而久之造成血管狭窄及阻塞。

❷ 甘油三酯和糖分

饮食是甘油三酯过高的重要原因。摄取食物后，身体会把多余的热量转化为甘油三酯。当摄取的热量超过身体所需，会导致甘油三酯浓度上升。甘油三酯过高也和心血管疾病的发生有关。

降低甘油三酯的生活建议

❶ 控制体重
❷ 少吃含糖的食物及饮料
❸ 规律运动
❹ 少喝酒
❺ 多吃 ω-3不饱和脂肪酸（鱼类、鱼油）

❸ 血糖控制不佳的糖尿病者

糖尿病患者发生心血管疾病的风险是一般人的2倍以上。主要因糖尿病患者常有高血压、高血脂、肥胖并缺乏运动等发生心血管疾病的危险因子。

血糖过高时，血液中运送脂肪的脂蛋白会受到糖化的影响而变性，运送过程中脂肪容易沉积在血管内壁形成脂肪斑块。且糖尿病患者通常有轻微的血管病变，更容易发生心血管疾病。

❹ 吸烟和生活压力

吸烟会伤害血管内皮细胞，导致动脉硬化。香烟中的尼古丁和生活压力会使交感神经兴奋，促使心跳加快、血压升高，导致血管张力增加，长期将对血管造成伤害。生活压力会让血脂增加。两者作用就会导致动脉硬化和血栓形成。

心血管疾病发病要素

高脂血症是指血中胆固醇或甘油三酯过高，当脂肪堆积在血管内，会使血管变窄、失去弹性，导致动脉硬化。脂肪和热量摄取过多又缺乏运动，血中脂肪无法消耗而堆积，也会导致动脉硬化，引起脑卒中和心血管疾病。

💙 血液排毒让你更健康

随着年龄增长，每个人的动脉会逐渐产生程度不一的硬化。因脂肪斑块经年累月的堆积，血管内径逐渐狭窄、失去弹性，动脉血流量减少，以致影响身体的正常功能。高血压、高血脂、高血糖、吸烟和动脉硬化关系密切。

近年来不同国家的流行病学研究报告证明，血液中总胆固醇和低密度胆固醇浓度越高，罹患冠心病的危险性就越高。降低低密度胆固醇浓度，可降低动脉硬化及冠心病的发生率和死亡率。

高脂血症平时没有症状，一旦发生心肌梗死或脑卒中，会对个人及家庭造成很大的伤害。高脂血症和饮食及生活方式关系密切，但它可事先预防和治疗，因此提早预防是首要之务。

💙 降低慢性病的死亡率

研究指出，由慢性肾功能衰竭进入尿毒症的患者，有高达一半以上的人，都患有高脂血症。

所谓尿毒症患者的高脂血症，是由于肾脏功能不全而造成脂肪的分解代谢发生障碍，使得血脂浓度上升。最常见的是甘油三酯上升，并且常伴随着胆固醇升高。

据美国研究指出，心脏血管疾病是尿毒症患者的最大威胁，而血脂过高，是造成心脏血管疾病的重大危险因素之一。尿毒症患者是心脏血管疾病的高危险人群，因此降低血脂，可降低血液透析患者因心血管疾病而死亡的比率。

各种慢性病并发症是糖尿病患者死亡的主因。尤其是心脏血管疾病，且糖尿病患者罹患心脏血管疾病的概率比一般人高 2～4 倍；影响脑血管造成脑卒中，包括脑梗死、脑出血；影响下肢血管导致循环障碍，不能长时间行走；影响微血管如视网膜血管，造成眼底出血、青光眼、白内障、视网膜剥离、玻璃体出血甚至失明；影响肾脏血管，导致肾小球硬化，造成蛋白尿、水肿及尿毒症等。

有效控制血脂，可减少糖尿病患者罹患心血管疾病和并发症的危险。

血液的组成

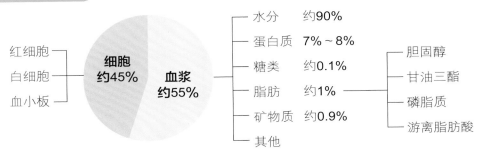

- 红细胞
- 白细胞
- 血小板

细胞 约45%　血浆 约55%

- 水分　　约90%
- 蛋白质　7%～8%
- 糖类　　约0.1%
- 脂肪　　约1%
  - 胆固醇
  - 甘油三酯
  - 磷脂质
  - 游离脂肪酸
- 矿物质　约0.9%
- 其他

终结毒素的优良营养素

♥ 维持生命的营养素

维生素和酵素（酶）一起参与体内新陈代谢，促进人体各器官功能的正常运作。如何均衡地摄取各种人体必需的维生素，是排毒工作中的重要一环。

排毒营养素❶ 维生素C

维生素C为水溶性维生素，容易在水中流失，必须每日补充，为合成胶原蛋白的成分之一，有助提高免疫力、美白及滋润皮肤、抗氧化、抑制炎症。

食物来源	柑橘类水果、莲藕、苦瓜、龙眼、番石榴

排毒营养素❷ 维生素E

维生素E属于脂溶性，必须溶于脂肪才能被吸收，有抗老化、抗氧化、保持肌肤弹性、维持血管健康之效。

食物来源	食用油（大豆油、红花籽油、葵花油等）、动物肝脏、蛋黄、杏仁、糙米

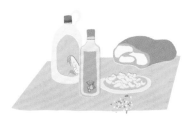

排毒营养素❸ 维生素B₁

维生素B_1是水溶性，有助消除疲劳、减少乳酸堆积、维护皮肤健康。

食物来源	乳酪、燕麦、花生、动物肝脏、芋头、绿豆

排毒营养素❹ 维生素B₂

维生素B_2能帮助脂肪代谢、保护皮肤黏膜、促进细胞活化、排除肝脏化学毒素，是水溶性维生素。

食物来源	芝麻、菠菜、西蓝花、香菇、深绿色蔬菜

排毒营养素❺ 类胡萝卜素

类胡萝卜素是一种脂溶性物质，存在蔬菜水果中，其中较常见的包括β-胡萝卜素、α-胡萝卜素、茄红素等。具有抗氧化、抗老化、预防癌症等功效。

食物来源	西红柿、胡萝卜、南瓜、西瓜、玉米

排毒营养素❻ 类黄酮素

具有抗氧化的功效，有防癌、溶化血栓的功用。

食物来源	黄豆、洋葱、葡萄、核果类

疾病期的饮食调理

把握正确饮食原则，远离疾病威胁

不管生病与否，饮食最基本原则不外乎"粗茶淡饭"。过度精致饮食会导致缺乏某些食物的天然营养素，长期食用精致食物，是让慢性病的患病年龄越来越低、人们罹患癌症的比例日渐攀升的原因之一。

♥ 健康饮食四原则

❶ 选择新鲜食材，不过度烹调

适时适量的购买，不要过度烹调以免营养素流失，建议用蒸、烤、煮、清炒等方式，搭配简单的调味料。

❷ 多选全谷类，每天5蔬果

建议把大米改成糙米或全谷类，每天至少吃3份蔬菜、2份水果，增加纤维的摄取，有助于远离癌症。

❸ 三餐都很重要

怕胖，所以不吃早餐；糖尿病患上一餐血糖偏高，下一餐就不吃；上班族工作忙碌错过晚餐，以夜宵犒赏自己。以上错误行为是导致血糖不稳定、血脂升高、体重居高不下的原因。所以三餐都很重要，要遵守"早餐吃得饱，午餐吃得好，晚餐吃得少"的健康原则。

❹ 减少油脂的摄取

油炸食物虽然好吃，但所含的油脂可能是造成血脂偏高的主因。此外，点心、零食所隐藏的油脂也容易被忽略，这类食物应浅尝即止。

♥ 轻松摄取食物中的营养

为了能完整摄取食物中的营养，在选购及烹调方面，要特别注意。

食材选购和烹调秘诀

食材种类	选购诀窍	烹调秘诀
蔬果类	注意蔬果表面是否有光泽，是否脱水	不要完全都用清烫，否则容易使营养流失，用些许油大火快速翻炒，可保持蔬菜色泽并有助人体吸收营养
肉类	尽可能选择鲜红色带有弹性者	烹调前稍过水，去除表面杂质
海鲜类	注意新鲜度，若黏滑且有异味，表示已不新鲜	为了保存鲜味及营养，建议用葱、大蒜及盐简单调味再清蒸

对症食疗排毒 → 肥胖、便秘

清除体内毒素，排毒瘦身一身轻

肥胖

当体内的毒素过多时，会影响正常的排泄与代谢功能，造成脂肪的过度堆积，形成肥胖。加上抗氧化能力变差，脂肪受到自由基攻击，久而久之会产生致癌的毒素。因此维持理想体重，不仅能使外表美观，更有助健康长寿。

饮食排毒

❶ **均衡饮食**：低热量、营养均衡的饮食方式，通过减少脂质、糖类的摄取量来降低总热量，而不减少其余养分的摄取。

❷ **改变进餐顺序**：先喝汤垫胃，避免高热量的浓汤，再吃热量低、体积大、纤维多的蔬菜，最后吃肉和饭，细嚼慢咽，延长进餐时间，才有饱足感。

❸ **定时定量**：饮食正常，不暴饮暴食，养成良好的饮食习惯，晚餐尤其不可过量，便可减少脂肪的堆积。

❹ **食物的挑选**：因血糖上升会促使胰岛素的分泌量剧增。大量胰岛素的分泌，会促使脂肪大量形成，引起的饥饿感会使食量增加、血脂浓度偏高等，选择低GI（升糖指数）的食物，会使血糖的上升速度减慢。

习惯性便秘

若每周排便次数小于3次或排便时很费力，都可称为便秘。习惯性便秘多半缘自于饮食和生活习惯，生活压力也有可能造成便秘。粪便在大肠内停留时间过长，使肠中有益菌和有害菌的分布改变，破坏共生平衡，粪便、废物不断积存，日积月累下即会成为癌细胞的温床。

饮食排毒

❶ **摄取充足膳食纤维**：膳食纤维可助肠道的有益菌繁殖，让有害菌不容易生存，并可清理肠道，包覆毒素和废物。

❷ **适量饮水**：起床后喝杯温开水可刺激肠道蠕动。摄取充足的水分可软化粪便，水分不足时，粪便会变得干硬而难以排出。

❸ **乳酸菌**：乳酸菌能将牛奶中的乳糖分解成乳酸，除了帮助钙质吸收，还能减少胃酸分泌、抑制有害菌增生。还可利用氨基酸合成的各种有益成分，有效中和有毒物质，减少对毒素的吸收。

❹ **补充寡糖**：寡糖可以提供肠道有益菌（如比菲德氏菌）所需养分，帮助有益菌生长，抑制有害菌繁殖，因此可改善肠道内环境，进而增强抵抗力。

对症食疗排毒 → 慢性疲劳、失眠

现代人的文明病

♥ 慢性疲劳

若疲劳持续积累，休息也无法舒解，经常觉得疲倦、喉咙痛、头痛、发热、失眠、全身酸痛、注意力无法集中，影响工作效率，且出现找不出病因的症状，很可能是慢性疲劳症候群。

若营养素无法有效吸收利用，该排除的废物无法代谢，使身体毒素不断积累，会造成身体器官的负担，导致免疫系统功能降低，体力开始下降，容易出现疲劳的现象。

饮食排毒

❶ **多喝水：** 充足的水分能促进体内新陈代谢，也可保持身体器官黏膜湿润，成为抵抗细菌的防线。成人每天必须摄取2000～2500毫升的水，养成多喝水的习惯有益健康。

❷ **多吃能抗氧化的食物：** 许多食物具有多种天然抗氧化物，如β-胡萝卜素、茄红素、儿茶素、异黄酮素、含硫化合物等，皆可帮助体内清除或中和自由基，减少自由基对身体细胞组织的伤害。

❸ **少吃油脂：** 摄取太多脂肪会抑制免疫系统功能，使免疫细胞无法发挥正常功能，建议减少油脂的摄取。

♥ 失眠

长期睡眠品质不佳，对健康的影响不容小觑。睡眠好是排毒的最佳秘方，肝是人体代谢、解毒的器官，肝功能不好与失眠互为因果。

睡眠是身体排毒的时间，失眠会影响肝脏代谢。若未能好好休息，代谢身体所积累的毒素，会造成身体负担；肝功能不佳也可能影响睡眠品质。所以一夜好眠是健全身、心、灵的不二法门。

饮食排毒

❶ **补充维生素B$_6$：** 维生素B$_6$可稳定脑细胞，帮助合作具有催眠、安定精神作用的神经传导物质——血清素，改善忧郁症，血清素又可合成和睡眠有关的褪黑激素。要让脑细胞好好休息，褪黑激素和维生素B$_6$才能发挥良好功能。

❷ **补充维生素B$_{12}$：** 维生素B$_{12}$和其他B族维生素可帮助体内多种营养素代谢的相关酵素运作，并提供能量。维生素B$_{12}$可保护神经组织细胞，对安定神经、舒缓焦虑有益。

❸ **补充钙、镁：** 钙具有保持脑或神经适度兴奋及稳定精神的功用；镁有安定神经系统的效果。

对症食疗排毒 → 糖尿病

糖尿病的饮食原则

饮食控制和运动是糖尿病患者控制血糖的不二法门，以下提出几种糖尿病患者饮食的原则，一定要遵循，才能避免可怕的并发症。

❶ **均衡饮食并维持理想体重：** 均衡饮食的目的在于维持合理体重，才能有效控制血糖、血脂和血压。通常体重只要减轻5%～10%，就可以改善身体对葡萄糖的利用，以控制病情。

❷ **饮食定时定量：** 通过正常的饮食基础，控制饮食中的含糖食物分量，如奶类、主食类及水果，通过调整糖的摄取量，让血糖值控制良好。

❸ **多摄取膳食纤维：** 充足的膳食纤维，能延缓餐后血糖上升的速度且增加饱足感，有利血糖的控制。因此应多选用未加工的豆类和蔬菜，及适量吃水果和全谷类食物。

❹ **学习糖类计算方法：** 认识饮食中含糖类的食物和其分量，并知道计算方法，才能好好控制血糖。

❺ **正确选用食用油：** 烹调用油宜选用富含单元不饱和脂肪酸的植物性油脂，如橄榄油、芥花油。

❻ **少油、少盐、少糖：** 糖尿病患者因为新陈代谢的紊乱，会影响血脂的控制，应少吃含油脂高的食物，尤应控制钠盐的摄取。尽量避免吃精制或加糖的食物，这类食品会使血糖迅速上升，嗜甜食者可选用代糖等甜味剂。

❼ **勾芡食物"浅尝即止"：** 避免喝勾芡的汤品，减少摄取糊化过度的食物（如羹汤、浓汤等）及糖醋类食物，以避免血糖上升。

不可不知的糖类计算方法

● 1份糖类以含15克糖为计算基准。食物中含有糖的有牛奶类、五谷根茎类及水果类，这三类食物中1份的分量皆等于1份糖类，而调味用糖1平匙约15克，等于1份糖类。

● 营养师建议你一餐有4份全谷根茎类和1份水果，等于此餐共有5份糖类。若餐前吃了芋圆，正餐就要从5份糖类中扣除1份。

● 一般营养标示中的碳水化合物就是糖类，一包食物包装上标示碳水化合物45克，而1份糖类含15克糖，所以吃掉这包食物后就要减掉那一餐的3份糖类。

对症食疗排毒 → 高血压

低盐清淡是预防高血压的有效饮食守则

💗 高血压的饮食原则

1 得舒饮食（DASH diet）： 除了限制钠的摄取量在每天3克以下（约7.6克的食盐），同时配合得舒饮食的饮食指南进行控制，效果颇佳。

得舒饮食是以多种营养素的搭配，高钾、高钙、高镁、高膳食纤维、丰富不饱和脂肪酸的饮食模式，来协助控制血压值。

强调饮食均衡，主食以全谷类代替精制大米、增加蔬果摄取量、补充蛋白质和钙（奶类尽量选择低脂或脱脂者）、每天吃少量坚果、以白肉代替红肉、减少胆固醇和脂肪摄取。

2 维持理想体重： 维持BMI值在18.5～23.9的理想体重范围内。体重减轻，血压就会显著下降，其效果有时比降血压药物还有效。

3 低钠饮食： 在临床的饮食建议中，高血压患者建议采取低钠饮食，钠的摄取量每天最好控制在3克以内（约7.6克的食盐），将有助延缓高血压并发症的发生。若能严格限制盐（钠）用量，到几乎煮菜不加盐的地步，降血压的效果会更明显。

此外，要避免摄取加工食物或速食，并增加天然食品的食用量。每100克的腌制食品含有8克的盐，若是食用100克以上的腌制食品，便超过每日限盐7.6克的限制。

烹调不用盐的小妙招

1 酸味的利用： 烹调时使用醋、柠檬、菠萝、西红柿等来调味，可增加风味。

2 糖醋的利用： 烹调时使用糖醋来调味，可增添甜酸的风味。

3 甘美味的利用： 使用香菜、草菇、海带来增添食物的美味。

4 鲜味的利用： 用烤、蒸、炖等烹调方式，保持食物的原有鲜味，以减少盐及味精的用量。

5 低盐佐料的利用： 大蒜、姜、胡椒、八角、花椒及香草片等低盐佐料，或味道强烈的蔬菜，如洋葱，利用其特殊香味，达到变化食物风味的目的。

6 低钠调味品的使用： 可使用市售的低钠盐、薄盐酱油或无盐酱油等，但须按照营养师指导来控制使用量。

对症食疗排毒 → 高脂血症

高脂血症的饮食原则

❶ **选食多糖类食物：**如全谷根茎类，并避免摄取精制的甜食、含蔗糖或果糖的饮料、各式糖果或糕饼、水果罐头等加糖制品。

❷ **维持理想体重：**控制体重可明显降低血液中甘油三酯的浓度。

❸ **多摄取富含 ω-3不饱和脂肪酸的鱼类：**如秋刀鱼、三文鱼、鲭鱼、白鲳鱼。

❹ **少吃油酥点心、坚果种子类：**开心果、核桃、腰果、瓜子及其制品等，都应尽量少吃。

❺ **宜多采用低油烹调方式：**如清蒸、水煮、凉拌、烤、炖、卤等。

❻ **控制油脂摄取量：**少吃油炸、油煎或油酥食物及肥肉和皮的部分。

❼ **外食用餐应注意：**点菜时选择低油烹调的料理，多吃蔬菜少吃肉，点低胆固醇的食物，避免含糖饮料。

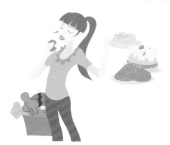

降低脂肪摄取的进食小妙招

❶ **宜喝低脂或脱脂奶：**喝牛奶时选脱脂奶，如觉得脱脂无味，可以先改成低脂奶，或以半杯或1/3杯全脂奶混合脱脂奶，再慢慢增加脱脂奶的量。

❷ **避免摄取脂肪：**吃肉或是油炸食物时，有皮去皮，吃瘦不吃肥，吃蛋糕时先除掉外层及夹层中的鲜奶油。

❸ **额外油脂不要加：**吃面包时不要涂奶油、花生酱或改用含脂量低的果酱。另外，吃面时不要加过多的香油或酱料。

❹ **糕饼点心要节制：**通常点心类的食品都是高油、高糖、高热量，所以一定要节制食用。例如：菠萝酥、月饼、喜饼、蛋黄酥等。

❺ **多选用植物性蛋白质食物：**以毛豆、黄豆及豆制品取代部分的肉，这些植物性蛋白质来源的食物含不饱和脂肪酸，不含胆固醇，且膳食纤维含量较高。

❻ **喝汤时捞掉浮油：**在排骨汤、鸡汤中，最容易出现浮油，食用前最好先将浮油捞掉，以减少脂肪摄取。

对症食疗排毒 → 肝病

保护好肝脏，就是提高体内解毒的功能

🫀 肝脏疾病的饮食原则

❶ 摄取足够热量及优质蛋白质： 需有足够热量及优质蛋白质以维护肝脏功能，每天每公斤应摄取约1克蛋白质，植物性蛋白质是较佳选择。

若肝硬化已有一段时间者，要减少蛋白质的摄取；若发生肝昏迷现象，则必须立刻限制蛋白质的摄取量，必要时可采用高糖饮食（可用果汁加糖或水果增加热量摄取）。

若是急性肝炎发作的病人，其蛋白质和热量的摄取量应比平常多1.5～2倍，以帮助肝脏修复组织。

❷ 禁止吸烟、喝酒： 对肝病患者来说，应戒除烟、酒，以免对肝细胞造成二度伤害。

❸ 采取低盐饮食： 肝病引起腹水或下肢水肿者，应限制盐分的摄取，以避免水肿恶化（食用盐每日小于2400毫克，相当于6克的高级精盐）。若有尿量减少现象，则需严格控制水分，配合低盐饮食，并每日测量体重。

❹ 避免太粗糙的食物： 肝病引起食道静脉曲张者，应避吃粗糙、坚硬或过烫的食物，以免静脉曲张破裂出血，饮食要注意细嚼慢咽。

❺ 补充优质营养素： 新鲜蔬果、豆类、鱼，含大量的维生素A、B族维生素、维生素C、维生素E，有很好的抗氧化功能，能增强肝细胞的代谢能力。

❻ 少量多餐： 肝脏患者会有食欲不佳的情形，可尽量采取少量多餐的饮食方式。

🫀 肝病推荐饮食

新鲜的食材最适合肝脏：

❶ 优质蛋白质； 可分为植物性蛋白质和动物性蛋白质。植物性蛋白质因含有较多的支链氨基酸，并具有改善肠内细菌的作用，肝病患者可摄取较多的植物性蛋白质。

❷ 蔬菜： 深绿色蔬菜富含B族维生素；黄红色蔬菜含丰富的维生素A；葱、姜、大蒜中的抗氧化物质含量丰富，能够提高抗氧化酶的活性，激活肝脏解毒系统。

❸ 水果： 水果均含丰富的维生素C及矿物质，可协调体内的酸碱平衡。

❹ 坚果类： 芝麻丰富的芝麻素可保肝，同时提高体内抗氧化酶的活性。

❺ 植物性脂肪： 炒菜时，选择植物油，可减少动物性脂肪及饱和脂肪酸的摄取。

253

【附录】正常人膳食营养素参考摄取量

营养素 单位/年龄(1)	身高 厘米(cm)		体重 千克(kg)		热量(2)(3) 千卡/kcal		蛋白质(4) 克(g)	维生素A(6) 微克(μg RE)		维生素B₁ 毫克(mg)		维生素B₂ 毫克(mg)		烟碱素(9) 毫克(mg NE)		AI 泛酸 毫克(mg)	维生素B₆ 毫克(mg)		维 微
	男	女	男	女				AI=400		AI=0.3		AI=0.3		AI=2	1.7	AI=0.1		AI
0～6月	61	60	6	6	100/千卡		2.3/千卡	AI=400		AI=0.3		AI=0.3		AI=2	1.7	AI=0.1		
7～12月	72	70	9	8	90/千卡		2.1/千卡	AI=400		AI=0.3		AI=0.4		AI=4	1.8	AI=0.3		
					男	女													
1～3岁	92	91	13	13	1150	1150	20	400		0.6		0.7		9	2.0	0.5		
(稍低)																		
(适度)					1350	1350				男	女	男	女	男	女				
4～6岁	113	112	20	19			30	400		0.9	0.8	1	0.9	12	11	2.5	0.6		
(稍低)					1550	1400													
(适度)					1800	1650													
7～9岁	130	130	28	27			40	400		1.0	0.9	1.2	1.0	14	12	3.0	0.8		
(稍低)					1800	1650													
(适度)					2100	1900		男	女										男
10～12岁	147	148	38	39			55 50	500	500	1.1	1.1	1.3	1.2	15	15	4.0	1.3		2.0
(稍低)					2050	1950													
(适度)					2350	2250										男	女		
13～15岁	168	158	55	49			70 60	600	500	1.3	1.1	1.5	1.3	18	15	4.5	1.4	1.3	
(稍低)					2400	2050													
(适度)					2800	2350													
16～18岁	172	160	62	51			75 55	700	500	1.4	1.1	1.6	1.2	18	15	5.0	1.5	1.3	
(低)					2150	1650													
(稍低)					2500	1900													
(适度)					2900	2250													
(高)					3350	2550													
19～30岁	171	159	64	52			60 50	600	500	1.2	0.9	1.3	1.0	16	14	5.0	1.5	1.5	
(低)					1850	1450													
(稍低)					2150	1650													
(适度)					2400	1900													
(高)					2700	2100													
31～50岁	170	157	64	54			60 50	600	500	1.2	0.9	1.3	1.0	16	14	5.0	1.5	1.5	
(低)					1800	1450													
(稍低)					2100	1650													
(适度)					2400	1900													
(高)					2650	2100													
51～70岁	165	153	60	52			55 50	600	500	1.2	0.9	1.3	1.0	16	14	5.0	1.6	1.6	
(低)					1700	1400													
(稍低)					1950	1600													
(适度)					2250	1800													
(高)					2500	2000													
71岁～	163	150	58	50			60 50	600	500	1.2	0.9	1.3	1.0	16	14	5.0	1.6	1.6	
(低)					1650	1300													
(稍低)					1900	1500													
(适度)					2150	1700													
怀孕 第一期					+0		+10	+0		+0		+0		+0		+1.0	+0.4		
怀孕 第二期					+300		+10	+0		+0.2		+0.2		+2		+1.0	+0.4		
怀孕 第三期					+300		+10	+100		+0.2		+0.2		+2		+1.0	+0.4		
哺乳期					+500		+15	+400		+0.3		+0.4		+4		+2.0	+0.4		

*表中未标明AI(足够摄取量Adequate Intakes)值者，即为RDA(建议量Recommended Dietary Allowance)值

❶ 年龄系以足岁计算。

❷ 1千卡(kcal)=4.184千焦耳(kj)

❸ "低、稍低、适度、高"表示生活活动强度的程度。

❹ 动物性蛋白在总蛋白质中的比例，1岁以下的婴儿以占2/3以上为宜。

❺ 日常中国人膳食中的铁质摄取量，不足以弥补妇女怀孕、分娩失血及泌乳时的损失，建议自怀孕第三周至分娩后两个月内每日另以铁盐供给30毫克的铁质。

素C (mg)	维生素D(7) AI 微克(μg)	维生素E(8) AI 毫克(mg α-TE)	维生素K AI 微克(μg)	叶酸 微克(μg)	胆素 AI 毫克(mg)	生物素 AI 微克(μg)	钙 毫克(mg)	磷 毫克(mg)	镁 毫克(mg)	铁(5) 毫克(mg)	锌 毫克(mg)	碘 AI 微克(μg)	硒 AI 微克(μg)	氟 AI 毫克(mg)
40	10	3	2.0	AI=70	140	5.0	300	200	AI=25	7	5	AI=110	AI=15	0.1
50	10	4	2.5	AI=85	160	6.5	400	300	AI=70	10	5	AI=130	AI=20	0.4
0	5	5	30	170	180	9.0	500	400	80	10	5	65	20	0.7
0	5	6	55	200	220	12.0	600	500	120	10	5	90	25	1.0
0	5	8	55	250	280	16.0	800	600	170	10	8	100	30	1.5
0	5	10	60	300	350 350	20.0	1000	800	男230 女230	15	10	110	40	2.0
00	5	12	75	400	男460 女380	25.0	1200	1000	350 320	15	男15 女12	120	50	3.0
00	5	13	75	400	500 370	27.0	1200	1000	390 330	15	15 12	130	55	3.0
00	5	12	男120 女90	400	450 390	30.0	1000	800	380 320	男10 女15	15 12	140	55	3.0
00	5	12	120 90	400	450 390	30.0	1000	800	380 320	10 15	15 12	140	55	3.0
00	10	12	120 90	400	450 390	30.0	1000	800	360 310	10	15 12	140	55	3.0
00	10	12	120 90	400	450 390	30.0	1000	800	350 300	10	15 12	140	55	3.0
0	+5	+2	+0	+200	+20	+0	+0	+0	+35	+0	+3	+60	+5	+0
0	+5	+2	+0	+200	+20	+0	+0	+0	+35	+0	+3	+60	+5	+0
0	+5	+2	+0	+200	+20	+0	+0	+0	+35	+30	+3	+60	+5	+0
0	+5	+3	+0	+100	+140	+5.0	+0	+0	+0	+30	+3	+110	+15	+0

❻ R.E.(Retinol Equivalent)即视网醇当量。1μg R.E.=1μg 视网醇(Retinol)=6μg β-胡萝卜素(β-Carotene)

❼ 维生素D系以维生素D3(Cholecalciferol)为计量标准。1μg=40 I.U.维生素D3

❽ α-T.E.(α-Tocopherol Equivalent)即α-生育醇当量。1mg α-T.E.=1mg α-Tocopherol

❾ N.E.(Niacin Equivalent)即烟碱素当量。烟碱素包括烟碱酸及烟碱酰胺，以烟碱素当量表示之。

图书在版编目（CIP）数据

排毒养瘦，这样吃就对了 / 林禹宏著. -- 南京：
江苏凤凰科学技术出版社，2015.4
（含章·食在好健康系列）
ISBN 978-7-5537-3798-0

Ⅰ.①排… Ⅱ.①林… Ⅲ.①毒物－排泄－食物疗法
②减肥－食物疗法 Ⅳ.①R247.1

中国版本图书馆CIP数据核字(2014)第209133号

中文简体字@2015年出版
　　本书经台湾人类智库数位科技股份有限公司正式授权，同意经
由凤凰含章文化传媒（天津）有限公司出版中文简体字版本。非经
书面同意，不得以任何形式任意重制、转载。

江苏省版权局著作权合同登记　图字：10-2014-346 号

排毒养瘦，这样吃就对了

著　　　　者	林禹宏	
责 任 编 辑	张远文	葛　昀
责 任 监 制	曹叶平	周雅婷

出 版 发 行	凤凰出版传媒股份有限公司
	江苏凤凰科学技术出版社
出版社地址	南京市湖南路 1 号 A 楼，邮编：210009
出版社网址	http://www.pspress.cn
经　　　销	凤凰出版传媒股份有限公司
印　　　刷	北京旭丰源印刷技术有限公司

开　　　本	718mm×1000mm　1/16
印　　　张	16
插　　　页	4
字　　　数	250 千字
版　　　次	2015 年 4 月第 1 版
印　　　次	2015 年 4 月第 1 次印刷

标 准 书 号	ISBN 978-7-5537-3798-0
定　　　价	39.80 元

图书如有印装质量问题，可随时向我社出版科调换。

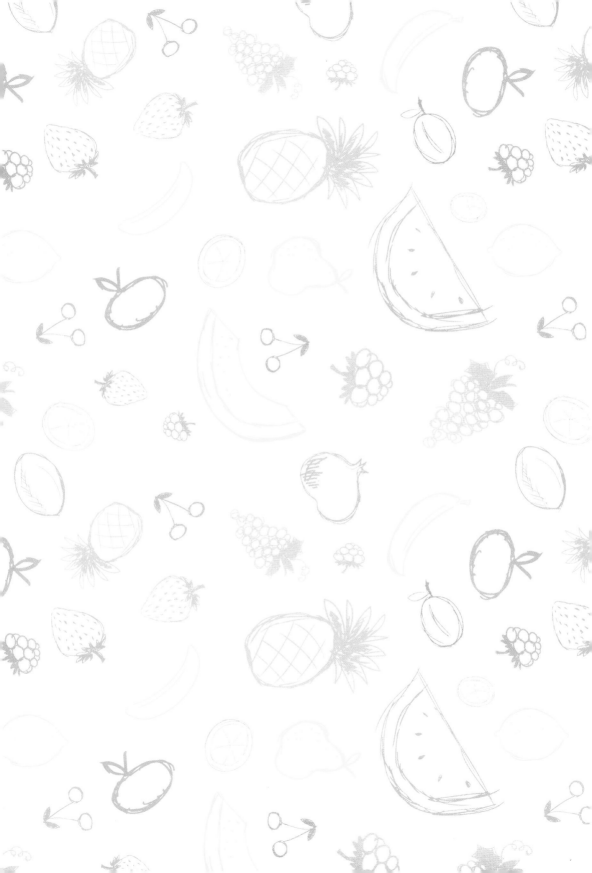

品质悦读｜畅享生活